»Ein umwerfendes, liebevolles und enorm mutiges Buch.«
New York Times

Als Mark und Giulia sich als Teenager ineinander verlieben und mit Mitte zwanzig heiraten, ahnen sie noch nicht, was ihre Liebe ihnen abverlangen wird. Bis Giulia im Alter von siebenundzwanzig Jahren völlig unerwartet eine schreckliche Psychose erleidet. Sie wird in die Psychiatrie eingeliefert und dort von Wahnvorstellungen gequält. Nach ihrer Entlassung versinkt sie in eine tiefe Depression und Mark wird zwischen dem Wunsch, Giulia zu beschützen, und dem, ihre Selbständigkeit zu respektieren, hin und hergerissen.

Schließlich wird Giulia wieder gesund und das Paar bekommt einen Sohn. Doch bald nachdem Jonas geboren wird, erleidet Giulia einen erneuten Zusammenbruch und dann, ein paar Jahre später, einen dritten. Doch auch an den Rand des Abgrunds gestoßen, kämpfen Mark und Giulia kraft ihrer Liebe für ihre Familie und ihre Zukunft.

Mark Lukach arbeitet als Lehrer und freiberuflicher Autor für die *New York Times*, den *Atlantic*, den *Pacific Standard*, *Wired* und andere. Er lebt mit seiner Frau Giulia und dem gemeinsamen Sohn Jonas in der Nähe von San Francisco.

Weitere Informationen finden Sie auf www.fischerverlage.de

MARK LUKACH

Abgedreht

MEINE FRAU, UNSERE LIEBE UND DIE PSYCHOSE

Aus dem Amerikanischen von Charlotte Lyne

FISCHER Taschenbuch

MIX
Papier aus verantwortungsvollen Quellen
FSC® C083411

Erschienen bei FISCHER Taschenbuch
Frankfurt am Main, September 2018

Satz: Druckerei C.H.Beck, Nördlingen
Druck und Bindung: CPI books GmbH, Leck
Printed in Germany
ISBN 978-3-596-03661-5

FÜR GIULIA UND JONAS,
ZWEI, DIE WIRKLICH GLAUBEN

I can see a lot of life in you
I can see a lot of bright in you
And I think the dress looks nice on you
I can see a lot of life in you

SUFJAN STEVENS,
»THE DRESS LOOKS NICE ON YOU« –
»DAS KLEID STEHT DIR GUT«

INHALT

EINS

AUGUST 2000

ALS ICH MEINE FRAU zum ersten Mal sah, ging sie über den Campus von Georgetown und ich rief ihr zu: »*Buongiorno, Principessa!*« Wie ein Blödmann. Sie war Italienerin, strahlend und mehrere Nummern zu groß für mich, aber ich war unerschrocken und habe mich praktisch auf der Stelle in sie verliebt. Sie hatte ein Lächeln *bello come il sole* (schön wie die Sonne) – ich lernte ein wenig Italienisch, um bei ihr Eindruck zu schinden – und als ich ihr auf einer Party wiederbegegnete, verbrachten wir die ganze Nacht flirtend im Gespräch versunken. Ich begleitete sie zu ihrem Zimmer und stahl mir einen raschen Gutenachtkuss, den sie erwiderte. Inzwischen wussten wir beide längst, was da zwischen uns passierte. Sie wohnte ein Stockwerk unter mir im selben Wohngebäude für Erstsemester. Am nächsten Morgen klopfte ich an ihre Tür, um sie zum Frühstück auszuführen. Sie antwortete in einem Ton, der sich beinahe anhörte wie: »Wo bist du denn gewesen? Es ist höchste Zeit, dass du dich hier blicken lässt.«

Im Laufe eines Monats wurden wir ein Paar. Sie machte an meinem Zimmer halt, um mich zu wecken, wenn ich meinen Unterricht zu verschlafen drohte. Ich klebte ihr Rosen an die Tür. Giulia hatte einen perfekten Notendurchschnitt. Ich hatte einen Irokesenschnitt und ein Longboard von Sector 9. Wir waren beide überwältigt davon, wie großartig es sich anfühlt, jemanden zu lieben und von ihm wiedergeliebt zu werden.

In der Nacht vor den Winterferien des ersten Semesters, in denen wir zum ersten Mal getrennt sein würden, seit wir uns kennengelernt hatten, saßen wir bis zum frühen Morgen zusammen, kauerten am Fenster meines Schlafzimmers und sahen zu, wie der Schnee den Hof der Universität mit einer Decke überzog. Bei der Vorstellung, uns für zwei Wochen trennen zu müssen, weinten wir uns die Seelen aus dem Leib. Es fühlte sich an, als müssten wir dem Tod in die Augen blicken. Ich hoffte, aufgrund des Schnees würde sich ihr Flug verspäten oder sogar gestrichen werden, so dass wir uns noch ein paar gemeinsame Stunden stehlen könnten, aber der Schneefall ebbte wieder ab, sie flog zu ihrer Familie nach Italien und ich zu meiner Familie nach Delaware. Und irgendwie schafften unsere zerbrechlichen Herzen es zu überleben. Als wir dann schließlich wieder im College vereint waren, sprachen wir bereits über eine gemeinsame Zukunft, als gäbe es daran keinerlei Zweifel. Unsere Liebe schien unausweichlich, so wie der Studienabschluss oder die Erdanziehungskraft, ein vorbestimmtes Schicksal, dem keiner von uns entfliehen wollte. Dabei spielte es auch keine Rolle, dass wir erst achtzehn Jahre alt waren.

Je besser wir einander kennenlernten, desto begeisterter waren wir von unseren Gemeinsamkeiten. Wir waren beide Linkshänder, und unsere Mütter hatten denselben Geburtstag. Meine Familie war 1989 aus den Vereinigten Staaten ins Ausland, nach Japan gezogen; Julias Familie hatte Italien im selben Jahr verlassen, um in die USA zu ziehen. Wir redeten uns ein, dass diese simplen Zufälle viel bedeuten mussten, und so wurden sie Teil unserer Mythologie, die belegte, dass wir füreinander bestimmt waren.

Die wichtigste Gemeinsamkeit, die es zwischen uns gab, war die Bedeutung, die die Familie für uns hatte. Ich hatte drei Geschwister, Giulia dagegen nur eines, doch für uns beide stand die Familie im Zentrum unserer Identität.

Unsere beiden Familien begegneten sich zum ersten Mal an einem Weihnachtsabend, ein paar Häuserblocks von der Spanischen Treppe in Rom entfernt, in den Winterferien unseres zweiten Jahres. Meine Familie verbrachte dort ihren Urlaub, und Giulias besuchte entferntere Verwandte, die alle noch in Italien lebten. Es war also ein weiterer Zufall, dass beide Familien die Ferien im selben Land verbrachten.

Giulias Mutter Mariarita gab mir ihre Handynummer, damit ich ein Treffen für uns alle organisieren konnte, und das in einer Zeit, in der nur sehr wenige Leute überhaupt Handys hatten. Giulia war ein paar Tage vor uns eingetroffen. Am ersten Abend, den meine Familie in Rom verbrachte, aßen wir gemeinsam zu Abend und gingen über die kopfsteingepflasterten Straßen zurück zu unserem Hotel. Meine Mutter Mary ging voraus – sie hatte am College in Rom studiert und war berauscht von der Aussicht, mir und meinen drei Geschwistern die Stadt zu zeigen. Alle paar Häuserblocks verdrückte ich mich rasch in eine Bar oder ein Restaurant, um von einem Münztelefon aus Mariarita anzurufen, aber sie ging nie an ihr Telefon.

Ich war kurz davor aufzugeben, als wir um eine Ecke bogen und ich Giulia auf uns zukommen sah. Sie hatte den Kragen ihres Wintermantels hochgeklappt und ging Arm in Arm mit ihrer Mutter, ihrem Vater und ihrem Bruder, die alle über denselben Witz lachten. Sie hielten abrupt inne, als sie uns auf sich zukommen sahen. Mariarita hielt das Handy in der Hand, um auf meinen Anruf warten zu können. Die Telefonlinien hatten es nicht geschafft, eine Verbindung zwischen uns herzustellen, aber wir hatten es auch ohne sie geschafft.

Niemand wusste, was er sagen sollte, so überrumpelt fühlten wir uns. Dieser Zufall war jetzt wirklich des Guten etwas zu viel.

Mein Vater C. J. war der Erste, der sich aus der Erstarrung löste und sich beeilte, sich Giulias Vater Romeo vorzustellen. Dann machten sich die Mütter miteinander bekannt, und alle Geschwister tauschten Umarmungen, bevor wir wieder getrennt unserer Wege gingen, jedoch nicht ohne uns für den folgenden Tag zu einem richtigen Treffen verabredet zu haben.

Niemand sprach es aus, aber ich glaube, jeder brach an dem Abend in dem Wissen auf, dass diese beiden Familien sich eines Tages in der Zukunft wiederbegegnen würden, in einer Kirche, zu einer Hochzeit, einer offiziellen Absegnung der Verbindung, und vielleicht war es ja das, was wir gerade ohnehin schon getan hatten.

Sobald wir wieder am College waren, begannen wir, unsere Pläne zu erweitern. Es ging nicht mehr nur darum, was wir am nächsten Wochenende machen würden – zum Beispiel auf einem Hochzeitsempfang hereinzuschneien, wie wir es an einem Samstagabend taten – sondern um das, was wir tun würden, wenn wir mit dem Studium fertig waren. Bereits seit der Highschool hatte ich geplant, Jura zu studieren, doch jetzt, in meinen entscheidenden Jahren am College, gelang es mir nicht sonderlich gut, mich von diesem Vorhaben zu überzeugen. Einigermaßen planlos schrieb ich mich für jede geisteswissenschaftliche Lehrveranstaltung ein, die mir interessant erschien, und schusterte so einen Abschluss mit Geschichte als Hauptfach und Englisch als Nebenfach zusammen. Während der Sommerferien flüchtete ich in einen kleinen Badeort in Delaware, ließ mich von Surf-Sessions zu Beach-Volleyball-Spielen treiben und arbeitete anschließend für Trinkgelder in Restaurants.

Giulia ihrerseits hätte gegensätzlicher und sich ihres Weges sicherer gar nicht sein können. Bis zu ihrem fünfunddreißigsten Geburtstag wollte sie eine Stellung als Marketing-Chefin und drei Kinder haben, und sie war bereit, alle Arbeit auf sich zu nehmen, die nötig war, um dies zu erreichen. Das bedeutete Praktika und Termine mit Professoren und sogar so manchen in der Bibliothek verbrachten Freitagabend. Sie pflegte sich freitags um vier Uhr nachmittags hübsch anzuziehen, um dann für ein paar

Stunden in die Bibliothek zu gehen, ehe sie sich mit mir traf – von ihren Büchern geradewegs zu ihrem Freund. Sie behauptete allerdings immer, sie würde irgendetwas mit Freunden unternehmen, statt fürs Studium zu lernen, weil sie Angst hatte, ich könne sie für allzu seltsam halten.

Sommerferien bedeuteten für Giulia Praktika in New York City – im ersten Sommer absolvierte sie eines in einem Modehaus, im folgenden Sommer eines in einer Werbeagentur für Boutiquen und im Sommer darauf in einer der großen Werbeagenturen. Im Sommer nach unserem dritten Jahr feierte diese große Werbeagentur das Ende der Saison, indem sie die Praktikanten zu einem Konzert einluden. Und ich fuhr übers Wochenende nach New York, um als Giulias Begleitung zu fungieren.

»Bitte vergiss nicht, dass mein Chef da sein wird, also denk daran, ihn zu begrüßen, und du weißt schon – benimm dich gut«, sagte Giulia zu mir. Wir drängten uns in dem winzigen Badezimmer ihres gemieteten Apartments. Giulia trug nur einen Rock und einen Büstenhalter, während sie Eyeliner auftrug. Ich war bereits fertig zum Ausgehen und hätte mich eigentlich nicht länger in diesem Badezimmer aufhalten müssen, aber ich war gern dabei, wenn sie sich fertig machte. So bekam ich Giulia zu sehen, ehe sie sich der Welt präsentierte, und hatte das Gefühl, zu einem Teil ihrer Geheimnisse zu werden. Ich schloss meine Augen und stellte mir vor, wie wir uns auf diese Weise gemeinsam für Konzerte und Partys fertig machen würden – und zwar für den Rest unseres Lebens.

»Und ob ich mich gut benehme«, beharrte ich und hob meine Hände, um meine Unschuld zu demonstrieren.

»Ich meinte, bitte mach keine Bemerkung über die Band«, sagte sie.

»Ach, du meinst Evanescence? Du willst nicht, dass ich irgendetwas darüber sagen, dass wir tatsächlich in ein Konzert von Evanescence gehen werden?« Ich hatte mich am Telefon über die Band lustig gemacht, seit sie mir zum ersten Mal von dem Konzert erzählt hatte.

»In der Tat«, erwiderte sie. »Genau das will ich: Dass du kein Wort darüber sagst.«

Sie war kurz davor, die Geduld mit mir zu verlieren, aber ich beugte mich vor und küsste sie auf die bloße Schulter. Ich konnte mir nicht helfen. Make-up oder kein Make-up oder Make-up, das gerade frisch aufgetragen wurde, es spielte keine Rolle. Sie war in jedem Zustand hinreißend.

»Wie heißt gleich noch mal das Lied von ihnen, von dem du so begeistert bist?«, fragte ich neckend, wohlwissend, dass sie es nicht wusste.

»Du weißt doch, dieses eine Lied«, sagte sie, wobei sie nun ihren Lippenstift auftrug.

»Ach ja richtig, dieses eine Lied«, gab ich grinsend zurück.

»Sei kein solcher Idiot«, sagte sie.

»Bin ich doch gar nicht. Es ist nur … Evanescence.«

»Mark …« Sie drehte sich um und versuchte, wütend zu sein. Es war ein wichtiger Abend für sie, und wie es sich gehörte, nahm sie die Sache ernst, aber ich wusste, dass nicht einmal sie Evanescence ernst nehmen konnte. Schließlich konnte sie nicht länger an sich halten. Das Lachen sprudelte aus ihr heraus, ein schallender Laut, das sogar ihr Lächeln an Lebensfreude übertraf. Giulia lachte länger und heftiger als jeder andere, der mir jemals begegnet war. Ihr Lachen ergriff ihren gesamten Körper. Sie musste sich des Öfteren irgendwo festhalten, wenn sie anfing zu lachen, um zu verhindern, dass sie umfiel. Ganz egal, in was für einer Stimmung man sich selbst befand, wenn sie anfing zu lachen, musste man einfach in ihr Gelächter einstimmen. Ich liebte es, sie zum Lachen zu bringen, denn es war, als würde ich damit eine kleine private Erinnerung schaffen, die uns gehörte und niemandem sonst. Als würde man dem wachsenden Berg Banalitäten etwas hinzufügen, an dem unmöglich jemand anderes etwas finden konnte, der sich für uns jedoch zum Fundament unserer Intimität entwickelte. Kleine Dinge wie dieses – die Gewissheit, dass wir uns den ganzen Abend hindurch wortlos – durch Lächeln und Blicke – gemeinsam über die Band amüsieren würden, zogen mich noch tiefer in meine Verliebtheit. Als sie in ihrem Büstenhalter und mit dem zur Hälfte aufgetragenen Make-up dastand und lachte, wusste ich, dass ich niemals in der Lage sein würde, mich von ihr zu trennen.

Bei dem Konzert war es dann eher der Boss, der darum kämpfte, sich in meiner Gegenwart gut zu benehmen, nicht andersherum. Er taumelte auf betrunkenen Beinen herum und beugte sich zu mir, um mir über die laute Musik hinweg ins Ohr zu schreien, wie großartig Giulia sich in diesem Sommer gemacht habe, die beste Praktikantin, die sie je gehabt hätten, so fleißig und fähig zur Teamarbeit, die ideale Kombination aus kreativem Denken und Aufmerksamkeit im Detail. Sie würden sie vermissen und hofften, dass sie sich um einen Ganztagsjob bewerben würde, sobald sie ihr Studium abgeschlossen hatte.

Ich strahlte. Ich kannte natürlich meine Seite von Giulia – ihre Leidenschaft, ihr Feuer, ihr Lächeln, ihren Ehrgeiz –, aber die professionelle Giulia kannte ich nur vom Hörensagen. Sie studierte Betriebswirtschaft, und ich war in den Geisteswissenschaften unterwegs, so dass wir nie dieselben Lehrveranstaltungen besuchten, und natürlich bekam ich sie nie bei der Arbeit im Büro zu sehen. Doch jedes Mal, wenn ich einen ihrer Chefs oder Professoren oder sogar einen anderen Studenten, der ein Gruppenprojekt mit ihr machte, traf, erklang immer derselbe Refrain: Giulia war außergewöhnlich, die Art von Mitarbeiterin, die in jedem in ihrer Umgebung den Wunsch weckte, die eigenen Leistungen zu verbessern.

Natürlich war nicht alles hundertprozentig perfekt, auch wenn es sich damals so anfühlte.

An einem Samstagabend war Giulia zu Hause geblieben, um

an einer Hausarbeit für ein Religionsseminar zu arbeiten, als sie mich in Panik anrief. Ihr Computer war gefroren, und ein kryptisches Fenster hatte sich geöffnet, in dem gefragt wurde, ob sie fortfahren wolle oder nicht. Ich ließ die Freunde, mit denen ich den Abend verbracht hatte, sitzen und stürmte entschlossen über den Campus. Ich fand sie in ihrem Zimmer, tränenüberströmt, verschreckt, ein Kissen an ihre Brust gedrückt.

»Ich weiß nicht, was ich tun soll, Mark«, sagte sie von Schluchzern unterbrochen. Ihr Blick war auf den ominösen Computerbildschirm fixiert. »Wenn ich die falsche Möglichkeit anklicke, verliere ich die gesamte Arbeit.«

»Okay, beruhige dich erst einmal, wir werden das schon herausbekommen«, sagte ich, setzte mich neben sie auf das Bett und breitete meine Arme augenblicklich um sie, um sie sanft zu massieren. »Wir werden schon herausfinden, was wir tun müssen.«

»Aber was ist, wenn wir es nicht herausfinden?« Sie schüttelte mich ab, meine Berührung regte sie nur noch mehr auf.

»Dann ist es eben so, das ist doch auch kein Weltuntergang, es geht doch nur um einen Essay.«

Sie explodierte förmlich. »Wie kannst du so etwas sagen?«, kreischte sie. »Weißt du, was mit meinem Notendurchschnitt passiert, wenn ich in dieser Hausarbeit nicht gut abschneide?« Sie presste das Kissen fester an sich, ihr Körper kauerte sich zusammen und sie zitterte, während die Tränen immer heftiger strömten und das Schluchzen lauter wurde.

Ich brauchte beinahe eine Stunde, um sie zu beruhigen, ehe wir zusammen am Computer herumklickten und den Essay retteten. Inzwischen aber war die Frage, ob wir den Essay retten konnten oder nicht, längst nicht mehr das Entscheidende.

Nachdem wir unsere Studienabschlüsse in der Tasche hatten, zog ich nach Baltimore, um an einer Highschool zu unterrichten, und Giulia zog nach Manhattan, um in der Modebranche zu arbeiten.

Wir loteten unablässig Möglichkeiten aus, um letztendlich in derselben Stadt arbeiten zu können, und die ganze Zeit über hatten wir die Gewissheit, dass es uns irgendwann gelingen würde. Dazu kam es jedoch nicht.

Giulia zog mit einer Freundin vom College in eine Wohnung an der Upper East Side, mit einer Wäscherei und einem Fitnesscenter im Keller und einer Joghurt-Bar gleich um die Ecke. Sie liebte es. Leben in der großen Stadt, morgens in schnellen Schritten mit ihrer schicken Sonnenbrille und ihrem Designer-Jackett die Lexington Avenue hinunter zur Arbeit laufen, einen Kaffee in der Hand und mit jedem Schritt auf den ersehnten Posten einer Chefin und ein Leben mit drei Kindern zu.

Im Vergleich dazu sah mein Leben in Baltimore trübe aus. Ich kannte keinen Menschen und hatte ein deprimierendes Einzimmerapartment in einem heruntergekommenen Wohnblock namens Cherrybrook Meadows gemietet, eine eher beleidigende Ehrerbietung an die Landschaft, die diese Wohnblocks verdrängt hatten. Aus meinem Schlafzimmerfenster blickte ich auf einen Parkplatz. Ich hatte so gut wie nichts renoviert. Das Zimmer enthielt ein Bett, einen Tisch mit ein paar Stühlen und Bücherstapel, die sich den Boden entlangzogen. Ich war Geschichtslehrer im ersten Jahr an einer Jungenschule und arbeitete außerdem als Fußball- und Schwimmtrainer. Ich schrieb mich für ein Weiterbildungsprogramm ein, das Abendschulkurse anbot, so dass ich einen weiteren Abschluss in Geschichte erwerben konnte. Giulia war meine Zukunft, und sie war in New York, also überfrachtete ich mein Leben mit so viel Arbeit wie nur möglich, um die Leere auszufüllen. Oft blieb ich bis zwei Uhr in der Nacht auf, um Unterrichtsstunden zu planen und Arbeiten zu benoten, und am nächsten Morgen klingelte um fünf bereits wieder der Wecker. Wenn ich abends beim Arbeiten einschlief, machte ich ein paar Liegestütze, um mich wieder wachzubekommen. Fünfzig Liegestütze genügten für gewöhnlich, um mich anschließend weitere fünfzehn Minuten zu konzentrieren, ganz egal, wie spät es war.

Eines Tages kam in der Schule ein anderer Geschichtslehrer namens Cas auf mich zu und legte mir die Hand auf die Schulter. Cas war kurz geraten, stämmig und der einzige Mensch mit einer lauteren Stimme als ich, der mir je begegnet war. Ein geradliniger, warmherziger, wenn auch manchmal etwas launischer Australier. Er sah mir in die Augen, erkannte meine Einsamkeit und sagte: »Ich sehe, du hast es dringend nötig, mal ein bisschen Zeit mit einer Familie zu verbringen. Komm heute zu uns und iss mit meiner Familie zu Abend.«

Auf diese Weise gewann ich meinen einzigen echten Freund in Baltimore, einen Mann, der zwanzig Jahre älter war als ich. Zum Abendessen kochte er eine Auswahl veganer indischer und chinesischer Gerichte, und er und seine Frau Leslie sowie ihre beiden jüngeren Söhne Bronimir und Blaize staunten über die Mengen an Essen, die ich vertilgen konnte. Nach dem Dinner legten sie David Bowie gefolgt von Bruce Cockburn auf, und wir tanzten alle wild in ihrem Wohnzimmer herum, wobei Brutus, ihr Hund, mich anbellte, während ich mich um mich selbst drehte und die Jungen herumschwang.

Giulia und ich hatten uns vorgenommen, uns regelmäßig an jedem zweiten Wochenende zu treffen und uns mit dem Reisen abzuwechseln, aber diese Regel behielt lediglich einen Monat Bestand. In New York gab es einfach so viel mehr zu unternehmen, und in Baltimore hatte ich Giulia so wenig zu bieten, also machte ich mich fünf oder sechs Wochen hintereinander auf den Weg nach Manhattan, und freute mich genauso darauf, sie zu sehen, wie aus Baltimore herauszukommen.

Amtrak – das nationale Bahnsystem – war viel zu teuer, um es von einem Lehrergehalt zu bestreiten. Schließlich entdeckte ich aber den Chinatown Bus, ein Netzwerk von Bussen, das an der Ostküste entlang von einer Chinatown zur nächsten führte und für die einfache Fahrt nur $20 verlangten, einerlei, wohin man fuhr. Hin- und Rückfahrt kosteten $35.

Ich nahm mir immer zu benotende Arbeit und Lektüre mit, aber ich rührte beides so gut wie nie an. Stattdessen kaufte ich mir einen Discman, um den langen Fahrten einen Soundtrack zu geben, und die Songs, die ich mir anhörte, wurden zu meinem schützenden Kokon, während ich aus meiner Einsamkeit in Baltimore ins gleißende Licht von New York und wieder zurück zockelte. Ich brannte uns beiden dieselben CDs – Belle and Sebastian, Sufjan Stevens, Nada Surf, Death Cab for Cutie – so dass sie bei der Arbeit dieselbe Musik hören konnte wie ich.

Nach ein paar Monaten, in denen ich auf diese Weise nach New York gereist war, bemerkte ich, dass mein Discman noch immer die volle Batterieleistung hatte. Das fand ich ziemlich beeindruckend. Die Batterien bekamen für mich Symbolcharakter. Sie waren magisch. Wir waren magisch. Aus dem Herbst wurde Winter, und wir gingen zum Eislaufen in den Central Park. Aus dem Winter wurde Frühling, und wir veranstalteten Picknicks und sahen uns die Wochenendspiele der Softballliga an. Und bei alledem blieben die Batterien weiterhin voll.

Der Sommer kam. Ich stockte meine Lehrveranstaltungen für das Sommersemester auf und arbeitete in dem Sommerferienlager, das meine Schule veranstaltete. Giulia verbrachte ihren ersten Sommer in einem Ganztagsjob. Wir verlegten unsere Treffen von New York nach Bethany Beach, das kleine Seebad an der Küste von Delaware, wo ich bisher jeden Sommer meines Lebens verbracht hatte. Meine Eltern besaßen dort ein Haus, so dass Giulia und ich uns in Wilmington treffen und von dort in Richtung Süden fahren konnten, um ein Wochenende voll Sonne, Volleyball und Surfen zu verleben. Schon bald fanden wir Gefallen daran, zusammen auf lange Paddeltouren zu gehen, Giulia in einem Kajak und ich auf einem Paddelboard, das ich mir von meinen Freunden geborgt hatte, die bei der Seerettung am

Strand arbeiteten. Wir verbrachten ein paar Stunden draußen auf dem Wasser zusammen, entflohen den Fallen des alltäglichen Lebens an Land, trainierten unsere Körper oder genossen einfach nur die Stille.

Als der Sommer sich seinem Ende näherte, wurde mir klar, dass es an der Zeit für uns war zu heiraten. Ich brauchte mehr von Giulia. Ich wollte nicht länger, dass der beste Teil meines Lebens allein den Wochenenden vorbehalten war. Ich erkundigte mich bei einer ihrer Freundinnen nach ihrer Ringgröße und ihrem aktuellen Geschmack. Das Wochenende des Labour Day war unser letztes Wochenende in Bethany Beach. Ich stopfte den Ring in eine Reißverschlusstasche und steckte diese in die Tasche meiner Badehose, bevor wir zu unserer nun schon traditionellen Paddeltour aufbrachen. Während wir noch auf dem Meer, ein paar hundert Meter vom Ufer entfernt dahintrieben und uns von den Wellen schaukeln ließen, zog ich den Ring heraus. Sie sagte Ja.

An unserem Hochzeitstag herrschten fünfunddreißig Grad Wärme und eine Luftfeuchtigkeit von 98 Prozent. Wir schlossen den Bund der Ehe dort, wo wir uns kennengelernt hatten, in Georgetown, in der ikonischen Kapelle auf dem Campus, und hinterher hielten wir im nahe gelegenen Country Club unseren Hochzeitsempfang ab. Wir weinten und lachten alle während der Trinksprüche und während des Tanzes und dann, nachdem wir die Torte angeschnitten hatten, trat ich vor das Mikrophon, das vorn im Raum aufgestellt worden war.

»Ich bitte euch alle um Entschuldigung«, sagte ich nervöser, als ich mich jemals gefühlt hatte. »Vor ein paar Monaten habe ich angefangen, Gitarre zu spielen, und das aus zwei Gründen. Zum einen möchte ich eines Tages meine Kinder in den Schlaf singen. Und zum zweiten wollte ich gern, dass meine Frau an ihrem Hochzeitstag ihr Lieblingslied zu hören bekommt. Ich bin noch nicht sonderlich gut, also seid bitte gnädig mit mir. Giulia, das hier ist für dich.«

Und dann begann ich ungeschickt mit dem Schlagen des Takts, der die Ukulele-Version von *Somewhere over the Rainbow* nachahmen sollte, und hob an zu singen. Ich hatte das Lied Hunderte von Malen geübt, ich hatte eigentlich erwartet, dass Giulia weinen würde, wenn ich es sang, doch stattdessen löste sie sich aus der Menge, stellte sich vor mich, wiegte die Hüften und sang mit.

Als die Nacht sich dem Ende zuneigte, als es draußen hell wurde und das Lokal versuchte, uns loszuwerden, legte die Band eine Aufnahme von meinem Gesang auf. All unsere Gäste fassten sich an den Händen und bildeten um Giulia und mich einen großen Kreis. In der Mitte tanzten wir miteinander. Es fühlte sich alles an wie ein Traum.

Zwei Tage später flogen wir nach San Francisco, um unser neues gemeinsames Leben zu beginnen. Wir mieteten das Obergeschoss eines Hauses, das zehn Häuserblocks vom Ocean Beach entfernt war, dem Strand, der sich über vier Meilen erstreckt und San Franciscos westliche Grenze bildet. Ich kaufte mir einen neuen Neoprenanzug und ein neues Surfbrett sowie die erforderlichen Handtücher und Kapuzenpullover. Ich unterrichtete an der Highschool und pendelte die Halbinsel hinunter. Giulia arbeitete im Online-Marketing für ein Modeunternehmen und sauste auf ihrem Scooter durch die Stadt.

Als Nächstes schafften wir uns eine anbetungswürdige kleine englische Bulldogge an – Augustus oder Goose gerufen –, die über so viel überflüssige Haut verfügte, dass sie an ihren Knien Falten bildete.

Unsere Familien kamen, um uns in unserem neuen kalifornischen Zuhause zu besuchen. Wir gingen mit meiner Schwiegermutter auf das LoveFest in der Market Street, eine Parade im Rave-Stil, die all die Dinge feierte, die so durch und durch zu San Francisco gehören, und sie konnte überhaupt nicht aufhören, über all die nackten Männer zu lachen. Meine Eltern kamen zur

Fleet Week in die Stadt, wir setzten uns oben auf den Telegraph Hill, um die Aussicht zu genießen, und mein Vater legte mir den Arm um die Schultern und sagte: »Du hast dir hier oben ein gutes Leben eingerichtet.«

Cas, Leslie und ihre Jungs waren zur selben Zeit wie wir in das Gebiet der San Francisco Bay gezogen und hatten in der traumhaften Gegend von West Marin, neunzig Minuten vor der Stadt Wurzeln geschlagen, in einem Idyll des organischen, ursprünglichen Lebens. Einmal im Monat fuhren wir zu ihnen hinaus, um das Wochenende mit Wandern, Gärtnern, gutem Essen und schönen Filmen zu verbringen.

Zwar hatte Giulia dem Paar, das so deutlich älter war als wir und mit ihren schicken Freunden in New York nichts gemeinsam hatte, zunächst ein wenig reserviert gegenübergestanden – Cas schnappte sich oft einen seiner Söhne und hielt ihn, als wäre er eine Gitarre, wenn wir nach dem Essen herumtanzten – aber schon bald verfiel sie der Horde genauso, wie es mir in Baltimore ergangen war. Wir eigneten uns sogar einige ihrer Familiengewohnheiten an und begannen, nach dem Abendessen unsere eigene Musik in voller Lautstärke zu spielen und zu tanzen, während wir gemeinsam den Abwasch erledigten.

Wir fanden auch neue Freunde in San Francisco, Leute, die uns als verheiratetes Paar kennenlernten. Ich fand ein paar Kumpel beim Wassersport, und Giulia hatte nette Arbeitskollegen. Und gemeinsam freundeten wir uns mit einer Gruppe junger Paare, die in unserem Alter waren, an, von denen einige verheiratet waren, andere ohne Trauschein zusammenlebten. Wir trafen uns zu Partys, zu denen jeder etwas mitbrachte, zu Konzerten und zum Frisbeespielen im Golden Gate Park.

Chris, mein bester Freund in unserer Clique, wollte gern, dass die ganze Gruppe an seinem Geburtstag zum Paintball ging, also fuhren wir alle nach Vallejo, um uns in den Wäldern gegenseitig abzuschießen. Es war für alle das erste Mal, und wir stellten uns grauenhaft an. Der Veranstalter organisierte verschiedene Spiele, in denen unsere Gruppe gegen andere Gruppen antreten musste. Die ersten fünf Spiele verloren wir lange, bevor die Zeit abgelaufen war. Bis zur Mittagspause hatten wir jedoch gelernt, uns zumindest so lange zu halten, bis die Uhr das Spielende anzeigte, und so gelang es uns, ein Unentschieden zu erreichen.

Giulia wollte unter keinen Umständen getroffen werden. In jedem Spiel verbrachte sie die gesamte Zeit damit, sich hinter den Bäumen am Rand des Spielfeldes zu verstecken, weit vom Geschehen entfernt. Dort saß sie dann, tat nichts und hoffte, dass niemand sie entdecken würde.

Das letzte Spiel war ein einseitiger Kampf um die Fahne. Wir waren die Angriffsmannschaft und sollten versuchen, die Fahne von einer runden Basis zu stehlen, die von der Verteidigung bewacht wurde.

Chris und ich planten eine koordinierte Attacke und arbeiteten uns systematisch näher und näher an die Basis heran. Als wir nur noch etwa dreißig Meter entfernt waren, wagten ein paar unserer Mannschaftskameraden einen tollkühnen Vorstoß auf die Rückseite der Basis, und sämtliche Verteidiger fuhren herum, um auf sie zu feuern. Und einen Moment lang war die Seite der Basis, die wir in Angriff genommen hatten, ungeschützt.

Plötzlich entdeckte ich Giulia. Sie war unserem langsamen Vorstoß gefolgt, und jetzt, da die Verteidigung abgelenkt war, sprang sie vor und rannte in vollem Tempo an mir vorbei. Ich konnte kaum meinen Augen trauen: Den ganzen Tag über hatte sie das Paintball-Spiel mehr oder weniger boykottiert, und jetzt war sie plötzlich da und stürmte unerschrocken auf die Fahne zu.

Giulia packte die Fahne und verlangsamte kaum ihren Schritt, als sie herumschwang und zurückrannte, um sich in den Schutz der Bäume zu flüchten.

Die Verteidiger begriffen erst, was geschehen war, als sie bereits mit der Fahne davonrannte. Alle drehten sich um und zielten mit ihren Paintball-Pistolen auf sie. Giulia war nicht mehr als ein paar Schritte von mir entfernt, als sie ihre Abzüge betätigten. Es kam mir vor, als würde alles in Zeitlupe geschehen, wie in einem Hollywood-Film. Die Geschosse flogen auf Giulia zu und platzten in Orange und Grün und Gelb auf ihrem gesamten Rücken. Sie schrie und fiel auf die Knie, die Fahne schoss ihr aus den Händen, als hätte sie Sprungfedern. Sie blieb auf den Knien, und die Verteidiger feuerten weiter, doch ihr Körper nahm jeden weiteren Schuss hin und weigerte sich niederzugehen. Ich konnte hören, wie sie lachte und die andere Mannschaft verspottete, während sie weiter auf sie feuerten.

Ich überlegte nicht lange. Ich musste zu Ende bringen, was Giulia begonnen hatte. Also spurtete ich aus meinem Versteck und schnappte mir die Fahne dort, wo sie hingefallen war. Im Zickzack rannte ich in die Deckung der Wälder, um dem Sturm der Geschosse auszuweichen, der sich nun auf mich richtete, die Fahne triumphierend über meinem Kopf schwingend. Ich schaffte es bis zum Schiedsrichter, er läutete die Glocke, und wir hatten das Spiel gewonnen.

Giulia rannte auf mich zu, um mir zu gratulieren, wir umarmten uns und tanzten. Ihr Rücken war ein einziger Farbenbrei. Unter ihrer Kleidung bildeten sich bereits Striemen, und der Rest unserer Gruppe umzingelte uns in einem wilden Siegestanz, bei dem sie grölten und johlten und sich auf die Brust klopften. Wir hatten unser erstes und einziges Spiel des Tages gewonnen, und das war allein Giulia zu verdanken, unserer Heldin, mit der niemand gerechnet hatte.

Nach ein paar Jahren in ihrem ersten Job in Kalifornien, wurde Giulia unruhig, weil ihre Karriere in diesem Unternehmen allzu langsam vorankam. Also wechselte sie und nahm einen Job in einem neuen Unternehmen der Schönheitsindustrie an, der sie mehr forderte und der auch besser bezahlt war. Ihr neuer Chef liebte sie. Er beförderte sie noch im ersten Jahr zur leitenden Marketing-Managerin. Giulia gefiel die Herausforderung, einen Kundenstamm für eine neue Marke zu finden, statt einen international bekannten Namen zu vertreten, wie es zuletzt ihre Aufgabe gewesen war. Sie blühte auf und profitierte nicht nur von ihren Fähigkeiten im Marketing-Bereich, sondern streckte ihre Fühler auch nach anderen Bereichen der Branche aus. Auf der Weihnachtsparty nahm ihr Boss mich beiseite, um von dem unschätzbaren Beitrag zu schwärmen, den Giulia für das Unternehmen leistete.

Sie hatte anderthalb Jahre lang auf diesem Arbeitsplatz verbracht, als die große Rezession zuschlug. Praktisch über Nacht versiegte die Finanzierung des Unternehmens, das seine Tore schließen musste. Giulia wurde wie alle anderen angewiesen, die Sachen auf ihrem Schreibtisch zusammenzupacken und sich auf den Heimweg zu machen.

Mit einem Rückschlag wie diesem hatte Giulia nie zuvor zurechtkommen müssen. Sie war sehr stolz darauf, in ihrem Beruf gute Arbeit zu leisten, und davon überzeugt, dass sie dafür mit Sicherheit belohnt werden würde. Jetzt aber stand sie nach all der harten Arbeit mit einer Firma da, die Konkurs anmeldete.

Giulia wusste nicht, was sie mit sich anfangen sollte. Ihre Arbeit hatte im Zentrum ihrer Identität gestanden, solange ich sie kannte. Ich riet ihr wieder und wieder, sich eine Pause zu gönnen. Es bestand keinerlei Notwendigkeit, sich in aller Eile in den nächstbesten Job zu stürzen. Wir waren seit drei Jahren verheiratet und hatten vom ersten Tag an rigoros Geld gespart, ja beinahe die Hälfte unserer Gehälter in Sparkonten eingezahlt. Damals war das Leben in San Francisco noch bezahlbar, und wir träumten davon, eine eigene Wohnung zu besitzen. Ihr Vater Romeo unterstützte meinen Vorschlag und ermunterte Giulia, eine Pause einzulegen. Er blickte auf eine lange Karriere zurück, in der er viel zu viele Stunden ohne seine Familie verbracht hatte, und empfahl ihr, das Tempo zu verlangsamen, nichts zu überstürzen, ein wenig Freizeit zu genießen. Davon abgesehen war es nur noch ein Monat bis zu meinen Sommerferien, und meine Schwester würde in Delaware heiraten.

Wir beschlossen, quer durch das Land zur Hochzeit zu fahren. Wir würden sofort nach meiner letzten Fakultätssitzung aufbrechen: wir beide und unser Goose in unserem Honda Civic mit Schlafsäcken, einem Zelt, einem Laptop und allen fünf Staffeln von *The Wire* auf DVD. Ich musste einiges an Überzeugungsarbeit leisten, doch schließlich stimmte sie zu. Wir gaben uns drei Wochen Zeit, um das Land zu durchqueren.

Die Reise war ein Traum: fünf Dollar für ein gegrilltes Hühnchen von Safeway, fünf Dollar pro Nacht für einen Campingplatz mit warmer Dusche in Oregon, Bären auf unserem Campingplatz in Wyoming. Unterwegs machten wir in Kneipen mit Wi-Fi halt, und ich bemerkte, dass Giulia nach Jobs Ausschau hielt. Wie nicht anders von ihr zu erwarten, bekam sie bereits in der zweiten Woche, in der wir unterwegs waren, ein Angebot. Dass sie auf Reisen war, machte den Leuten nichts aus. Sie sollte sich einfach nach dem vierten Juli im Büro einfinden.

Irgendwo in der Gegend um Iowa erklärte ich, dass ich jetzt bereit wäre, Kinder zu haben. In Indiana stimmte Giulia zu. Wir waren siebenundzwanzig. Ich weiß, dass das Leben nicht perfekt ist, aber dies hier kam dem ziemlich nah.

ZWEI

JULI 2009

NACH IHREM ERSTEN TAG im neuen Job erwartete ich Giulia an der Wohnungstür. Ich hatte mich die ganze Zeit schon auf ihre Heimkehr gefreut. Diese neue Stelle war etwas Besonderes. Ohne Zweifel hatte sie auch ihre früheren Arbeitsstellen gern gemocht, aber zuerst war sie in einem gigantischen Konzern beschäftigt gewesen, und danach bei einer unbekannten Neugründung. Dieses Mal war sie bei einem Unternehmen angestellt, das im Ruf stand, jung, schick und originell zu sein. Mit einem Wort – das Unternehmen war cool!

Sie kam die Treppen herauf und war schöner, als ich sie je gesehen hatte. Ich war von Giulias Schönheit fasziniert gewesen, seit ich sie zum ersten Mal gesehen hatte – ihre graziöse Haltung, ihre Klasse, ihr Stil –, doch vor allem ihre beiläufige Art, mit der sie all dies behandelte. Es war eine Schönheit, die makellos und mühelos zugleich war. Sie schminkte sich so gut wie nie, aber heute hatte sie etwas Make-up aufgelegt, und sie trug ihren elegantesten Pullover und eine Hose. Auf ihren Wangen lag die sanfte Röte von der Rollerfahrt durch die Stadt und hinein in die neblige Kälte unseres Viertels.

»Wie ist es gelaufen?«, fragte ich sie aufgeregt und schlang meine Arme um sie, noch ehe sie einen Fuß durch die Tür setzen konnte.

»Es war … gut,« sagte sie, wich meinem Blick aus und sah an mir vorbei in die Wohnung.

»Gut?«, wiederholte ich. »Und was heißt das?«

»Heute war mein erster Tag, Mark, da gibt es noch nicht viel zu sagen«, erwiderte Giulia. Sie schob sich an mir vorbei in unser Schlafzimmer, um ihre Sachen dort abzuladen. »Es ist nur … ach ich weiß nicht, alle sind dort so clever und cool.«

»Wunderbar. Dann solltest du ja bestens zu ihnen passen«, gab ich flirtend zurück.

»Nein, im Ernst. Sie sind wirklich clever. Und wirklich cool …« Ihre Stimme verlor sich. »Ich hoffe nur, ich kann da mithalten.«

Ich kannte Giulia seit neun Jahren, und sie hatte immer Zuversicht verströmt. Darauf, dass sie am Arbeitsplatz aufblühen würde, konnte ich mich verlassen, und ich hatte sie in vier Praktika und zwei Anstellungen erlebt. Jede davon hatte sie mit glänzenden Empfehlungsschreiben und der Hoffnung auf noch bessere Chancen verlassen. Auch wenn ich sie nie in auch nur einer Sitzung erlebt hatte, war ich mir ihres beruflichen Erfolges sicherer als meines eigenen.

Diese Unsicherheit aber war neu. Ich hatte erlebt, wie sie wegen dieser Hausarbeit in Panik geraten war, als wir noch im College gewesen waren, aber das war ja allem Anschein nach geschehen, weil sie Angst gehabt hatte, ihr Computer könne abstürzen und ihre Arbeit damit verloren sein. Es hatte nichts mit ihr selbst zu tun. Diesmal äußerte sich die Beklommenheit anders, persönlicher, so, als hätte sie Angst, nicht hineinzupassen.

»Nun ja, es war ja der erste Tag«, sagte ich. »Ich bin sicher, du wirst dich schon einfinden. Es wird sicher großartig laufen.«

Giulia ging weiter zur Arbeit und brauchte jeden Morgen ein bisschen länger, um sich zurechtzumachen, als würde das richtige Outfit oder die richtige Frisur ihr helfen, ihr Selbstbewusstsein zurückzugewinnen. Ich hatte noch einen Monat lang Sommerferien, also blieb ich zu Hause und machte mich vor allem im Haushalt nützlich. Unsere Vierzimmerwohnung war für San Francisco geräumig, aber ziemlich typisch für den Bezirk Outer

Sunset, auf den die meisten Leute verzichteten, weil er in dem Ruf stand, eine der nebligsten Gegenden der gesamten Bay zu sein und außerdem einer der verschlafensten, ländlichsten Vororte von San Francisco. Wir hielten das zweite Schlafzimmer für Gäste bereit, doch vor allem warteten wir auf den Augenblick, in dem wir es zu einem Kinderzimmer machen würden. Unsere Freunde wollten ständig, dass wir die Partys veranstalteten, weil wir tatsächlich verglichen mit ihren schickeren, aber wesentlich kleineren Wohnungen in Haight oder in den Pacific Heights mehr Platz hatten.

Die Schlafzimmer lagen nebeneinander am Ende eines langen Korridors. Das Haus war um einen offenen Innenhof herum gebaut, so dass in alle Zimmer natürliches Tageslicht drang. Um den Hof herum reihten sich unser Wohnzimmer, das Esszimmer, die Küche und der Flur, mit den Schlafzimmern am einen und der Wohnungstür am anderen Ende.

In der Wohnung musste ständig aufgeräumt werden, denn keiner von uns war sonderlich ordentlich, und zudem trug Goose uns Sand in die Räume, so dass es immer etwas zu fegen gab.

Giulia und ich telefonierten oft während des Tages oder schickten uns Textnachrichten, während sie versuchte, in dem neuen Unternehmen einen Platz für sich zu finden. Sie brauchte mich zu ihrer ständigen Ermutigung.

Eines Tages rief sie mich an, als ich gerade zu Mittag aß und ein Buch las. Ich bemerkte gleich die Unsicherheit in ihrer Stimme.

»Hallo, Schatz, würdest du mir einen Gefallen tun? Ich habe dir gerade eine E-Mail geschickt, an der ich eine ganze Weile gearbeitet habe. Sie ist für meine Chefin, und ich möchte gern, dass sie, na, du weißt schon, dass sie einfach richtig klingt. Könntest du sie vielleicht mal lesen und mir sagen, ob sie okay ist?«

»Ja, natürlich, kein Problem. Worum geht es denn? Ist es etwas Vertrauliches?«

»Lies einfach die E-Mail und sag mir Bescheid«, erwiderte sie ungeduldig. »Ruf mich an, wenn du so weit bist.«

Ich loggte mich in mein E-Mail-Konto ein, fand ihre Nachricht und öffnete sie.

Liebe Jill,
ich wollte Dir nach unserer Sitzung zur Vorausplanung für das nächste Quartal gern kurz Bescheid geben. Da ich im Unternehmen und in meiner Stellung noch neu bin, fällt es mir ein bisschen schwer, mit der Aufgabe Schritt zu halten. Ich hoffe, das ist kein Problem, und wir finden Zeit, noch ein wenig darüber zu sprechen.
Danke, Giulia.

»Hast du sie gelesen?«, fragte Giulia in hastigem Flüsterton, als ich sie zurückrief.

»Ja, ich habe sie gelesen«, antwortete ich. »Sie ist in Ordnung, Giulia. Höflich und wirklich in Ordnung. Es hört sich nicht nach einer großen Sache an.«

»Du glaubst also nicht, dass ich zu weit gegangen bin? So, als wäre ich nicht in der Lage, meine Arbeit zu erledigen? Ich will nicht, dass sie denkt, ich wäre dieser Sache nicht gewachsen.« Sie klang ungeduldig und kalt, so als würde sie mich einem Verhör unterziehen.

»Nein, überhaupt nicht, die Mail ist völlig in Ordnung, Giulia. Du solltest es durchziehen und sie abschicken.« Ich gab mir Mühe, meine Stimme ruhig und geduldig zu halten. Ich konnte spüren, dass sie meine Unterstützung nötig hatte, jedoch nicht hilfsbedürftig erscheinen wollte.

Sie seufzte. »Bist du sicher? Ich habe die ganze letzte halbe Stunde daran gearbeitet. Ich will sichergehen, dass ich das Richtige tue.«

»Es ist eine tolle Mail, Giulia.«

»Okay.« Und damit legte sie auf.

Giulias Anrufe wurden häufiger und mit jedem Mal panischer. Täglich leitete sie mehrere E-Mail-Entwürfe an mich weiter, die meistens nicht mehr als einen oder zwei Sätze enthielten, wofür sie aber Stunden gebraucht hatte, sie zu verfassen. Ihr wurden Projekte zugeteilt, und sie wusste nicht, wo sie beginnen sollte, dachte den ganzen Tag darüber nach, wie sie eine E-Mail von ein paar Sätzen formulieren sollte, um eine Frage zu ihrem Auftrag zu stellen. Ihre Nervosität der Frage gegenüber, wie sie etwas formulieren sollte, beherrschte ihren Tagesablauf.

»Sag's mir doch, Giulia«, bettelte ich sie beim Abendessen an, während sie auf ihrem Teller herumstocherte und kaum ein Wort sprach. »Was ist los mit dir?« Ich hatte ihr schon seit einer Woche jeden Tag dieselbe Frage gestellt, jedes Mal besorgter und von Abend zu Abend verschloss Giulia sich mehr. Sie hielt den Blick gesenkt und sagte nichts, also war es an mir, das Schweigen auszufüllen. Ich war nicht sicher, ob sie über das, was vor sich ging, nicht sprechen wollte oder nicht sprechen konnte, also leierte ich eine Litanei von Klischees herunter: »Sei doch nicht so streng mit dir. Darin besteht dein Problem, nicht in der Arbeit selbst. Alles, was ich je in beruflicher Hinsicht über dich gehört habe, ist, wie unglaublich gut du bist.«

Sie saß weiter schweigend da.

»Du bist dieser Arbeit gewachsen, dessen bin ich mir sicher.« Weiter herrschte regloses Schweigen, also fuhr ich mit meiner positiven Bestätigung fort. Ob sie auf Giulia eine Wirkung ausübte oder nicht, sie half immerhin mir, Ruhe zu bewahren und nicht ärgerlich auf sie zu werden. »Du hast so vieles, auf das du stolz sein kannst. Du machst deine Sache besser, als du denkst.«

Sie reagierte auf keinen meiner Aufmunterungsversuche, aber ich konnte mich ihrem Schweigen nicht geschlagen geben, also fuhr ich wie unter Zwang fort, ihr zu raten, sie solle negative Gedanken verbannen, in der Gegenwart leben, positiv bleiben, nicht aufgeben und was es noch alles so an abgenutzten Plattitüden gab. Ich räumte die Küche auf, während sie mir schweigend zusah. Nur ein paar Wochen zuvor hatten wir noch bei voller Beschallung unsere Abwaschtanzpartys abgehalten, eine unserer gemeinsamen Lieblingshausarbeiten. Jetzt nahm Giulia daran nicht mehr teil, sondern war ein schweigender, isolierter Zuschauer. Nicht einmal unsere Lieblingslieder konnten sie zu mir zurückbringen. Sie saß einfach da und ließ meine Belehrungen über sich ergehen, und verbarg, was immer ihr an Gedanken durch den Kopf jagte.

Da wir sonst nichts zu tun hatten, machten wir uns fürs Bett fertig. Ich folgte ihr ins Badezimmer und rieb ihr sanft den Nacken, während sie sich die Zähne putzte und ihre Kontaktlinsen herausnahm. Als sie fertig war, krochen wir zusammen unter die Decken und ich wiegte ihren Körper, meine Finger streichelten ihre Ohrläppchen, zwei der Zärtlichkeiten, die sie am liebsten mochte. Ich spürte, wie sich ihre Atemzüge verlangsamten und die Muskeln in ihrem Körper sich entspannten, und ich dachte, dass ich vielleicht doch zu ihr durchgedrungen war, ob mit meinen Worten oder mit meinen Berührungen, dass sie sich beruhigte und dass es ihr morgen, nach einer Nacht mit gutem Schlaf, bessergehen würde.

Aber sie konnte nicht einschlafen.

Giulia arbeitete bereits drei Wochen in dem neuen Job, als ich mitten in der Nacht aus dem Schlaf schreckte, weil ich sie in einem anderen Zimmer auf Italienisch schreien hörte. Ich sprang aus dem Bett, um zu sehen, was da vor sich ging. Giulia war in der Küche und sprach über Skype mit ihrer Mutter, die durch die neun Stunden Zeitunterschied gerade mit ihrer allmorgendlichen Routine beschäftigt sein sollte.

»Was ist denn hier los?«, murmelte ich und blinzelte in der hell erleuchteten Küche. Es war zwei Uhr morgens.

Giulia verbog den Hals, um mich anzusehen. »Ich kann nicht schlafen. Ich spreche nur mit meiner Mutter.«

»Komm schon, Giulia, lass uns wieder schlafen gehen«, sagte ich und winkte vage in die Kamera. »Du musst doch müde sein. Du hast in letzter Zeit so wenig geschlafen, komm ins Bett.«

Giulias Mutter unterstützte mich. Giulia brauchte Schlaf. Giulia protestierte zwar, gab aber schließlich nach, beendete das Gespräch und kehrte mit mir ins Bett zurück.

Im Schlafzimmer zog ich sie unter der Decke dicht an mich. Ich fragte sie noch einmal, was los sei, versuchte, ihr Worte zu entlocken, die mir helfen würden zu begreifen, was mit ihr passierte. Ich zwang mich, sanft vorzugehen, jede Spur von Ärger zu verbergen, doch sie hatte mir noch immer nichts zu sagen. »Ich bin müde, ich will versuchen zu schlafen, nicht reden.«

Sie hatte sich bereits zu tief in ihren Ängsten verloren, um einen Schritt zurückzutreten und sie mit Abstand betrachten zu können. Instinktiv begann ich wieder, ihr den Nacken und die Ohrläppchen zu streicheln und dabei zu flüstern, dass sie ihre Sache gut machte. Ich versuchte, sie dazu zu bringen, sich auf ihren Atem zu konzentrieren. Ich wusste einfach nicht, was ich sonst hätte tun können. Ihre Beklommenheit hatte sich nun schon seit mehreren Wochen zusammengebraut. Jeder Tag kam mir vor wie eine stetige Eskalation von Spannung, und ich war dabei, meine Geduld und Energie zu verlieren. Ihre Bombardierungen mit weitergeleiteten E-Mails und verzweifelten Anrufen zu banalen beruflichen Fragen beherrschten mein Leben. Zu Hause zeigte sie keinerlei Interesse am Essen. Nachts war sie ruhelos und erregt, und ich begriff nicht, warum sie sich nicht entspannen und schlafen konnte. Wir luden uns Anleitungen zur Meditation aus dem Internet herunter, zündeten Duftkerzen an und spielten das Geräusch von Meereswellen dazu ab. Nichts davon wirkte.

In der Stille der Nacht gab es in unserem Schlafzimmer keine anderen Geräusche als Musik von einer beruhigenden Playlist, Gooses' Schnarchen und mein Flüstern, mit dem ich Giulia versicherte, wie schön, klug und kompetent sie war und dass das Leben schon alles richten würde, wie es das immer tat. Doch trotz meiner beruhigenden Worte fühlte ich mich hilflos vor Sorge. Wie beängstigend musste sich das alles erst für sie anfühlen: keinen Schlaf zu finden, weil die eigenen Gedanken so intensiv waren, dass man dafür keine Worte fand. Doch meine Sorgen kapitulierten irgendwann vor meiner schieren Erschöpfung, und ich fiel in Schlaf, ein so beneidenswerter Genuss. Giulia blieb weiter wach, während ich schlief, und warf sich im Bett herum, derweil mein Flüstern zu Schweigen geworden war und die Lieder der Playlist zu Ende, so dass nur noch das Schnarchen unserer Bulldogge als einziges Geräusch übrig blieb. Ich verschlief all dies und war dankbar für die Erholung, doch wenn ich erwachte und sah, dass ihre Augen weit geöffnet waren, fühlte ich mich im Innern leer.

Als sie vier Wochen in ihrem neuen Job hinter sich gebracht hatte, begann für mich das neue Schuljahr. Ich unterrichtete fünf Geschichtskurse und trainierte die Wasserballmannschaft der Schule, was es mir unmöglich machte, Giulias gesammelte Anrufe und Textnachrichten zu beantworten.

Giulia schien weiter und weiter in eine verheerende Form von Angst abzugleiten. Sie fing an, sich auf der Arbeit krankzumelden. Sie erklärte sich sogar bereit, einen Psychiater aufzusuchen, wies dessen Erstdiagnose einer Depression jedoch empört von sich. Eine Frau wie sie hatte keine Depression. Dies hier war nur ein kleiner Rückschlag. Sie würde sich zwingen, sich durchzukämpfen. Der Psychiater verschrieb ihr Schlaftabletten und Antidepressiva. Giulia hatte aber nicht die Absicht, sie einzunehmen. Nichtsdestotrotz füllte sie in der nahen Apotheke die Formulare aus und brachte die Medikamente mit nach Hause. Als sie sie auf dem Tisch ausbreitete, witzelte sie, ich solle die Tabletten morgen früh lieber verstecken, denn was wäre, wenn sie sie alle auf einmal einnahm, wo sie doch so depressiv war? Wir lachten, wenn auch ein wenig verkrampft. Die Vorstellung, meine *principessa* könnte Selbstmord begehen, erschien mir absurd.

In dieser Nacht schlafwandelten wir durch unser ewig gleiches vergebliches Ritual und verbrachten noch mehr Stunden mit dem Versuch, Giulia so weit zu beruhigen, dass sie schlafen konnte, jedoch ohne Erfolg. Am Morgen verschlief ich meinen Wecker und brach in aller Eile auf, um noch rechtzeitig zur Schule zu kommen. Die Medikamente hatte ich vollkommen vergessen – sie blieben auf dem Esstisch blieben, wo wir sie am Abend vorher hingelegt hatten.

Als ich von der Arbeit nach Hause kam, sprach Giulia über Skype mit ihrer Mutter, die mich vom Computerschirm aus anzustarren schien. Ich hatte keine Ahnung, was los war, bis Giulia zu mir sagte: »Du hast die Pillen liegen lassen.«

»Habe ich?«, fragte ich, mir keiner Schuld bewusst.

»Ja, das hast du«, gab sie zurück. »Obwohl ich dich gebeten hatte, sie wegzuräumen.«

»Ja, stimmt, darum hast du mich gebeten. Tut mir leid, dass ich es vergessen habe«, erwiderte ich. »Ich war heute früh so sehr in Eile, dass ich nicht daran gedacht habe.«

»Vergiss es nie wieder«, sagte Giulias Mutter zu mir. »Und versteck sie, wie sie es dir gesagt hat.«

»Okay, ich vergesse es nicht, es tut mir leid. Es war mir einfach nur entfallen, weißt du, ich bin immer so müde, und ich war wirklich in Eile.« Ich maß der ganzen Sache nicht viel Bedeutung bei.

Wir beendeten das Gespräch über Skype, und erst später, nach dem Abendessen, als wir uns bettfertig machten, sollte ich erfahren, was für eine gewaltige Bedeutung es hatte, dass ich die Pillen hatte liegen lassen. Giulia erzählte mir, sie habe die Pillen gesehen, als sie an diesem Morgen aufgestanden war, hatte sich an den Esstisch gesetzt und sie angestarrt und dann zum dritten Mal hintereinander bei der Arbeit angerufen, um sich krankzumelden. Sie hatte mit den orangefarbenen Medikamentengläschen dagesessen und sie betrachtet. Sie hatte die Pillen in ihre Handfläche geschüttet, um ihr Gewicht zu prüfen. Dann hatte sie sie zu Mustern arrangiert.

Und sie hatte darüber nachgedacht, sie alle auf einmal zu nehmen.

»Aber ich wollte erst noch meine Mutter anrufen«, erzählte sie mir, während ich ihr in entsetztem Schweigen zuhörte. »Ich bin nicht sicher, warum, ich wollte einfach mit ihr reden. Also habe ich sie über Skype angerufen und ihr erzählt, dass ich daran gedacht hatte, all diese Pillen zu nehmen, und meine Mutter flehte mich an, es nicht zu tun. Wir haben dann weitergeredet. Wir haben geredet, bis du nach Hause gekommen bist.«

»Um welche Zeit hast du sie denn angerufen?«

»Ich weiß nicht mehr, vielleicht um zehn oder so.«

Das bedeutete, dass Giulias Mutter sechs Stunden lang auf der anderen Seite der Welt vor einem Computerbildschirm gesessen und sich geweigert hatte, Giulia das Gespräch beenden zu lassen, bis ich schließlich nach Hause gekommen war. Das veränderte alles. Ich bat Giulia, im Schlafzimmer, hinter der geschlossenen Tür zu warten, während ich die Pillen nahm und ein paar Minuten lang im Haus herumlief, in jedem Raum Schubladen öffnete und wieder schloss und so viel Lärm wie möglich verursachte, um es ihr so schwer wie möglich zu machen zu erraten, wo ich die Medikamente versteckte. Es war das schlimmste Versteckspiel, das ich je gespielt hatte.

Die Diagnose Depressionen und die Möglichkeit eines Selbstmordes nahmen auf einmal erschreckende Realität an. Die Pillen erschienen nicht länger optional, und ich bestand darauf, dass Giulia sie gemäß der Verschreibung und unter Aufsicht einnahm. Jeden Morgen entnahm ich den Flaschen eine Dosis, ehe ich sie zurück in ihr Versteck stellte und ihr die paar Tabletten mit einem Glas Wasser brachte. Ich sah zu, wie Giulia die Medikamente einnahm. Dieselbe Routine wiederholte ich am Abend.

Nach dem Gespräch über Skype ließ Giulias Dad Romeo alles stehen und liegen und flog nach Kalifornien. Mit einer Größe von über zwei Metern und einem Schnurrbart, den er trug, seit er sechzehn war, hätte Romeo, der zweimal an den Olympischen Spielen im Wasserball teilgenommen hatte, sehr leicht der einschüchterndste Mensch sein können, der einem je begegnet war. Stattdessen war er das genaue Gegenteil: sanft und freundlich. Als ich ihm das erste Mal begegnete, war er nervöser als ich.

Als Romeo eintraf, atmete ich erleichtert auf. Seit bald einem Monat war es mit Giulias Verfassung beständig bergab gegangen, und jetzt endlich konnte ich beruhigt zur Arbeit gehen in der Gewissheit, dass sie in der Obhut eines Familienmitgliedes sicher war. Sie hatte sich inoffiziell in den Krankenstand versetzt und ging mit wenig oder überhaupt keiner Hoffnung zu Bett, am nächsten Morgen wieder zur Arbeit zu gehen. Also verbrachten Vater und Tochter ihre Tage damit, zusammen am Strand spazieren zu gehen, Fahrrad zu fahren und über Arbeit und Leben, Gleichgewicht und Glück zu sprechen.

Und nichts davon half.

Obwohl sie jetzt nicht mehr am Arbeitsplatz war, wuchsen Giulias Angstzustände. Statt dem wenigen unruhigen Schlaf bekam sie nun überhaupt keinen Schlaf mehr. Sie hörte nahezu auf zu essen. Ihre Haut verlor all ihre Farbe. Es kam mir vor, als würde sie unmittelbar vor meinen Augen verschwinden.

Eines Morgens, als ich erwachte, saß Giulia ruhig am Fußende unseres Bettes.

»Ich habe gestern Nacht mit Gott gesprochen, Mark«, sagte sie zu mir.

Giulia und ich waren beide katholisch erzogen worden, aber

sie war keinesfalls das, was ich als religiös bezeichnen würde. Sie erwähnte Gott so gut wie nie und betete höchst selten. Ich konnte die Skepsis in meiner Stimme nicht verbergen.

»Tatsächlich?«, fragte ich.

»Ja, tatsächlich, ich habe mit ihm gesprochen, und er hat mir geantwortet«, sagte sie. »Er hat mir nie zuvor geantwortet, aber gestern Nacht hat er es getan. Seine Stimme war so laut und klar. Ich dachte, du würdest davon aufwachen.«

»Was hat er gesagt?«, fragte ich.

»Er hat gesagt, dass alles in Ordnung kommen wird. Dass wir mit den Problemen fertigwerden.«

»Das ist gut zu hören«, sagte ich um ihretwillen, aber nichts von alledem klang gut in meinen Ohren. Giulia hatte noch nie so geredet. Ich wollte ihr sagen, wie verrückt es mir vorkam, dass sie nachts Stimmen hörte, aber sie schien durch die beruhigende Nachricht getröstet, also hörte ich ihr einfach zu.

»Das kleine Mädchen in mir steckt so voller Leben und will frei sein und sich geliebt fühlen, und Gott wird diesem kleinen Mädchen helfen, sich zu befreien.«

»Gut«, sagte ich, ohne dass meine Nervosität auch nur ein bisschen schwand.

Als ich am nächsten Morgen aufwachte, saß Giulia nicht am Fußende des Bettes. Stattdessen ging sie im Zimmer auf und ab und murmelte vor sich hin.

»Guten Morgen, Liebling. Wie hast du geschlafen?«, fragte ich sie.

»Ich habe gestern Nacht mit dem Teufel gesprochen«, sagte sie sehr laut und sehr schnell. »Er hat gesagt, nein, es wird nicht alles in Ordnung kommen. Er hat gesagt, es gibt keinen Ausweg, ich kann nicht gerettet werden, ich bin es nicht wert, gerettet zu werden, und wir können genauso gut gleich aufgeben.« Sie stellte dies ganz nüchtern fest, als würde sie den Wetterbericht verlesen, jedoch mit hastiger Intensität.

Ich sprang aus dem Bett und drückte sie an meine Brust. »O mein Liebling, es tut mir so leid.«

»Es ist alles gut, Mark. Mir tut es nicht leid. Hör einfach auf, mit mir deine Zeit zu verschwenden.«

»Giulia, du bist es in jedem Fall wert«, flüsterte ich ihr zu. »Hier ist gar kein Teufel, der mit dir spricht. Hier sind nur du und ich.«

»Das weißt du nicht. Du warst ja nicht dabei. Der Teufel ist real, er ist hier, und er wird mich bestrafen.«

»Das glaube ich keine Sekunde lang, Giulia«, sagte ich, was der Wahrheit entsprach. Ich versuchte, sie mit denselben ermutigenden Worten zu beruhigen, die bereits in den vergangenen sechs Wochen ihre Wirkung verfehlt hatten. Ich wusste schlicht nicht, was ich meiner Frau sonst noch hätte sagen können, also gab ich stammelnd immer weitere bedeutungslose Beschwörungsformeln von mir.

»Du bist eine großartige Frau. Du leistest ausgezeichnete Arbeit. Du musst für überhaupt nichts bestraft werden. Es wird dir bald wieder gutgehen, und du machst alles richtig.«

»Aber du hast doch geschlafen. Du hast überhaupt nicht gehört, was ich gehört habe!«

Giulia rang verzweifelt darum, dass ich ihr glaubte, aber ich konnte einfach nicht länger so tun, als sei gar nichts dabei, die Stimmen von Gott und dem Teufel zu hören.

»Ich habe nicht gehört, was du gehört hast, weil es den Teufel gar nicht gibt, Giulia. Es gibt ihn nicht. Er quält dich nicht. Du bildest dir das alles nur ein.«

An dieser Stelle explodierte Giulia. »Du glaubst mir nicht? Dass der Teufel hier ist, um mich zu holen? Na schön, von mir aus, dann geh mir aus den Augen. Das alles hier ist sowieso bald vorbei.«

Sie stieß mich von sich und stürmte aus dem Schlafzimmer. Ich hörte, wie sie im Wohnzimmer umherstampfte und dabei weiter vor sich hinmurmelte.

Ich verließ unser Schlafzimmer ebenfalls und ging hinüber ins Gästezimmer, wo Romeo schlief. Ich weckte ihn auf und erklärte ihm in aller Eile, was geschehen war. »Ich glaube, wir müssen sie ins Krankenhaus bringen«, sagte ich zu ihm. Er stimmte mir zu.

Wir gingen ins Wohnzimmer. Giulia starrte mich an und begann, ihren Vater anzuflehen. »Papa, der Teufel war letzte Nacht hier. Du musst mir glauben. Mark glaubt mir nicht, aber du tust es, nicht wahr, Dad?«

»*Giulia, mi dispiace, povera Giulia*«, erwiderte Romeo. Giulia, es tut mir so leid, meine arme Giulia.

»Giulia, wir müssen dir Hilfe holen«, sagte ich. »Wir machen uns Sorgen um dich und wissen nicht, was wir tun sollen. Wir wollen dich ins Krankenhaus bringen.«

»Nein! Verschwendet eure Zeit nicht. Der Teufel hat gesagt, ich bin es nicht wert. Die werden da sowieso nichts tun können.«

»Bitte, Giulia«, sagte Romeo. »Wir wollen Hilfe holen, damit es dir wieder bessergeht.«

Giulia wich vor uns zurück. »Lasst mich in Ruhe!«, schrie sie, als wir uns ihr langsam näherten und sie an der Vordertür in die Ecke drängten. »Es ist die Sache nicht wert. Hört auf, eure Zeit zu verschwenden!«

Schließlich sahen Romeo und ich einander an und wussten, was wir zu tun hatten. Er packte sie bei den Beinen, ich griff ihr unter die Achseln, und gemeinsam trugen wir sie den Korridor hinunter. Sie kreischte und schlug wild um sich, versuchte, sich an irgendetwas festzuhalten, und erwischte schließlich den Türknauf des Badezimmers. Ich löste ihre Finger jeden einzeln, während sie sich krümmte und versuchte, ihren Körper zu befreien. Romeo und ich gingen schweigend vor, überwältigt von dem heftigen Lärm, mit dem Giulia uns Widerstand leistete. Ich erwischte einen Blick auf Romeos Gesicht und sah, dass er schluchzte, und erst als ich sein Gesicht sah, wurde mir klar, wie sehr ich selbst weinte.

Wir schafften sie die engen Treppen hinunter in unsere Garage und auf den Beifahrersitz unseres Honda Civic. Sie beruhigte sich etwas, und wir rasten los in die Notaufnahme. Romeo hatte sich in den Sitz hinter Giulia gequetscht. Wir hatten uns nicht abgesprochen, aber beide wollten wir Giulia in greifbarer Nähe haben. Während wir den Park Presidio Boulevard entlang durch den Golden Gate Park fuhren, öffnete Giulia blitzschnell ihren Sicherheitsgurt und drückte die Autotür auf. Ich trat mit aller Kraft auf die Bremse und kam ins Schleudern. Gleichzeitig griffen Romeo und ich zu, um die Tür zu schließen und Giulia zu packen, bevor sie sich aus dem Auto werfen konnte.

Mit laufendem Motor ließ ich Giulia und Romeo in der Auffahrt der Notaufnahme des Kaiser-Permanente-Krankenhauses zurück und rannte in das Gebäude.

»Meine Frau hat eine Art Nervenzusammenbruch.« Ich konnte nicht fassen, was ich da sagte. »Sie behauptet steif und fest, sie hätte mit dem Teufel gesprochen, und auf dem Weg hierher hat sie versucht, sich aus dem Auto zu werfen.«

»Alles klar, wo ist sie?«, fragte der Krankenpfleger an der Rezeption.

»Draußen im Auto. Kann jemand kommen und sie holen? Sie weigert sich, aus dem Auto auszusteigen.«

»Es tut mir leid, aber das können wir nicht machen. Wenn sie nicht freiwillig hierherkommt, können wir sie nicht zwingen.« Er wirkte uninteressiert, als hätte er das schon millionenfach vor mir zu Leuten gesagt.

»Und was soll ich dann machen?«, fragte ich außer mir.

Ich war schon mehrmals in diesem Wartezimmer gewesen – einmal, um am Kopf genäht zu werden, nachdem mein Surfboard auf mich gefallen war, und einmal wegen einer Infektion am Fuß – mir kam dieser Ort immer weit und geräumig vor, jetzt aber fühlte ich nur Enge, als würde ich ersticken. Ich musste hier raus, weg von diesem Krankenhaus, aber zuerst musste ich Giulia aus dem Auto bekommen.

Der Krankenpfleger legte eine Minute Pause ein, um sich für das, was er mir zu sagen hatte, ein wenig Mitleid abzuringen. »Sie müssen die Polizei anrufen. Setzen Sie sich zu ihr ins Auto und erklären Sie der Polizei ihr Verhalten. Sie werden kommen und sie verhaften, und dann werden sie sie hier durch die Tür bringen. Es wird vermutlich eine Weile dauern. Und sie wird Handschellen tragen müssen.«

Ich rannte nach draußen, zurück zum Auto und erklärte Giulia, dass die Polizei kommen und sie verhaften und zwingen würde, wenn sie sich nicht freiwillig in das Krankenhaus begab. Sie leistete beinahe eine Viertelstunde lang Widerstand. Ich hatte bereits 911 in mein Handy getippt und mein Finger schwebte über der Anruftaste, als sie endlich nachgab und aus dem Auto stieg. Romeo hielt sie am Arm fest, als sie sich aus dem Sitz hievte, und ich packte ihren anderen Arm, sobald sie aus dem Auto heraus war, so dass sie sich nicht aus unserem Griff befreien und uns entwischen konnte.

Der aufnehmende Krankenpfleger befragte Giulia in einem Triage-Raum, der nicht größer als ein Schrank war. Ich saß neben Giulia, ließ aber sie antworten.

»Haben Sie sich in letzter Zeit gestresst gefühlt?«, fragte der Pfleger.

»Der Teufel sagt, ich soll kündigen«, erwiderte Giulia.

»Ich verstehe. Und verursacht Ihnen das Stress?«, fragte der Pfleger.

»Es spielt keine Rolle, der Teufel sagt, es ist so oder so alles sinnlos, also ist es egal, ob ich Stress habe oder nicht.«

»Aber mir ist es nicht egal«, sagte der Pfleger. »Weil ich Ihnen helfen will, sich wieder besser zu fühlen.«

»Es gibt kein Besserfühlen«, sagte Giulia.

Schließlich mischte ich mich ein und erzählte dem Pfleger alles. Von der neuen Arbeitsstelle. Den wachsenden Angstzuständen. Dem Schlaf- und Appetitmangel, dem Gewichtsverlust. Den Dutzenden von Methoden, die wir ausprobiert hatten, um Giulia zu Schlaf zu verhelfen. Ihrem Vater, der aus Europa hergeflogen war. Den Tagen, an denen sie sich krankgemeldet hatte. Der wie besessenen Fixierung auf Gott und den Teufel. Dem Fehlen jeglicher Geisteskrankheit in ihrer eigenen Vergangenheit sowie in der ihrer Familie. Der erschreckenden Intensität. Der Angst, der Angst, der Angst.

Der Pfleger trat aus der Tür und ließ uns in dem Schrankraum zurück. Zuvor war ein mobiler Computer hereingerollt worden, damit der Pfleger mitschreiben konnte, und das leise Summen, das der Bildschirm von sich gab, war nun das einzige Geräusch zwischen uns. Wir hatten keine Ahnung, was als Nächstes geschehen würde.

Gerade als mir bewusst wurde, dass sie uns in einen winzigen Triage-Raum gestopft hatten, weil dies die beste Möglichkeit war, Giulia vor dem Rest des Wartezimmers zu verbergen, begleitete ein weiterer Pfleger uns in einen größeren Raum. Dieser Pfleger stellte Giulia noch einmal dieselben Fragen, und ich setzte ein zweites Mal zu meiner Erklärung an. Dann tat ich es ein drittes Mal, als der Notarzt kam und Giulia eine Beruhigungsspritze verordnete. Die nächste Stunde war gefüllt vom verschwommenen Kommen und Gehen von Menschen, und ich erzählte einem jeden von ihnen unsere Geschichte, so gut wie ich es konnte, in der Hoffnung, dass einer von ihnen mir verständlich machen würde, was ich einfach nicht begriff. Dann warteten wir – und warteten und warteten –, bis die für Geisteskrankheiten zuständige Sozialarbeiterin kam, die an diesem Tag Dienst hatte.

Schweigend saßen Romeo und ich da, verwirrt und unsicher, was wir sagen sollten. Giulia wurde zunehmend schläfriger, während die Wirkung des Beruhigungsmittels einsetzte. Das Krankenhaus postierte einen Sicherheitsbeamten vor unserer Tür, einen älteren Mann, der sich langsam in seinen Stuhl sinken ließ. Diese Vorsichtsmaßnahme erschien uns lächerlich.

Nach fünf Stunden traf die Sozialarbeiterin endlich ein. Giulia stand inzwischen völlig unter der Wirkung des Beruhigungsmittels und drehte schläfrig den Kopf in Richtung Tür, als diese den Raum betrat. Die Sozialarbeiterin stellte Giulia dieselben Fragen, die ihr bereits der Pfleger und der Notarzt gestellt hatten.

»Haben Sie je den Drang verspürt, Selbstmord zu begehen?«, fragte die Sozialarbeiterin Giulia.

»Nein«, antwortete sie, ihre Stimme kaum mehr als ein Flüstern.

»Aber sie hat versucht, sich auf der Fahrt hierher aus dem Auto zu werfen«, sagte ich in drängendem Ton. Es war wichtig, dass die Sozialarbeiterin das ganze Bild zu sehen bekam. »Und Anfang der Woche hat sie einen ganzen Tag damit zugebracht, über eine Überdosis Schlaftabletten nachzudenken. Ein Psychiater hat sie ihr verschrieben, und Giulia hatte mich gebeten, sie als Vorsichtsmaßnahme zu verstecken. Ich hatte das mit dem Verstecken vergessen, woraufhin Giulia tatsächlich versucht gewesen ist, sie zu nehmen.«

»Wenn Sie diese Pillen nehmen wollten – was hat Sie dann davon abgehalten, Giulia?«, fragte die Sozialarbeiterin.

»Ich habe meine Mutter angerufen. Sie hat mit mir geredet. Ich habe sie dann nicht genommen.«

»Also haben Sie die Pillen nicht genommen, weil Sie mit Ihrer Mutter gesprochen haben«, fasste die Sozialarbeiterin zusammen.

»Ja«, erwiderte Giulia.

»Ich verstehe, schön, das ist ein gutes Zeichen. Im Moment geht es Ihnen nicht so gut, Giulia, aber Sie werden wieder gesund«, sagte die Sozialarbeiterin. »Sie haben sich gehindert, indem Sie mit jemandem geredet haben. Das ist eine gute Sache, und es ist ein gutes Zeichen dafür, dass Sie wieder gesund werden.«

Die Sozialarbeiterin bemühte sich, Giulia zu beruhigen, doch auf mich hatte das genau die gegenteilige Wirkung. Ich war von dieser optimistischen Darstellung kein bisschen überzeugt. »Meinen Sie das ernst?«, fragte ich schockiert. »Sie hat diese Pillen vielleicht nicht genommen, aber dafür redet sie vom Teufel.«

Die Sozialarbeiterin ignorierte mich und konzentrierte sich wieder auf Giulia. »Ich werde Ihnen ein anderes Schlafmittel und ein besseres Antidepressivum verschreiben lassen, und dann können Sie alle nach Hause gehen«, befand sie.

»Wirklich?«, fragte ich. »Ein Schlafmittel und ein Antidepressivum? Das hat sie doch bereits verschrieben bekommen, und es hat ihr nicht geholfen. Was ist mit den Stimmen?« Ich konnte nicht fassen, dass die Sozialarbeiterin mit denselben Mitteln weiterarbeiten wollte. Es musste doch etwas anderes geben, irgendeine Wunderpille, die die Stimmen zum Schweigen bringen und die Angst vertreiben würde. Ganz sicher musste es so etwas geben.

»Ja, es wird wieder alles in Ordnung kommen, diese Medikamente müssten helfen«, sagte die Sozialarbeiterin in dem Versuch, uns zu beruhigen. »Sie braucht einfach nur Schlaf.« Sie wandte ihre Aufmerksamkeit wieder Giulia zu, die während des gesamten Wortwechsels geschwiegen hatte. Das mochte an der Wirkung des Beruhigungsmittels liegen, ich war mir aber sicher, dass Giulia sich mit dem Schicksal, das der Teufel für sie vorgesehen hatte, einfach abgefunden hatte.

»Ich möchte gern, dass Sie mit Ihrem Mann einen Sicherheitsvertrag abschließen«, sagte die Sozialarbeiterin. »Das bedeutet, dass Sie beide eine Vereinbarung unterschreiben, die Ihre Sicherheit garantiert. Wenn Sie jemals das Gefühl haben, Sie könnten sich oder jemand anderem etwas antun, müssen

Sie Mark davon erzählen. Er will in jedem Fall, dass es Ihnen bessergeht und dass Ihnen nichts geschehen wird. Geben Sie Ihren selbstmörderischen Gedanken nicht nach, sprechen Sie erst mit Mark darüber, und er kann sich um Hilfe für Sie kümmern.«

Wir alle nickten, dann stellten wir uns in der Apotheke in die Schlange, um Giulias neuverschriebene Medikamente abzuholen, und schließlich fuhren wir nach Hause.

Nach sechs Stunden in der Notaufnahme hatten wir den Eindruck, dass wir mit nichts weiter als einem neuen Rezept und einem Sicherheitsvertrag abgeschoben worden waren. Ich hatte auf mehr Unterstützung von den Fachleuten gehofft, deren Hilfe wir brauchten. Oder wenigstens auf eine andere Art von Medikamenten, die dieser Besessenheit von Gott und dem Teufel abhelfen würde. Womöglich war dies die einzige Hilfe, die sie uns leisten konnten, nichtsdestotrotz fühlte ich mich im Stich gelassen.

Ich brauchte etwas, an dem ich mich festhalten konnte, also behandelte ich den Sicherheitsvertrag wie eine Erneuerung unseres Ehegelübdes. Als wir aus dem Krankenhaus nach Hause kamen, holte ich einen Stift und ein Notizbuch und ging mit Giulia und Goose zum Strand. Romeo blieb daheim, um Mariarita anzurufen.

Es war ein schöner Tag mit klarem blauem Himmel, leichten Winden und sachten Wellen, die das seichte Wasser während der Ebbe Hunderte von Metern weit bewegten. Wir setzten uns in den Sand, wiederholten Versprechen, die wir einander im Laufe unserer Beziehung gegeben hatten, und trugen sie in das Notizbuch ein: Dass wir immer offen und ehrlich miteinander sein würden; dass wir einander liebten und dass unsere Liebe stark genug war, alles durchzustehen; dass wir einander beschützen würden, wenn wir uns ängstlich oder allein fühlten.

Dann rollten wir unsere Hosenbeine hoch und wateten ins flache Wasser hinaus. Ich zog mein Handy heraus und machte einen Schnappschuss von Giulia. »So hast du an dem Tag ausgesehen, an dem du diese Sache besiegt hast«, sagte ich zu ihr, während ich die Aufnahme machte und sie versuchte zu lächeln. Dann steckten wir unsere Hände ins Wasser. Die Wellen umspielten unsere Beine und ließen Spuren von Schaum zurück. Ich schöpfte einen Teil des Ozeans in meine Hände und ließ das Wasser in Giulias Hände laufen, und sie tat dasselbe bei mir. Anschließend wusch ich ihr Gesicht, und sie wusch meines. Wir sprachen kein Wort, sondern ließen uns von unserer Intuition leiten, während wir die Schrecken dieses Tages von uns abspülten. Ich konzentrierte mich auf ihr Lächeln, *bello come il sole*, schön wie die Sonne, und bemühte mich, die grellen Erinnerungen an die Momente zu verdrängen, als ich sie ins Auto gezwungen hatte, während sie Widerstand leistete.

»Es tut mir leid, dass ich dich heute so erschreckt habe, Mark.«

Sie klang wieder wie sie selbst. Nicht mehr benommen von dem Beruhigungsmittel, nicht erregt durch die Stimmen, die sie gehört hatte. Einfach wie Giulia.

»Das ist in Ordnung, Giulia. Mir tut es leid, dass ich nicht mehr Geduld mit dir hatte.«

»In Gesundheit und Krankheit, Mark. Das ist es, was jetzt gilt.« Das Wasser beruhigte uns. Giulia hörte auf, von Gott und dem Teufel zu sprechen, hörte auf, davon zu sprechen aufzugeben, hörte auf, davon zu sprechen, Angst zu haben. Stattdessen fanden wir irgendwie zu der optimistischen Überzeugung, dass das Schlimmste vorüber war. Wir hatten die Notaufnahme überstanden, und die Dinge würden schon wieder in Ordnung kommen, wie sie es immer taten. Ich musste einfach daran glauben, dass dies der Wahrheit entsprach, also tat ich es auch. Ohne Vorwarnung sprang Giulia mir auf den Rücken und ließ sich von mir huckepack aus dem Wasser tragen. Mit ihr auf meinem Rücken verspürte ich das wohltuende Gefühl der Erleichterung. Wir drehten dem Meer den Rücken zu und wateten durch die plätschernden Wellen zurück auf den trockenen Sand, wo Goose nach Steinen buddelte.

Und das, obwohl man dem Meer niemals den Rücken zuwenden soll.

Am nächsten Abend traf Mariarita ein. Sie gab vor, mit uns allen fröhlich zu sein, aber ihre Sorge war spürbar. Ich allein hatte Giulia nicht helfen können. Romeo hatte ebenfalls nicht verhindern können, dass die Dinge außer Kontrolle gerieten. Nun war das gesamte Aufgebot im Einsatz, wir alle drei waren hier, um Giulia wieder gesund zu lieben.

Mariarita betrachtete die Mutterschaft als ihr Lebenswerk. Sie brüstete sich damit, dass ihre Kinder in ihrem gesamten Leben niemals auch nur eine Mahlzeit aus der Tiefkühltruhe hatten essen müssen, weil sie jedes Abendessen für sie eigenhändig aus frischen Zutaten zubereitet hatte. Sie druckte sich die E-Mails, die Giulia ihr regelmäßig schrieb, aus und machte ein Album daraus. Giulia und ihr jüngerer Bruder Pietro waren ihre Welt.

Als Mariarita mich im Alter von achtzehn Jahren kennenlernte, nahm sie auch mich in ihre Fürsorge auf. In einem Sommer hatte ich die Familie in Italien besucht und war am Strand für ein paar Stunden eingeschlafen. Mariarita hatte den gesamten Nachmittag damit verbracht, den Sonnenschirm über meinem Kopf zu justieren, damit ich mir keinen Sonnenbrand holte.

Als Giulia und ich heirateten, verpasste ich Mariarita den Spitznamen »Suoc«, ein Kürzel für *suocera*, dem italienischen Wort für Schwiegermutter. Sie liebte den Namen und trug ihn stolz vor ihren Freundinnen.

Nun war Suoc also hier, ganz und gar im Löwenmuttermodus, und sie wollte bei Giulia schlafen. Also richteten sich Mutter und Tochter im Gästezimmer ein, Romeo schlief in unserem Bett, und ich nahm mit der Couch vorlieb.

Ich brach im Wohnzimmer förmlich zusammen, brauchte

aber eine Weile, um einzuschlafen. Jetzt, wo Giulias Eltern hier waren, um uns zu helfen, hätte ich Erleichterung verspüren sollen, doch stattdessen kam es mir vor, als wäre ich auf die Couch wie ins Exil verbannt worden. Frei nach dem Motto: »Lass das mal die Erwachsenen machen.« Ich gab mir Mühe, die Situation zu betrachten, wie sie sich für Giulias Eltern darstellen musste: Ihr kleines Mädchen machte eine Krise durch und brauchte Unterstützung und Schutz. Ihr junger Sportsfreund von einem Ehemann meinte es zwar gut, hatte aber nicht das Format, das für die Aufgabe nötig war. Schließlich brauchte man sich nur daran zu erinnern, was mit diesen Pillen passiert war. Ich musste zugeben, dass ich tatsächlich nicht die geringste Ahnung hatte, was zu tun war, aber das hinderte mich nicht, mich verletzt und gereizt zu fühlen.

Endlich aber schlief ich doch ein und bekam den ersten soliden Nachtschlaf seit sechs Wochen.

Doch dann, um sieben Uhr am nächsten Morgen, schreckte mich Romeo aus dem Schlaf. »Wir müssen zurück ins Krankenhaus«, sagte er.

Ich sprang auf, stieg in meine Hosen und fand Giulia, die im Gästezimmer auf und ab ging. Ihre Mutter saß aufrecht im Bett, ihre Augen weit aufgerissen und gefüllt mit Tränen, während sie fassungslos den Kopf schüttelte. Ihr Entsetzen war unverkennbar.

»Mark, der Teufel war letzte Nacht hier. Aber keine Sorge, ich habe meine Mutter beschützt. Ich habe dich beschützt. Ich habe euch alle beschützt. Ich bin wach geblieben, und der Teufel ist immer noch hier, aber er kann euch nicht holen, weil ich hier bin«, brabbelte Giulia vor sich hin. »Ich muss hier raus. Es ist vorbei, und es zu versuchen, die Dinge in Ordnung zu bringen, hat keinen Sinn.«

Dieses Mal wehrte sich Giulia nicht dagegen, ins Auto einzusteigen und ins Krankenhaus zu fahren. Wir fuhren zur selben

Notaufnahme im Kaiser-Permanente und durchliefen denselben Aufnahmeprozess, wobei wir eine Vielzahl der Leute wiedertrafen, die uns zwei Tage zuvor begegnet waren. Ein Krankenpfleger hängte Giulia auf der Stelle wieder an einen IV-Tropf. Nach dreißig Minuten begann sie, sich in ihrem Krankenhausbett zu beruhigen. Suoc saß am Fußende der Matratze, Romeo nahm den Stuhl, und ich saß auf dem Boden und lehnte den Rücken an die Wand. Wir alle fühlten uns verloren, schwiegen und versanken in unserer eigenen Welt. Niemand von uns konnte etwas tun. In den vergangenen sechs Wochen hatten wir beständig all unsere Aufmerksamkeit und Konzentration auf Giulia gerichtet, hatten über Skype gesprochen, gebetet, meditiert und sie in unseren Armen gehalten, aber geholfen hatten wir ihr nicht. Es war beinahe so, als ließe sich ihr Abgleiten in die Psychose nicht mehr verhindern, und egal, was wir taten, sie hatte noch immer keinen Appetit, konnte nicht schlafen, hörte Stimmen in der Nacht und blieb auf Himmel und Hölle fixiert.

Das regelmäßige Piepen des Monitors, der Giulias Herzschlag überwachte, lullte mich, auf dem Boden kauernd, in einen unruhigen Schlaf. Als ich erwachte, erzählte ich Giulia von dem Traum, den ich gehabt hatte, einem Traum, den ich seit Wochen immer wieder träumte.

In dem Traum gingen Giulia und ich Hand in Hand durch eine Umgebung, die sich in rasendem Tempo veränderte – durch meine Kindheit in Tokio, durch Ocean Beach, durch unser Campusgelände im ersten Semester, überallhin, wo ich je gewesen bin, gingen wir nun gemeinsam, als wäre die gesamte Spanne unseres getrennt verbrachten Lebens dazu bestimmt gewesen, uns an diesen Punkt zu bringen, an dem wir nun gemeinsam standen.

Wir wussten nicht, wohin wir unterwegs waren, aber wir hielten nach etwas Ausschau. Es war wichtig, dass wir es fanden, doch ich wusste nicht, was es war. Diese ganze Unsicherheit hatte unsere Pläne aus dem Gleis gebracht, und während wir uns von Ort zu Ort, von Jahr zu Jahr bewegten, kam es mir vor, als würden wir die Vergangenheit durchforsten, um den Punkt zu finden, an dem wir falsch abgebogen waren, so dass wir auf den Weg, auf dem wir zuvor gewesen waren, zurückkehren konnten. Jedes Mal, wenn ich diesen Traum träumte, wachte ich auf, ehe wir gefunden hatten, wonach wir suchten, und wussten, wie wir uns derart verirrt haben konnten.

Ich erklärte Giulia meinen Traum, während sich auch ihre Eltern im Raum befanden. Es war das erste von Dutzenden von intimen Gesprächen zwischen Mann und Frau, die sich in Gegenwart von Verwandten und medizinischem Personal künftig ereignen sollten. »Ich weiß, wonach wir in meinem Traum suchen. Wir suchen nach Frieden, und wir suchen beide zusammen. Im Moment musst du dich sehr allein fühlen. Ich fühle mich auch so, Giulia. Und ich habe auch Angst. Aber in Wahrheit stehen wir Seite an Seite und halten uns die ganze Zeit aneinander fest. Kannst du erkennen, wie schön das ist? Wir werden diesen Frieden finden, Giulia. Es mag uns vorkommen, als wären wir inmitten von Nebel erwacht, aber schon bald werden wir unseren Frieden finden.«

Giulia legte eine lange Pause ein, um zu verarbeiten, was ich gesagt hatte.

»Mark, ich bin der Teufel«, flüsterte sie dann durch den Nebel des Beruhigungsmittels.

Der diensthabende Psychiater war hochgewachsen und ernst und sprach mit effizienter Entschlossenheit. Aber er brachte keine guten Nachrichten.

»Giulia muss zur Behandlung auf die psychiatrische Station verlegt werden«, sagte er.

Ich wusste, dass dies auf uns zukam, dass es der unvermeidliche nächste Schritt in diesem Prozess war, aber dennoch fühlte es sich surreal an.

»Es gibt allerdings ein Problem«, fügte er hinzu. »Hier im Kaiser haben wir keine psychiatrische Station. Wir haben zwar Psychiater, die sich in der Notaufnahme um Patienten kümmern und die ambulante Patienten behandeln, aber wir sind nicht darauf eingerichtet, Patienten stationär aufzunehmen.«

»Und wohin wird sie verlegt?«, fragte ich.

»Das wissen wir noch nicht«, gestand er. »Sobald wir einen Patienten in unserer Notaufnahme aufnehmen, rufen wir die anderen Krankenhäuser in der Umgebung an, um zu sehen, wo es ein freies Bett gäbe.«

»Und was ist, wenn es nirgendwo ein freies Bett gibt?«, fragte ich.

»Dann müssen wir warten«, antwortete er.

Noch mehr Warten. Wurde auf diese Weise jede psychiatrische Krise behandelt?

»Es ist möglich, dass wir lange warten müssen«, fügte er hinzu.

Er wandte sich zum Gehen, aber ich hielt ihn auf. »Wie lange muss sie Ihrer Meinung nach auf der psychiatrischen Abteilung bleiben?«, fragte ich, und vor Verzweiflung brach mir die Stimme.

»Das ist schwer zu sagen«, sagte er. »Zumindest über Nacht, möglicherweise für mehrere Nächte.«

»Werden sie ihr dort helfen können?«

»Ich würde sie nicht dorthinschicken, wenn ich davon nicht überzeugt wäre«, sagte er.

Ich weiß nicht mehr, wie lange wir gewartet haben. Suoc und ich verließen die Notaufnahme, um etwas zum Mittagessen zu besorgen, Hamburger und Milchshakes aus einem Lokal gegenüber, das ich schon immer einmal hatte ausprobieren wollen, aber nicht unter diesen Umständen.

Romeo rief bei der Fluggesellschaft an und versuchte, seinen Flug zurück nach Europa umzubuchen, da er am nächsten Tag hätte zurückfliegen wollen. Frustriert legte er auf, nachdem sie ihn wiederholt nach seiner Buchungsnummer gefragt hatten, während er immer wieder erklärte, dass er diese nicht bei sich hatte, weil er in der Notaufnahme eines Krankenhauses saß. Wir schliefen alle für kurze Zeit ein.

Nach stundenlangem Warten erschienen vier Leute in dem Krankenzimmer, und meine Welt brach in Stücke. Alles schien gleichzeitig zu geschehen. Das Ganze fühlte sich an, als wäre es außerhalb meiner Reichweite und ich konnte nicht mehr tun, als mich zu beeilen, um irgendwie Schritt zu halten. Die vier Leute luden Giulia auf eine Trage, um sie in einen Krankenwagen zu laden und in ein Krankenhaus auf der anderen Seite der Stadt zu transportieren, wo sich ein freies Bett gefunden hatte. Suoc fuhr mit Giulia im Krankenwagen, und ich rannte drei Häuserblocks weit bis zum Parkhaus, um das Auto zu holen, während Romeo hinter mir herjagte. Als wir die Notaufnahme verließen, war der Krankenwagen bereits außer Sicht, also rasten wir auf eigene Faust quer durch die Stadt zum Krankenhaus. Ich schrie, weil ich nicht in der Lage war, einen Parkplatz zu finden, und als ich endlich doch einen fand, schlug ich vor Wut die Autotür zu. Ich vergaß die Schlüssel im Schloss und rannte schließlich zurück, um sie zu holen, dann eilte ich in den Empfangsbereich des Krankenhauses. Die Dame an der Rezeption sah, wie wir nach Luft rangen, verstand irgendwie, was los war, und sagte uns, was wir zu tun hatten: »Sie müssen in den dritten Stock fahren. Wir haben hier vier Fahrstühle, und nur der ganz links hält im dritten Stock an. Nehmen Sie den.«

Es standen noch mehr Leute da, die auf die Fahrstühle warteten, also drückte ich auf den Knopf und wartete nervös. Ein anderer Fahrstuhl hielt an, und die Leute um mich herum fragten mich, ob ich nach oben wollte, aber ich wusste nicht, wie ich ihnen erklären sollte, dass ich mit einem speziellen Fahrstuhl fahren musste, weil meine Frau soeben auf der psychiatrischen Station eingeliefert worden war. Also sagte ich gar nichts.

Der richtige Fahrstuhl kam schließlich und brachte uns langsam und krächzend in den dritten Stock. Die Türen öffneten sich und ich trat hinaus in eine neue Welt. Sämtliche Wände waren aus Glas und so gut wie alle Rollos waren heruntergelassen. Der Warteraum hatte etwa eine Größe von zweieinhalb Metern im Quadrat, der Fußboden war mit nichtssagenden, grünlichen Fliesen ausgelegt und an den Wänden reihten sich ein paar abgenutzte Plastikstühle. Mariarita war in einem dieser Stühle zusammengesackt. Ihr Haar war zerzaust, und ihre Hände waren ineinander verkrampft, wie um sich an irgendetwas festzuhalten.

Sie war erst am Abend zuvor angekommen, aber sie hatte bereits so viel geweint, dass ihr Körper inzwischen nur noch zuckte, ohne dass Laute oder Tränen herauskamen.

Der Warteraum war eine umschlossene Festung in der Mitte der Station. Um uns herum tobte Chaos. Die einzige Brücke zwischen der Festung und dem Chaos bestand in einer einzelnen Glastür.

Niemand begrüßte uns im Warteraum. Es gab kein warmes, tröstendes Lächeln, kein Tätscheln der Hand. Stattdessen nur diese Glaswände mit den heruntergelassenen Rollos und ein paar auf weißem Papier gedruckte Hinweisschilder, die darauf aufmerksam machten, dass es Besuchern verboten war, EINES der folgenden Objekte mitzubringen, wenn sie einen Patienten besuchen wollten:

- Waffen
- Gegenstände mit scharfen Schneiden
- Drogen, Alkohol, Zigaretten
- Kameras
- Gegenstände mit Schnürbändern (Sweatshirts, Schuhe)
- Pakete müssen auf der Schwesternstation überprüft werden, und Gegenstände, die gegen die Verordnung verstoßen, werden konfisziert.

- Besuchszeiten finden täglich von 19 – 20.30 Uhr statt, samstags und sonntags gibt es zusätzliche Besuchszeiten von 12 – 13 Uhr.
- Ehemaligen Patienten ist es nicht gestattet, die Station als Besucher zu betreten.

Die Rollos ließen einen Spalt offen, der einen Einblick in das Leben auf dem dritten Stock erlaubte. Ich sah Bilder von Menschen, die vorübergingen, aufblitzen, aber keiner von ihnen war Giulia. Der einzige ungehinderte Ausblick war durch die Glastür möglich, die sich am anderen Ende des Raumes befand, also ging ich dort hinüber und blickte hindurch, um so viel zu sehen, wie ich nur konnte.

Der Tür direkt gegenüber befand sich die Schwesternstation, ein solider Tresen, der mindestens sechs Meter lang war. Davor saßen eine Reihe von Menschen, alle hatten den Blick auf irgendwelche Papiere gesenkt. Ich klopfte an die Tür. Ein paar Schwestern blickten auf, kehrten jedoch gleich darauf zu ihren Papieren zurück. Niemand rührte sich.

Ich verbog den Hals, um nach links, ans andere Ende der Station sehen zu können, und dort entdeckte ich Giulia. Sie saß einer Schwester mit einem Klemmbrett gegenüber auf einem Stuhl. Giulia trug das Krankenhausnachthemd, das sie ihr in der Notaufnahme gegeben hatten, sie trug ihre Brille und hielt ihre Schultern gerade in perfektem Gleichgewicht, als würde sie ein Schulbuch auf ihrem Kopf balancieren. Ich klopfte noch einmal an das Glas, diesmal lauter. Ich wollte Giulia versichern, dass alles in Ordnung war, dass die Leute dazu da waren, ihr zu helfen. Sie blickte auf, sah mich und wandte sich ab, um ihren Blick wieder auf die Schwester, die ihr gegenübersaß, zu konzentrieren.

Ich kehrte auf meinen Platz zurück.

»Was geht da vor sich, Suoc? Was ist passiert?«, fragte ich meine Schwiegermutter.

»Nichts«, antwortete sie mit ihrem schweren Akzent. »Sie haben sie hier heraufgebracht, während ihr das Auto geparkt habt, und jetzt sind wir hier. Was soll ich dazu sagen?«

»Was haben denn die Krankenpfleger gesagt?«

»Zu mir haben die gar nichts gesagt. Sie haben Giulia dort hineingebracht und dann haben sie die Tür zugemacht, das war alles.« Suoc senkte den Kopf.

Ich hatte so viele Empfindungen gleichzeitig, ich wollte so viel, aber ich wusste nicht, wo ich anfangen sollte, und so oder so hörte mir niemand zu.

Sie gehört hier nicht her. Ihr sorgt gut für sie, oder ich verklage euch um jeden Penny, den dieses Krankenhaus wert ist. Gebt ihr das beste Zimmer. Sie mag keine schweren Kohlenhydrate zu ihren Mahlzeiten. Falls irgendeiner der anderen Patienten auch nur versuchen sollte, sie anzurühren, bringe ich ihn verdammt nochmal um.

Mein Herz raste, meine Finger zuckten, mein Magen tat mir weh. Mein Speichel schmeckte bitter, als stünde ich kurz davor, mich zu übergeben.

Ich ging noch einmal hinüber zu der Glastür, um Giulias neue Welt zu betrachten.

Ein bleicher, hagerer Mann mit ausgedünntem grauem Haar und einer Jeansjacke näherte sich Giulia. Er sah aus wie Ende vierzig, und seine Bewegungen wirkten schmerzhaft langsam. Für den Bruchteil einer Sekunde trafen sich unsere Blicke, und Angst erfasste mich: Was würde er meiner Frau antun, wenn die beiden auf der anderen Seite der Glastür eingeschlossen waren?

Eine ältere Chinesin eilte hinzu, lief wutschnaubend auf und ab, schwang ihre Arme in heftigen Kreisbewegungen. Während sie lief, sprach sie vor sich hin, ohne sich an jemanden im Besonderen zu wenden, und niemand hörte ihr zu. Auch sie machte mir Angst.

Dann stand da ein mächtiger Kerl zwischen zwanzig und

dreißig, gut einen Meter neunzig groß und vermutlich mehr als 250 Pfund schwer, mit schütterem braunem Haar, das an den Kopf geklatscht war, als hätte er seit Tagen nichts getan, als im Bett zu liegen. Er stolperte durch mein Blickfeld und verschwand wieder, unter seinem Krankenhausnachthemd schlackerte seine Hose und enthüllte den Ansatz seines nackten Hinterns. Er bemerkte zunächst Giulia, dann sah er mich an der Tür und sandte mir ein selbstbewusstes Lächeln. Er jagte mir mehr Angst ein als alle anderen.

Was zum Teufel hatten wir getan? Wohin hatten wir Giulia gebracht? Dieser Ort war voller verrückter Leute, die jemanden wie meine süße, schöne Frau in Stücke reißen würden. Schließlich war Giulia – wenn ich daran erinnern darf – überhaupt nicht verrückt. Sie hatte nur zu wenig geschlafen. Sie war gestresst. Sie brauchte einfach mehr Schlaf.

Endlich stand eine der Schwestern von ihrem Platz hinter dem Tresen auf und kam zu uns herüber. Sie ließ ihren Blick über sämtliche Patienten schweifen, um sicherzugehen, dass sie mindestens sechs Fuß entfernt waren, eine Regel, die zwar nicht im Wartezimmer angeschlagen stand, die ich mit der Zeit aber verinnerlichen sollte. Dann steckte sie einen Schlüssel in den Türknauf und einen zweiten Schlüssel in das Schloss an der Wand. Sobald sich beide Schlüssel in der richtigen Position befanden, summte die Tür, und sie zog sie auf, trat festen Schrittes in das Wartezimmer und warf die Tür wieder hinter sich zu.

Ich sprang auf, um ihr entgegenzutreten. Suoc und Romeo blieben hinter mir auf ihren Stühlen sitzen, überwältigt von der Kluft, die sich zwischen ihrer aufs höchste kultivierten italienischen Sprache und diesem amerikanischen Albtraum auftat.

»Was wünschen Sie?«, fragte die Schwester mich kalt.

»Ähh, wie soll ich es sagen«, begann ich. »Wir haben gerade meine Frau hierhergebracht, Giulia, Sie spricht mit einer der Schwestern und ähh, wir, ähh, also wir haben …«

»Ich weiß, dass Sie sie hierhergebracht haben«, wiederholte die Schwester. »Also, was wünschen Sie?«

»Nun ja«, sagte ich und holte tief Atem. »Wir wüssten gern, was los ist. So etwas ist uns noch nie passiert.«

Die Schwester rollte genervt die Augen. »Ihre Frau ist eindeutig psychotisch und verstört. Sie ist mit einem 5150 eingeliefert worden, also …«

»Was bedeutet denn ein 5150?«, unterbrach ich sie. »Und was ist psychotisch?« Ich musste an Psychopath denken, an Psychothriller. Glaubten sie etwa, Giulia würde jemandem etwas antun?

»Ein 5150 bedeutet, dass sie gegen ihren Willen hier eingeliefert worden ist, also muss sie mindestens zweiundsiebzig Stunden hierbleiben, so schreibt das Gesetz es vor.« Meine Fragen zur Psychose ignorierte sie und sandte mir einen Blick, der deutlich machte, dass ich nicht mehr aus ihr herausbekommen würde.

»Wann können wir kommen und sie besuchen?«

»Die Besuchszeiten sind angeschlagen«, sagte sie, ohne sich auch nur zu bemühen, meine Frage zu beantworten.

»Ich weiß, aber sie kommen mir so kurz vor – nur von sieben bis halb neun am Abend. Kann ich sie während des restlichen Tages nicht auch besuchen?«

»Nein.«

»Aber das ist viel zu kurz«, sagte ich. »Sie verstehen mich nicht.«

»Ihre Frau ist mit einem 5150 hier, das verstehe ich«, belehrte sie mich. »Sie hat gewisse Rechte, und Sie haben auch gewisse Rechte. Sie hatten offenbar einen langen Tag, also schlage ich vor, Sie gehen nach Hause und kommen morgen wieder, um sie zu besuchen.«

»Aber können wir nicht wenigstens kurz zu ihr reingehen und ihr Zimmer sehen?«

»Nein, wir müssen den Aufnahmeprozess mit ihr durchführen und sie hier eingewöhnen, das funktioniert besser ohne die Familie.«

Es gefiel mir nicht, »die Familie« genannt zu werden.

»Aber ich möchte gerne die Einrichtungen sehen. Bekommt sie hier Mahlzeiten? Werden Sie sich gut um sie kümmern? Was wird sie hier den ganzen Tag machen? Kann ich sie anrufen? Und überhaupt, was stimmt mit ihr nicht?«

Die Krankenschwester hatte für all das keine Zeit. »Ich muss zurück an meine Arbeit. Kommen Sie während der Besuchszeiten wieder.«

Ich begann, in Panik zu geraten. »Bitte warten Sie. Bitte. Sie verstehen mich nicht …« Meine Stimme krächzte. »Bitte. Kann ich mich nicht wenigstens von ihr verabschieden?« Ich wollte alles rückgängig machen, zurück in die Notaufnahme gehen, zu der Sozialarbeiterin, die gesagt hatte, Giulia könne nach Hause gehen, zu den Wellen und dem Ozean, die doch all dies hätten von uns abwaschen sollen. Jetzt aber war Giulia eingesperrt, und ich war ausgesperrt und konnte mich nicht einmal von ihr verabschieden. »Bitte. Lassen Sie mich ihr doch wenigstens auf Wiedersehen sagen.«

Wenn sie schon hierbleiben musste, wollte ich wenigstens zu Giulia gehen, ihre Hände halten, ihr in die Augen sehen, sie auf die Stirn küssen und ihr sagen, sie müsse stark sein, und es gäbe so viel Liebe auf der Welt, die sie aus dieser Dunkelheit wieder emporheben würde.

»Bitte«, bettelte ich. »Bitte. Ich habe mich doch gar nicht von ihr verabschiedet.«

»Das muss sie entscheiden«, sagte die Schwester, die endlich weich wurde. »Ich werde gehen und sie fragen, ob sie mit Ihnen sprechen möchte. Aber sie hat ihre Rechte. Wenn sie nicht will, sehen wir uns morgen wieder.«

Die Schwester ging wieder hinüber in die andere Welt und ich blieb an der Tür stehen und presste meine Hände und mein

Gesicht an das Glas. Giulia beobachtete mich. Sie saß so still und aufrecht, als versuchte sie, ihre Zerbrechlichkeit zu verbergen. Die Schwester näherte sich ihr und stellte ihr eine Frage, wobei sie eine Geste in Richtung der Glastür machte, an der ich stand und starrte. Giulia schüttelte verneinend den Kopf.

DREI

SEPTEMBER 2009

»VERSCHWINDET HIER!«, SCHRIE GIULIA und wies mit dem Finger auf uns. »Es ist nicht sicher! Ihr müsst hier weg!«

Suoc und ich standen im Türrahmen von Giulias kahlem Zimmer. Es war unser erster Besuch. Am Tag zuvor hatten wir Giulia hier abgesetzt und seitdem jede Minute der vergangenen vierundzwanzig Stunden damit verbracht, darauf zu warten, dass wir wiederkommen durften. Jetzt waren wir endlich hier, um die psychiatrische Station von innen zu sehen, vor allem aber unsere geliebte Giulia – und sie schrie uns an, dass wir verschwinden sollten.

Giulia saß aufrecht auf einem Doppelbett, das in die hinterste Ecke des Raumes gestopft worden war, ihre gebleichten Decken lagen in einem Haufen um sie gebreitet. Der geflieste Fußboden und die Wände hatten dieselbe Farbe, ein nichtssagendes Weiß. Sie trug noch immer das Krankenhausnachthemd, das sie ihr in der Notaufnahme angezogen hatten, in einem Blau, das durch jahrelangen Gebrauch verblichen war. Neben ihrem Bett stand ein hölzerner Nachttisch, dazu zwei Stühle. Ansonsten war das Zimmer vollkommen leer, ein nutzloser, ein farbloser Raum.

Giulias Tür war nur ein paar Meter von der Schwesternstation entfernt. Später, als sie Giulia in ein anderes Zimmer verlegt hatten, erfuhr ich, dass dieses Zimmer, in ständiger Sicht- und Hörweite der Schwestern, für den am meisten gefährdeten Patienten reserviert war.

Ich war verzweifelt vor Ungeduld, weil ich nach einer Nacht auf der psychiatrischen Station irgendeine Verbesserung sehen wollte. Ebenso dringend wollte ich wissen, wie es um die Verhältnisse in dem Krankenhaus stand und vor allem wie Giulia mit den ersten vierundzwanzig Stunden, die sie allein verbracht hatte, fertiggeworden war. Ich hatte stündlich im Krankenhaus angerufen, aber der einzige Bericht, den ich erhalten hatte, besagte, dass sie den ganzen Tag im Bett verbracht hatte und sich weigerte, mit jemandem in Kontakt zu treten.

Statt der Verbesserung, auf die ich gehofft hatte, ging es Giulia schlechter – sie war nervöser, ihre Verwirrung war intensiver. »Haltet euch von mir fern!«, fuhr sie fort, uns anzuschreien.

Ich wusste nicht, wie ich mit ihren Ausbrüchen umgehen sollte, also entschied ich mich für sanfte Ermutigung, als würde ich versuchen, ein verängstigtes Kind zu beruhigen.

»Hallo, Giulia, schön, dich zu sehen«, erwiderte ich vorsichtig auf ihre lauten Warnungen.

»Geh weg! Der Teufel ist hier, und er will dich haben. Du musst auf der Stelle verschwinden!« Sie war hysterisch vor Angst. Über meine Schulter warf ich einen Blick auf die Schwesternstation. Die beiden Schwestern, die dort gerade arbeiteten, beobachteten uns intensiv. Besucher waren in den Zimmern der Patienten eigentlich nicht zugelassen, doch da Giulia erst gestern eingeliefert worden war und ihr Zimmer seitdem nicht verlassen hatte, war uns eine Ausnahme gewährt worden.

»Schatz, es ist alles in Ordnung, hier ist niemand, der uns holen will«, sagte ich langsam, trat in der Tür von einem Fuß auf den anderen und rang mir ein Lächeln ab, um meine rasende Angst zu verbergen. »Wir sind nur gekommen, um dich zu besuchen.« Ich machte eine Pause und versuchte, das Gespräch auf die Verhältnisse im Krankenhaus zu lenken. »Und wie stehen die Dinge hier? Geht es dir hier gut?« Instinktiv trat ich einen Schritt vor, um ihr näher zu sein, doch das brachte Giulia zum Explodieren.

»Wage es nicht, mir näher zu kommen!«, schrie sie. Ihre Angst, dass uns etwas geschehen könnte, geriet vollkommen außer Kontrolle.

Ich trat zurück, um wieder Schulter an Schulter mit Suoc in der engen Tür zu stehen. Dort warteten wir in hilflosem, niedergeschlagenem Schweigen. Ich konnte Suocs schweren Atem hören, im Grunde das Erste, was ich von ihr wirklich wahrnahm, seit wir in den Fahrstuhl zum dritten Stock gestiegen waren. Ich hatte mich so sehr darauf konzentriert, Giulia zu sehen, ich hatte beinahe vergessen, dass Suoc auch da war. Wir hielten einander in der Tür praktisch aufrecht, beide überwältigt von Liebe und Angst um Giulia.

Nach einer Minute nahm ich meinen Mut zusammen, einen Versuch zu wagen.

»Ich habe eine Idee. Wie wäre es, wenn wir uns diese zwei Stühle holen und sie hier in die Tür stellen würden? Auf diese Weise könnten wir mit dir sprechen, aber du müsstest dir keine Sorgen machen, dass wir dir zu nahe kommen.«

Giulia gab keine Antwort, was ich als schweigende Zustimmung interpretierte. Nervös sah sie mir zu, als ich in den Raum stürmte und die Stühle vom Bett wegzog. Je weiter ich sie zurückzog, desto mehr entspannte sich ihr Körper.

»Wunderbar, so klappt es. Wir sind hier, und uns geht es gut. Du brauchst dir keine Sorgen zu machen.«

Giulia lehnte sich an die Kopfstütze des Bettes. Wir setzten uns. Suoc fummelte mit einem losen Faden herum, der aus dem Ärmel ihres Pullovers hing.

»Und jetzt erzähl mir von deinem Tag, Giulia«, sagte ich. Ich wollte unbedingt wissen, was sie die ganze Zeit über getan hatte. »Wirst du hier gut behandelt? Magst du die Schwestern?«

Giulia fuhr damit fort, nicht das geringste Interesse an der alltäglichen Routine zu zeigen.

»Ich habe schlimme Dinge getan, und der Teufel ist hier, und ich muss untergehen, damit ich wieder aufsteigen kann. Ich weiß nicht, warum er mich ausgewählt hat, aber das hat er getan, und mehr gibt es darüber nicht zu sagen.«

Sie legte eine lange Pause ein und sah uns flehentlich an. »Ich weiß nicht, warum ihr beiden auch in diese Sache verwickelt seid. Alle wollen sich in einem großen Kreis versammeln und mich für das, was ich getan habe, bloßstellen. Ihr alle kennt meine Fehler, und nun muss ich dafür büßen, und ihr beiden seid daran beteiligt.«

»*Dai, Giulia, non è vero*«, antwortete Suoc auf Italienisch. Hör doch, Giulia, das ist nicht wahr. »Mark, weißt du etwas darüber?«

»Nein, darüber weiß ich nichts, aber ich weiß, dass Giulia ein sehr guter Mensch ist, der Freunde und Familie hat, die sie lieben und denen sie eine Menge bedeutet.«

Giulia aber beharrte auf ihrem Standpunkt. Das Gespräch setzte sich auf diese Weise fort, es bewegte sich zwischen zwei unvereinbaren Realitäten vor und zurück. Auf der einen Seite versuchten Suoc und ich, ruhig und in unserer Realität zu bleiben, so dass wir Giulia unserer Liebe versichern und den Glauben an ihre Heilung stärken konnten. Auf der anderen Seite stand Giulia, krampfhaft bereit, sich einem apokalyptischen Showdown mit dem Teufel zu stellen.

Giulias Frustration wuchs ins Unerträgliche, weil wir nicht in der Lage waren, sie zu verstehen. Sie rollte sich auf den Rücken, zog die Knie an die Brust und wiederholte in einem Singsang: »*Voglio morire, voglio morire, voglio morire.*« Ich will sterben, ich will sterben, ich will sterben. Zuerst zischte sie es durch die Zähne, dann begann sie plötzlich zu schreien: »*VOGLIO MORIRE, VOGLIO MORIRE!*« Ich bin nicht sicher, was mich mehr entsetzte, meine Frau ihre Todessehnsucht flüstern oder sie schreien zu hören.

Eine Schwester mischte sich ein und riet uns, eine Pause zu machen, also traten wir hinaus auf den Flur. Ich hatte sie den ganzen Tag über angerufen, und sie hatte mir immer dasselbe berichtet, Giulia hatte ihr Bett nicht verlassen und wollte mit niemandem sprechen. Sie hatte den ganzen Tag über auf der Seite gelegen und die Wand angestarrt. Das war ohne Zweifel besorgniserregend. Jetzt aber hatte sie einen Zornesausbruch, und das gefiel den Schwestern überhaupt nicht. »Vielleicht regen Sie sie mit Ihrer Anwesenheit nur noch weiter auf«, sagte die Schwester. Irgendwie gelang es mir, sie dazu zu bringen, uns bleiben zu lassen.

In der Tür stehend fragte ich Giulia, ob ich ihr für zehn Sekunden nahekommen durfte. Nur für zehn Sekunden. So könnten wir testen, ob der Teufel wirklich ansteckend war. Sie hatte kaum ihre Zustimmung erteilt, als ich mich bereits in den Raum stahl und mich an ihre Seite stellte. Nach ein paar Sekunden ging ich wieder.

Schockiert sah Giulia mir zu.

»Du bist nicht tot«, erklärte sie ungläubig. »Und ich bin auch nicht tot. Warum nicht?«

»Weil wir einander lieben«, erwiderte ich.

»Das tun wir, oder nicht?«

»O ja, das tun wir. Und das ist stärker als all dies hier.«

Unsicher saß sie eine Weile lang da, dann sah sie mich wieder an, diesmal mit einem völlig anderen Gesichtsausdruck – Zerbrechlichkeit, Hilflosigkeit, Verzweiflung. »Ich habe Angst, Mark.«

»Ich habe auch Angst.« Ich zog meinen Stuhl nahe an ihr Bett heran und nahm ihre Hand. Wir sprachen nicht viel, aber wenigstens waren wir zusammen, und sie war ruhig. Irgendwie schafften wir es, nach dem Ende der Besuchszeit noch dreißig Minuten zu bleiben, und Giulia führte uns in die Cafeteria, wo Speisen vorbereitet worden waren. Ich aß ein Stück Kuchen. Es war köstlich und ich erwog, mir ein zweites Stück zu holen, entschied dann aber, dass das keine so gute Idee war.

Ehe ich ging, küsste ich Giulia auf die Stirn und fühlte mich wie ein Sieger. Ich hatte sie davon überzeugt, aus ihrer Realität heraus und zurück in meine zu kommen, wenn auch nur für einen Augenblick.

In den ersten Tagen von Giulias Krankenhausaufenthalt verbrachte ich praktisch jede wache Stunde am Telefon. Ich sprach mit den Schwestern, fragte sie nach Neuigkeiten. Ich sprach mit dem Sozialarbeiter, der mit Giulias Fall betraut worden war. Mit der Voice Mail von Giulias Arzt (er ging nie ans Telefon, aber das hielt mich nicht davon ab, ihn anzurufen). Mit Freunden und Fachleuten über das, was mit Giulia los sein mochte, um mir eine zweite, dritte, vierte und fünfte Meinung einzuholen. Und schließlich mit der Familie, an die ich weitergab, was immer ich selbst in Erfahrung brachte. Mit jedem Anruf, den ich tätigte, wurde ich zorniger über die mangelnde Flexibilität des psychiatrischen Gesundheitssystems. Ich verstand, dass geistig instabile Menschen Schutz brauchten, aber das System verstand nicht, dass meine Frau keinen Schutz vor mir brauchte. Ich war da, um ihr zu helfen. Natürlich war ich da, um ihr zu helfen. Aber dem standen allzu viele Regeln und Hindernisse im Weg.

Zuallererst war ich offiziell gar nicht berechtigt, mit einer der Krankenschwestern oder mit Giulias Arzt zu sprechen. Romeo und ich hatten das Auto geparkt, als Giulia auf der psychiatrischen Station aufgenommen worden war, ihre Mutter war an ihrer Seite gewesen. Als sie gefragt wurde, mit wem die Ärzte sprechen durften, sah Giulia ihre Mutter an und sagte: »Mit ihr.«

Suoc war nicht gerade begeistert von der Aussicht, als Hauptansprechpartnerin zu fungieren. Ihre Muttersprache war Italienisch, und sie sprach nur zögerlich Englisch. Ihr grundlegendes Misstrauen in die Psychiatrie machte die Sache nicht besser. Die amerikanischen Schwestern und Pfleger, die in Fachwörtern über Psychosen und Wahnvorstellungen sprachen, wirkten einschüchternd auf sie. Doch all das änderte nichts – da Giulia nun einmal nicht mich als Ansprechpartner für das Krankenhauspersonal angegeben hatte, durfte mir niemand Informationen über ihren Zustand oder ihre Behandlung geben. Dennoch bombardierte ich das Personal stündlich mit meinen Anrufen. Ein paar Schwestern gaben meinem Drängen schließlich nach und beantworteten meine Fragen, aber sie fühlten sich dabei nicht wohl. Der Arzt bestand darauf, ich müsse Giulia dazu bringen, ein Dokument zu unterschreiben, das mir die Erlaubnis erteilte, in ihrem Namen Informationen zu erhalten. Sie konnte jedoch nicht einmal unsere Realität erfassen, wie sollte sie mir offiziell Erlaubnis erteilen, mit ihrem Arzt zu sprechen?

Des Weiteren sorgten die verschriebenen Medikamente für Frustration. Der Psychiater hatte Giulia ein paar Stunden nach ihrer Einlieferung untersucht und hatte Schlaftabletten und ein Medikament namens Geodon verschrieben, ein relativ neues antipsychotisches Mittel, das dafür bekannt war, das es half, die Hysterie, die Paranoia und die Sinnestäuschungen zu kontrollieren, die mit einem psychotischen Anfall einhergingen. Aber bei einer Zwangseinweisung konnte Giulia selbst entscheiden, ob sie die verschriebenen Medikamente einnehmen wollte oder nicht. Sie verweigerte die Einnahme.

Logisch betrachtet war das sinnvoll. Das Gesetz beschützte Patienten davor, in den zweiundsiebzig Stunden unter einer Zwangseinweisung unerwünschte Medikamente einzunehmen. Damit wurden nicht nur die Rechte der Patienten respektiert – eine wichtige Entwicklung nach einer langen Geschichte des Missbrauchs an Geisteskranken –, sondern die Vorschrift sorgte auch für eine Haltung des »Abwartens und Sehens, was passiert«, die sich bei den für gewöhnlich eingelieferten Menschen, die wegen einer Überdosis Drogen hier landeten, bewährt hatte.

In Giulias Fall war es nach meinem Dafürhalten jedoch verschwendete Zeit, die für ihre Heilung hätte verwendet werden können. Ihre Psychose hatte nichts mit Drogen zu tun, sondern mit Nervosität und Schlafmangel – jedenfalls sah so die Theorie aus, die ich mir zusammengebastelt hatte. Sie brauchte keinen zweiundsiebzigstündigen Drogenentzug, sie brauchte das genaue Gegenteil: die richtigen Medikamente und zwar sofort. Das Gesetz, das dazu gedacht war, Giulia zu beschützen, schien stattdessen dafür zu sorgen, dass sich ihr Zustand verschlechterte.

Am Ende dieser drei Tage würden die Dinge aus rechtlicher Sicht komplizierter werden. Der Arzt musste Giulia dann entweder entlassen oder ihren 5150-Status zu einem 5250 erhöhen, was einer Zwangseinweisung für vierzehn Tage entsprach. In diesen vierzehn Tagen würde Giulia dieselben Medikamente angeboten bekommen wie zuvor, doch jetzt konnten sie ihr, falls sie die Einnahme verweigerte, unter Zwang gespritzt werden, auch wenn das ihren Wünschen widersprach.

All das erfuhr ich aus dem Internet und den zerstückelten Gesprächen, die ich mit den Schwestern führte, denen es in diesen ersten Tagen offiziell weiterhin nicht gestattet war, mit mir zu reden.

Am dritten Tag würde das Krankenhaus eine Anhörung abhalten, bei der der Arzt Giulias Fall einem Richter vorstellte, um zu entscheiden, ob Giulias Status 5150 auf 5250 erhöht werden sollte. Ich fragte, ob ich daran teilnehmen dürfte, und sie gestatteten es mir. Die Anhörung sollte am Donnerstag um zehn Uhr vormittags stattfinden, fast auf die Minute genau zweiundsiebzig Stunden, nachdem wir Giulia in die Notaufnahme gebracht hatten.

Aus irgendwelchen Gründen musste ich mich dafür gepflegt anziehen, also trug ich Hemd und Krawatte und war bereits um halb zehn vor Ort. Ich drückte auf den Summknopf der Schwesternstation.

»Kann ich Ihnen helfen?«, fragte die Schwester, die ihren Kopf aus der Tür steckte. »Besuchszeit ist allerdings erst heute Abend.«

»Oh, ich bin nicht hier, um einen Besuch zu machen«, erwiderte ich. »Ich bin gekommen, um an Giulia Lukachs Anhörung teilzunehmen. Mir wurde gesagt, sie solle um zehn Uhr morgens stattfinden.«

»Ah, ja, ich verstehe. Die Anhörung hat allerdings bereits stattgefunden. Der Richter war früh dran, sie sind schon vor einer halben Stunde fertig geworden.«

»Aber sie haben doch zehn gesagt. Ich bin dreißig Minuten zu früh.« Ich konnte es nicht fassen.

»Nun ja, aber sie ist schon vorbei. Sie können heute Abend zur Besuchszeit wiederkommen.«

»Augenblick, Augenblick, warten Sie. Ich gehe noch nicht.« Ich packte die Türklinke auf meiner Seite des Raumes, so dass die Schwester mir die Tür nicht vor der Nase zuschlagen konnte. »Kann ich wenigstens erfahren, was bei der Anhörung rausgekommen ist? Ich meine, das muss doch zumindest möglich sein.«

»Na schön, warten Sie eine Minute.« Sie schloss die Tür und ging zurück zur Schwesternstation.

Ich saß im Warteraum und schäumte vor Wut auf die Bürokratie des psychiatrischen Gesundheitssystems, zupfte an meinem unbequemen Hemd und der Krawatte herum. Suoc und ich waren uns beide hundertprozentig einig, dass Giulia einen schlechteren Eindruck machte als an dem Tag, an dem wir sie hergebracht hatten, also durfte sie auf keinen Fall nach Hause entlassen werden. Was, wenn der Arzt dem nicht zugestimmt hatte?

Nach ein paar Minuten, während derer sie durch Papiere geblättert und am Telefon Gespräche geführt hatte, kam die Schwester von der Station zurück in den Warteraum und setzte sich in den Stuhl neben meinen.

»Der Richter hat dem Antrag des Arztes entsprochen«, sagte sie. »Giulias Status ist auf 5250 erhöht worden.«

»Sie muss also weitere vierzehn Tage hierbleiben?«, erkundigte ich mich.

»Gewissermaßen ja. Wenn sie natürlich schon früher so weit ist, kann sie auch früher nach Hause kommen.«

»Und was ist, wenn es ihr nach vierzehn Tagen nicht bessergeht?«

»Dann halten wir eine weitere Anhörung ab, und es ist wieder eine Verlängerung möglich.«

Ein schweres Schweigen folgte, während ich darüber nachdachte, wie lang zwei Wochen waren.

»Das bedeutet jetzt also, dass Giulia die Einnahme ihrer Medikamente nicht länger verweigern kann, richtig?«, fragte ich.

»Richtig«, erwiderte die Schwester.

»Hat sie ihre Medikamente schon bekommen?«, hakte ich nach.

»Ich darf Ihnen leider keine Einzelheiten mitteilen, da Giulia immer noch nicht unterschrieben hat, dass Sie direkt mit uns sprechen dürfen.«

»Aber ich bitte Sie«, bestürmte ich sie, »machen Sie es mir doch nicht so schwer. Bitte! Ich bin zu einer Anhörung hierhergekommen, ich bin zu früh gekommen und habe die Sitzung trotzdem verpasst, also kann ich wohl wenigstens ein bisschen Information erwarten.«

Mit sichtlichem Unbehagen sah die Schwester mich an. »Sie hat heute Morgen ihre Medizin bekommen, gleich nach der Anhörung«, sagte sie leise.

»Hat sie die Medikamente freiwillig eingenommen?«, fragte ich.

»Das darf ich Ihnen nicht sagen«, erwiderte sie schüchtern. »Ich hätte Ihnen nicht einmal sagen dürfen, dass sie Medikamente bekommen hat.«

»Ich bitte Sie, das hier ist ein Albtraum, bitte arbeiten Sie doch mit mir zusammen«, rief ich erregt. »Können Sie mir wenigstens sagen, ob sie diese Pillen selbst eingenommen hat?«

»Sie hat die Pillen nicht selbst eingenommen. Aber sie hat ihre Medikamente bekommen.«

Ich wusste, was das bedeutete. Ich schloss die Augen und stellte mir drei Pfleger vor, die in Giulias Zimmer traten und ihr Pillen anboten, wohlwissend, dass sie sie ablehnen würde, die sie dann niederdrückten, während sie ihr Krankenhausnachthemd hochrollten, um ihren Oberschenkel für eine Injektion zu entblößen. Das war es, was 5250 bedeutete. Ich war einerseits erleichtert, dass ihr jetzt geholfen werden konnte, aber die Vorstellung davon, wie die Pfleger ihren Körper niederdrückten, wie Giulia sich steif machte und schrie und sich mit all ihren Kräften wehrte und wie die Pfleger ihr dennoch die Spritze gaben, fühlte sich verbunden mit der Gewissheit, dass es sich genauso abgespielt hatte, derart tragisch an, dass es den Ärger, der in mir hochgekocht war, in den Schatten stellte.

»So ist das also«, sagte ich leise und atmete tief ein, um die Tränen zurückzuhalten. »Kann ich zu ihr gehen?«

»Es tut mir leid, aber es ist keine Besuchszeit.« Sanft tätschelte die Schwester meine Hand, und kehrte dann an ihre Arbeit zurück. Ich sackte in meinem Stuhl zusammen, überwältigt von den verschiedenen Schichten von Gefühlen, die mich in meinem Sitz geradezu begruben: Trauer, Furcht, Zorn und noch mehr Trauer.

In der perversen Dystopie der psychiatrischen Station war das ein Fortschritt.

Die Welt außerhalb des Krankenhauses wurde zu einem Irrgarten. Giulia hatte in ihrer neuen Stellung erst sechs Wochen lang gearbeitet, und in den letzten zwei Wochen davon hatte sie sich krankgemeldet. Sie hatte noch nicht genug Tage angesammelt, um Urlaub aus Krankheitsgründen zu beantragen. Ich sprach mit ihrem Chef, der mich an den Personalchef verwies. Dieser stellte uns zwei indiskutable Möglichkeiten zur Wahl: Entweder würden sie Giulia aus ihrem Traumjob hinauswerfen, oder ich könnte in ihrem Namen kündigen. So oder so war es mit Giulias

Job vorbei. Es war lediglich die Frage, was sich in ihrem Lebenslauf besser machen würde.

Zugleich machte mein Arbeitgeber mich widerstrebend mit dem Gesetz zur Freistellung aus familiären und gesundheitlichen Gründen vertraut, das mir als Pflegeperson bis zu drei Monate Urlaub garantierte. Ich nahm mir die ersten paar Tage von Giulias Krankenhausaufenthalt frei, kehrte dann aber für einen Tag an die Schule zurück, um auszuprobieren, wie es sich anfühlte. Ein Freund hatte mich davon überzeugt, dass meine Schüler mich vielleicht ein wenig ablenken würden.

Es war eine Katastrophe. Wie ein Zombie wankte ich durch meine Unterrichtsstunden. Ich brauchte lediglich fünfzehn Minuten meiner ersten Unterrichtsstunde, um zu wissen, dass ich den verlängerten Urlaub beantragen würde. Während des Wasserballtrainings versteckte ich meine Tränen hinter einer Sonnenbrille und teilte der Mannschaft mit, dass ich mir eine längere Zeit freinehmen würde.

Während ich nach meinem letzten Schultag für drei Monate nach Hause fuhr, rief ich den Personalchef zurück und sprach in Giulias Namen die Kündigung aus. Auf lange Sicht würde sich das in ihren Papieren besser machen, denn anderenfalls würde das Unternehmen anderen Firmen mitteilen müssen, dass sie gefeuert worden war, weil sie ihren Arbeitsplatz verlassen hatte.

Innerhalb von fünf Minuten, ohne mich mit Giulia zu beraten, hatte ich ihren Job gekündigt und von meinem eigenen drei Monate Urlaub genommen.

Am dritten Abend von Giulias Krankenhausaufenthalt gelang es mir, sie dazu zu bringen, das Dokument zu unterzeichnen, das mir gestattete, mit dem Pflegepersonal und dem Arzt zu sprechen. Endlich.

Tags darauf rief ich wie üblich stündlich an, aber dieses Mal erhielt ich vollständige Berichte. Giulia war besessen von der Angst gewesen, sie habe keinen Herzschlag mehr. Zwar hatte sie ihr Zimmer verlassen, doch hatte sie ihre Handfläche unentwegt auf ihre Brust gepresst, um nach ihrem Herzschlag zu suchen. Sie hatte angefangen, mit anderen Patienten Kontakt aufzunehmen und sie zu fragen, ob sie ihren Herzschlag fühlen dürfe. Ihren eigenen aber fand sie nie.

»Mark, ich kann deinen Herzschlag fühlen!« Es war eine unglaubliche Erleichterung für sie, meinen pulsierenden Brustkorb zu ertasten, als ich sie an diesem Abend besuchte. »Aber ich habe keinen.«

»Aber natürlich hast du einen, Giulia.« Ich presste meine Handfläche auf die Brust ihres immer knochiger werdenden Körpers. Die Pfunde fielen nur so von ihr ab, während sie weiterhin weder schlief noch aß. Als ich ihren Herzschlag fühlte, klopfte ich im Takt mit der Hand auf meinen Oberschenkel.

Unsicher legte sie ihre Hand auf meine, um sich zu überzeugen. »Ich kann es nicht fühlen. Kein Herzschlag.« Ich klopfte weiter den Rhythmus. Sie tastete wieder nach meiner Brust. »Da ist deiner. Deinen kann ich fühlen. Aber ich habe keinen. Ich habe dir doch gesagt, ich bin nicht in dieser Welt.«

»Mark, du musst für Giulia kämpfen«, appellierte meine Mutter am Telefon an mich.

»Ich weiß, Mom, ich kämpfe doch«, erwiderte ich erschöpft.

Gleich nachdem Giulia ins Krankenhaus gekommen war, hatte ich damit begonnen, meine Mutter jeden Abend anzurufen. Ich musste mit jemandem sprechen, und solange ich denken konnte, war meine Mutter in jeder Krise mit beruhigendem Trost zur Stelle gewesen. Als ich ein kleiner Junge war und ständig an Asthma und Allergien litt, wurde ich ein halbes dutzendmal mit pfeifendem Atem und blau angelaufenem Gesicht ins Krankenhaus eingeliefert, aber ich erinnere mich nicht daran, dass ich Angst hatte, denn meine Mutter war stets in der Lage gewesen, einen kühlen Kopf zu bewahren, mir die Wange zu streicheln und mir auf diese Weise zu versichern, dass alles wieder gut werden würde.

Ich gab mein Bestes, um mir meine Mutter zum Vorbild zu nehmen; wenn ich Giulia besuchte, legte ich eine eiserne Maske der Ruhe und Zuversicht auf, auch wenn ich im Innern vor Angst zitterte. Nach jedem dieser Besuche war ich von der Anstrengung erschöpft und musste mit meiner Mutter sprechen, damit ich mich gehenlassen konnte. Nach zwanzig Jahren waren meine Eltern wieder nach Japan gezogen – wir hatten dort sechs Jahre lang gelebt, als meine Geschwister und ich zur Grundschule gingen –, und die Zeitverschiebung ermöglichte es mir, sie zu erwischen, während ich wach lag und keinen Schlaf fand und sie gerade ihren Tag begann. Jedes Mal wenn wir sprachen, zerbrachen wir uns unweigerlich die Köpfe darüber, was als Nächstes zu tun war, und wie ich aktiver dazu beitragen könnte, Giulia zu unterstützen.

»Ich weiß, dass du kämpfst, Mark«, sagte meine Mutter an diesem Abend zu mir. »Aber du weißt nicht, was es heißt, wirklich zu kämpfen. Du bist vertrauensvoll und du nimmst von allen Menschen das Beste an, was in den meisten Situationen wundervoll ist, aber nicht in dieser. Hier geht es um deine Familie. Hier geht es um deine Frau. Sie ist in den Händen von Fachleuten, und du musst diese Leute ihre Arbeit tun lassen, aber zugleich musst du auf Teufel-komm-raus für sie kämpfen. So wie sie für dich gekämpft hat.«

Meine Mutter bezog sich auf die Zeit vor einem Jahr, als ich mit akuter Pankreatitis ins Krankenhaus eingeliefert worden war. Eines Morgens hatte Giulia mich besucht, als eine Schwester gerade meine Bettlaken wechselte. Die Schwester musste mich von einer Seite auf die andere rollen, um ihr Ziel zu erreichen, und die Wirkung meiner letzten Dosis Morphium war so gut wie verflogen. Ich wurde von Schmerzen gequält, von denen mir eine Ärztin erklärt hatte, sie kämen unter allem, was Männer empfinden können, den Schmerzen der Geburt am nächsten. Ich schnappte nach Atem und stammelte: »Zehn, zehn, zehn«, um deutlich zu machen, dass ich auf der Schmerzskala die Zehn erreicht hatte. Die Schwester aber war darauf konzentriert, die Bettlaken zu wechseln.

»Stopp!«, hatte Giulia geschrien. »Er hat große Schmerzen, er braucht Medikamente. Hören Sie auf, ihn zu bewegen.«

»Ich bin hier gleich fertig«, sagte die Schwester und fuhr fort, mich herumzurollen. »Geben Sie mir nur noch eine Minute.«

»Lassen Sie ihn los!« Giulia stürmte hinaus in den Korridor und schrie weiter: »Holen Sie sofort diese Schwester von meinem Mann weg! Er hat Schmerzen der Stärke Zehn, und diese Idiotin wechselt die Bettbezüge.«

Andere Schwestern mischten sich ein. Ich bekam Morphium. Das Bett wurde später frisch bezogen. Die Schwester entschuldigte sich in Gegenwart des Arztes bei uns beiden. Giulias unverrückbare Entschlossenheit, mich zu beschützen, war in unserer Familie zur Legende geworden. Und jetzt beharrte meine Mutter darauf, dass ich genauso unverrückbar in meiner Entschlossenheit sein sollte.

Nach einer Woche begann Giulia, mit ihrer Umgebung mehr Kontakt aufzunehmen. Sie verließ ihr Zimmer häufiger und ging zu den Gruppentherapiesitzungen, die im Fernsehraum stattfanden. Dort wurden vorübergehend Stühle zu einem Kreis aufgestellt, so dass Patienten einander von ihren Erfahrungen erzählen konnten. Manchmal arbeiteten sie an Tischen an kreativen Projekten, was Suoc und ich unterstützten, indem wir Schachteln mit Buntstiften und einen Zeichenblock mitbrachten, so dass Giulia auch außerhalb der festgesetzten Kunststunden weiterarbeiten konnte. Bei unseren abendlichen Besuchen zeigte sie mir ein paar der Bilder, die sie gemalt hatte. Ihre erste Zeichnung zeigte ein Wohnzimmer in leuchtenden Farben – die

Couch war bunt wie ein Regenbogen, der Teppich fröhlich gemustert und die Wände in Pastellfarben gehalten. An eine der Wände hatte Giulia einen dunklen Bilderrahmen gezeichnet und in diesen Rahmen hatte sie geschrieben: »Der Teufel will, dass ich scheitere.«

Außerdem hatte sie das Patiententelefon entdeckt, das sich nicht weit von ihrem Zimmer im Korridor befand, und benutzte es regelmäßig, um mich anzurufen. Dutzende von Malen am Tag rief sie an und hatte nie viel zu sagen, außer in unterschiedlichen Variationen, wie schlecht es ihr ging, wie viel Angst sie hatte und wie sehr sie mich liebte.

Sie war auf der psychiatrischen Station quasi machtlos. Sie aß, wenn man es ihr sagte, duschte unter Aufsicht und durfte nur dreißig Minuten am Tag nach draußen, in einen deprimierenden Innenhof. Sie nahm ihre Medikamente – und wenn sie es nicht tat, wurde sie von Ordnern niedergedrückt und bekam das Medikament in die Hüfte gespritzt.

Das Telefon war eine seltene Gelegenheit, doch ein wenig Macht an den Tag zu legen, ein Weg, selbst zu wählen, wie sie mit der Welt interagieren wollte. Ich sagte Giulia, dass, wann immer sie wollte, dass ich sie besuchte, sie nichts weiter zu tun brauchte, als mich anzurufen, und ich würde zu ihr kommen. Wie ich es vermutet hatte, rief sie mich jeden Morgen an und bat mich, sie zu besuchen. Ich hätte es auch nicht ertragen, sie nicht zu besuchen.

Dann aber lud sie mich eines Tages nicht ein. Obwohl sie an jenem Tag mehrmals angerufen hatte, hatte sie kein Wort darüber verloren, dass sie mich sehen wollte. Ich hatte sie auch nicht gefragt, aber um halb sieben wusste ich nicht mehr, was ich tun sollte. Sollte ich sie etwa wirklich nicht besuchen? Ich sprang auf meine Vespa und brauste zum Krankenhaus.

Ich meldete mich an und ging zu Giulias Zimmer, wo sie auf der Seite lag und die Wand anstarrte.

»Hallo, Schatz«, sagte ich zu ihrem Rücken.

Langsam drehte sie sich um, sah mich und drehte sich zurück zur Wand. »Ich habe dich heute nicht hierher eingeladen.«

Ich hatte mittlerweile recht gut gelernt, zu Giulia zu sprechen statt mit ihr, also schob ich ihre Bemerkung beiseite und ratterte ein paar Sachen herunter, die ich an diesem Tag gemacht hatte. Sie aber drehte sich einfach wieder um und sagte noch einmal: »Ich habe dich heute nicht hierher eingeladen.«

Also blieb ich schweigend an ihrer Tür sitzen. Ich hatte sonst nichts zu tun. Mein gesamtes Leben drehte sich um diese Besuche. Wenn ich nicht im Krankenhaus war, beschäftigte ich mich mit Recherchen im Internet, holte mir telefonisch Rat ein oder ging alleine an den Strand, sah dem Meer zu und weinte. Ich hatte sonst keinen Ort, an den ich gehen konnte, also sah ich ihr beim Atmen zu. Ich zählte die quadratischen Fliesen auf dem Fußboden. Ich wartete.

Nachdem zwanzig Minuten Schweigen verstrichen waren, drehte sich Giulia ein drittes Mal um und wiederholte in demselben wie erstorbenen Tonfall: »Ich habe dich heute nicht hierher eingeladen.«

Ich blieb weiter an der Tür sitzen. Ich dachte, ich würde damit eine wichtige, positive Aussage machen: Ich würde nicht weggehen.

Die neunzig Minuten der Besuchszeit verstrichen, und als nur noch eine Minute übrig war, brach ich die Regeln und schlich mich auf Zehenspitzen zu ihrem Bett. Sie hörte, wie ich näher kam, und drehte sich auf den Rücken. Ich beugte mich nieder und brach eine weitere Regel des Krankenhauses, indem ich sie auf die Stirn küsste. »Ich liebe dich, Giulia. Ich bin froh, dass ich dich heute besucht habe.«

Sie sah mir in die Augen und sagte noch einmal: »Ich habe dich heute nicht hierher eingeladen.«

Manchmal besuchte ich Giulia mit Suoc und manchmal besuchte ich sie alleine. Und fast immer fand ich einen Parkplatz im selben Block, in einer Straße dem Eingang des Krankenhauses gegenüber, bei einem Restaurant mit glänzenden Fensterscheiben. Nachdem ich an einem halben Dutzend Abenden dort geparkt hatte, sah ich in diese Fenster hinein und entdeckte die hübsche Kellnerin, die dort arbeitete und mich anlächelte. Ich zögerte, wie sonst zum Krankenhaus zu eilen, erschrak, als ihr Blick den meinen traf und ich ihr breites Lächeln sah. Dann senkte ich den Kopf und machte mich auf den Weg zu meinem allabendlichen Besuch.

Am nächsten Abend war sie wieder da und lächelte mich an. Dieses Mal sandte ich ihr ein winziges Lächeln zur Antwort. Am nächsten Abend sah ich dort wieder dieselbe Frau mit demselben einladenden Lächeln.

Für sie war ich vermutlich ein Mann, der in der Nachbarschaft wohnte und von der Arbeit nach Hause kam, und ihre Art, mich anzulächeln, verriet mir, dass sie darauf hoffte, ich würde hereinkommen, ein bisschen plaudern, vielleicht Telefonnummern austauschen. Sie konnte unmöglich wissen, dass ich immer auf demselben Parkplatz parkte, um meine psychotische Frau im dritten Stock des Krankenhauses zu besuchen, dem Stockwerk, in das man nur mit einem speziellen Fahrstuhl gelangte.

Aber jeden Abend war die Kellnerin da. Ich erwiderte den Blickkontakt, der nie länger als den Bruchteil einer Sekunde dauerte, aber dieser Moment der Verbindung durch das Fenster eines Restaurants war für mich wie eine Flucht aus der Hölle. Es war keine Hölle, die ich mir selbst geschaffen hatte, sondern eine, in die ich gezogen worden war, weshalb es schließlich meine Hölle wurde. Dies war mein Augenblick der Rebellion.

Ich blickte durch das Fenster und sah eine Alternative aufblitzen: ein fröhliches Leben voller Freude und Gelächter. Ich kannte dieses Leben nur zu gut, denn ich hatte es mit Giulia geteilt. Ich sah der Kellnerin so lange ins Gesicht, bis es mit dem von Giulia verschwamm, und Zorn erfüllte mich, weil dieses Leben verschwunden war. Ich war wütend auf Giulia, auf ihre Krankheit, auf das Pflegepersonal und die Ärzte, und dann wurde ich wütend auf mich selbst, weil ich zu einem widerwilligen Ehemann geworden war, einem Mann, der sich nach einem Fluchtweg sehnte, nach einem Fluchtweg in ein Leben, von dem ich geglaubt hatte, dass ich es längst besaß.

Ich ging nie hinein, um mit ihr zu sprechen, ich pausierte nicht einmal lange genug, um aus dem Tritt zu geraten. Immer war ich der Erste, der den Blickkontakt beendete und den Kopf senkte, während ich meine Gefühle tief in mein Innerstes zurückdrängte und die Straße zum Krankenhaus hinuntereilte.

Niemand verstand, was mit Giulia los war. Vor diesem Zusammenbruch hatten sich keine Anzeichen von Instabilität bei ihr bemerkbar gemacht, und doch ließ sich an ihrer Psychose nicht rütteln. Die tägliche Dosis von Medikamenten, die sie bekam, enthielten eine Reihe von antipsychotischen Mitteln: Gedeon, Seroquel und Depakote, dazu kamen Stimmungsaufheller, um ihre fortgesetzte Paranoia samt der düsteren religiösen Gedanken zu dämpfen. Zwar hatte ich mir die Theorie zurechtgelegt, dass Giulia aufgrund von Stress und Schlaflosigkeit eine Art Nervenzusammenbruch erlitten hatte, doch im Team der behandelnden Ärzte konnte uns niemand mit Sicherheit sagen, was diesen wirklich ausgelöst hatte.

Nach einer Woche bestellte der leitende Psychiater des Krankenhauses die Familie zu einem Treffen ein. Giulia lud er nicht dazu ein, und ich dachte ebenfalls nicht daran, sie einzubeziehen. Sie war noch immer allzu tief in ihren Sinnestäuschungen gefangen und regte sich viel zu leicht auf. Der Arzt hatte sich bei mehreren Gelegenheiten an Giulia gewandt, um über Pläne für ihre Genesung zu sprechen, doch sie hatte ihm jedes Mal aggressiv das Wort abgeschnitten, sobald er das Thema zur Sprache zu bringen versuchte. Dieses Treffen würde also mit der Familie, nicht aber mit der Patientin stattfinden.

Romeo war inzwischen an seinen Arbeitsplatz in Europa zurückgekehrt, und Suoc fühlte sich von einem solchen Gespräch in einer fremden Sprache eingeschüchtert. Also ging ich allein. Ich brachte meinen Laptop mit, damit ich mitschreiben und später von dem Gespräch berichten konnte.

Ich erzählte Giulia nicht, dass ich ins Krankenhaus kommen würde. Das Treffen fand außerhalb der Besuchszeiten statt, und ich wollte ihren gewohnten Tageslauf nicht durchbrechen. Giulias Sozialarbeiterin holte mich an der Glastür ab, und auf Zehenspitzen schlichen wir nach hinten ins Büro, aber Giulia entdeckte mich, als sie um eine Ecke bog und lächelte. Also blieben wir stehen und erklärten, dass ich hier war, um mit ihrem Arzt zu sprechen, und dass ich in ein paar Minuten fertig sein würde.

Giulias Sozialarbeiterin hatte mir gegenüber ein bemerkenswertes Mitgefühl an den Tag gelegt und meine unzähligen Anrufe pro Tag toleriert. Sie war der einzige Mensch, der zu begreifen schien, wie schwer das alles auch für mich war. Sie führte mich in ein Büro, das einem Lehrerzimmer in der Grundschule glich: In der Mitte des Raumes stand ein großer runder Tisch, und auf deckenhohen Regalen an den Wänden stapelten sich Mal- und Bastelmaterialien. »Für die Kunsttherapie«, erklärte die Sozialarbeiterin.

Giulias Arzt schloss sich uns an, und hinzu kam der Fallmanager des Kaiser-Krankenhauses, der letzten Endes dafür verantwortlich sein würde, dass sie aus diesem Krankenhaus entlassen und in die Obhut des Kaiser überstellt werden würde.

Nach der Begrüßung begann der Arzt seine Rede: »Giulias augenfälligstes Symptom ist, wie wir alle wissen, eine Psychose«, sagte er. »Psychosen stehen mit mehreren schweren psychiatrischen Erkrankungen im Zusammenhang, und Giulia passt bei keiner von ihnen perfekt ins Bild. Sie hatte bis jetzt, bis zum Alter von siebenundzwanzig Jahren, keinerlei Symptome, was Schizophrenie oder eine Borderline-Persönlichkeitsstörung unwahrscheinlich macht. Sie hat auch nie zuvor manisches Verhalten an den Tag gelegt, was eine bipolare Störung ebenfalls unwahrscheinlich macht.«

All das wusste ich bereits. Ich hatte all diese Krankheiten im Internet unermüdlich erforscht, und nach allen erdenklichen Gründen gesucht, die eine solche lebensverändernde Diagnose bei Giulia ausschlossen. Ich hielt mich an der Hoffnung fest, dass es sich bei ihrer Erkrankung um etwas anderes handeln musste. Giulia ließ sich einfach nicht richtig in eine dieser Kategorien einordnen, von denen ich gelesen hatte. Ganz sicher, so beschwor ich mich selbst, gab es eine andere Antwort. Ganz sicher handelte es sich bei ihr um eine vorübergehende, einmalige Krise. Ich hätte nicht gewagt, an etwas anderes zu glauben. Ich hatte so gut wie jeden Tag Nachrichten auf der Voice Mail des Arztes hinterlassen und bildete mir ein, ich könnte ihn so davon überzeugen, dass Giulia anders war.

»Basierend auf den Medikamenten, auf die sie positiv reagiert hat, und jenen, bei denen das nicht der Fall war, lautet meine Arbeitsdiagnose, dass es sich bei Giulia um einen dieser extrem seltenen Fälle von Schizophrenie handelt, bei denen die Krankheit nicht vor dem Erwachsenenalter ausbricht. Der Fachausdruck für die Symptome, die sie zeigt, lautet schizophreniforme Störung, was im Grunde die frühen Stadien der Schizophrenie umfasst. Das ist es, was ich im Augenblick vermute. Giulia hat Schizophrenie.« Seine Stimme war gleichmäßig und ruhig.

Als er das Wort *Schizophrenie* zum ersten Mal aussprach, glaubte ich, ich müsse mich verhört haben. Aber er bliebt fest bei seiner abschließenden Diagnose, die sich für mich anfühlte wie ein Todesurteil. Unser ganz gewöhnliches gemeinsames Leben verschwand mit einem einzigen Wort: »Schizophrenie« riss mir das Herz aus den Angeln. Giulia würde nie mehr dieselbe sein. Schizophrenie bedeutete, dass die Psychose wiederkommen und sie für den Rest ihres Lebens unzählige Male heimsuchen würde. Sie würde nie wieder in der Lage sein, ihrem eigenen Geist vollständig zu vertrauen. Sie würde vermutlich niemals in der Lage sein, in ihren Beruf zurückzukehren oder ihren Traum von der Stellung als Marketing-Chefin mit fünfunddreißig Jahren oder den drei Kindern, die sie hatte haben wollen, weiterzuverfolgen. Mit einem Wort, ich hatte meine Frau verloren und eine lebenslange Patientin gewonnen. Ich legte den Kopf nieder und begann zu weinen. Ich hatte so sehr darum gerungen, im Umgang mit dem Personal des Krankenhauses cool zu bleiben, aber ich konnte einfach nicht mehr.

Weil ich schluchzte, hörte ich nicht, wie Giulia an die Tür klopfte, und sah auch nicht, wie der Arzt aufstand, um die Tür einen Spalt weit zu öffnen und ihr zu sagen, dass wir noch nicht fertig waren und gerade nicht mit ihr sprechen konnten. Und ich sah auch nicht, wie sie an ihrem Plan festhielt und die Tür aufschob. Ich wusste nicht, dass sie da war, bis ich ihre Hand auf meiner Schulter spürte. Ich blickte auf und erkannte die Sorge in ihrem Gesicht.

»Was ist los, Mark?«, fragte sie mich zärtlich. »Warum weinst du?«

Meine Traurigkeit tat mir weh, aber ich schluckte sie mit einem einzigen Ruck hinunter.

»Nichts ist los, Giulia,« erwiderte ich und zwang mich zu einem Lächeln. In meinen Augen brannten die Tränen, während ich so tat, als hätte sie nichts davon gesehen. »Wir haben nur darüber gesprochen, dass du bald nach Hause kommen kannst, dass du einfach nur deine Medikamente einnehmen musst und dass wir alle so stolz auf dich sind.«

Alle Übrigen nickten zustimmend.

Nach dem Gespräch kehrte ich an den vier Meilen langen Strand von San Francisco zurück. Ocean Beach wird unerbittlich von allen Arten von Wetter, Wind und Wellen heimgesucht, weshalb es sich bestens eignet, sich darin zu verlieren. Ich ging barfuß mit Goose spazieren und setzte meine Kapuze auf, um die Traurigkeit auf meinem Gesicht zu verbergen.

Einer meiner Freunde erklärte mir, ich müsse jetzt genau das tun, was einem immer im Flugzeug erklärt wird: Ich musste meine Sauerstoffmaske aufsetzen und mich zuerst um mich selbst kümmern, ehe ich Giulia die ihre aufsetzen konnte. In den ersten drei Tagen nach ihrer Einlieferung hatte ich so gut wie nicht geschlafen oder gegessen, und wenn ich es doch tat, stopfte ich irgendwelches Fastfood in mich hinein. Ich fühlte mich wie in der Hölle und versank in Hilflosigkeit. Ich versuchte, mir klarzumachen, dass ich als Giulias Beschützer ausgeruht und bei klarem Verstand sein musste. Wenn ich meine Maske nicht zuerst aufsetzte, würde ich das Bewusstsein verlieren, und dann würde ich niemandem mehr nützen.

Die Wellen wirkten einladend, sie überschlugen sich im leichten Küstenwind doppelt, gut zum Surfen geeignet, aber beileibe nicht perfekt, was bedeutete, dass es an der Startlinie nicht allzu überfüllt sein würde. Ich ging nach Hause und holte meinen Neoprenanzug und mein Board. Als Kind hatte ich es geliebt, an der Ostküste zu surfen, und als wir nach San Francisco gezogen waren, war ich zum ersten Mal in meinem Leben in der Lage gewesen, den Surfsport regelmäßig zu betreiben.

An diesem Tag paddelte ich hinaus, um einen existentiellen Durst zu löschen, warf mich in den Ozean, um mich dem zu stellen, was Giulias Psychose für uns bedeutete. Ich paddelte heftig und drückte mich unter die Wellen. Ich wollte ihren Schlag auf meinem Rücken spüren und ihr Grollen über mir hören. Ocean Beach ist für seine Brutalität berüchtigt. An wilden Tagen kann es mehr als eine Stunde unermüdliches Paddeln erfordern, hinaus an die Startlinie zu kommen, und die Gischt an diesem Tag war wild. Ich war froh, eine Form des Leidens gegen eine andere einzutauschen.

Sobald ich die brechenden Wellen hinter mir gelassen hatte, saß ich auf meinem Board und glitt friedlich dahin. Coldplays *Viva la Vida* spielte in meinem Kopf wieder und wieder ab, was seltsam war, da ich eigentlich jede Musik lieber gehört hätte als Coldplay. Giulia aber liebte diese Band und diesen Song ganz besonders, er gehörte zum regelmäßigen Repertoire unserer Abwaschpartys. Diese sorglosen Tage kamen mir begraben und geraubt vor, aber das Lied konnte ich nicht abschütteln.

Es handelt von einem König, der alles hatte und dann aus heiterem Himmel alles verlor. Von einem Mann, der einst die Welt beherrscht hatte. Das fasste im Grunde zusammen, was Giulia und mir geschehen war. Wir waren vom Glück so begünstigt gewesen, und nun hatten wir beide alles verloren.

Seltsamerweise ist es ein trauriges Lied, das nicht traurig klingt. Es klingt geradezu feierlich, und bis jetzt hatte ich nie begriffen, warum. Ich hatte eifersüchtig auf meiner Rolle als Giulias Ehemann beharrt. Ich hasste die Situation, aber die Macht und die Verantwortung als derjenige, der mit den Ärzten sprach, liebte ich. Es gefiel mir, die Anrufe zu koordinieren. Ich wollte im Mittelpunkt ihres Genesungsprozesses stehen. Ich war doch ihr König, oder etwa nicht? Wenn es einen Schlüssel gab, mit dem sich die Tür zu ihrem Irrsinn öffnen ließ, würde ich ihn finden.

Während ich auf meinem Board dahinglitt, dachte ich vor allem über die verblüffende Schlussfolgerung nach, zu der der König am Ende von *Viva la Vida* kommt: Er will eigentlich nicht einmal mehr König sein. Die Welt zu regieren bedeutet allzu viel Druck. Kontrolle ist eine Illusion. Der Versuch, sie zu behalten, zerstört.

Aus den brechenden Wellen paddelte ich hinaus in das, was mir vorkam wie der offene Ozean. Zwar hatte ich immer geglaubt, ein Mensch mit Vertrauen zu sein, aber an diesem Tag auf dem Meer begriff ich dessen enorme Größe und stürzte mich hinein. Ich ließ Giulia los und ließ sie mit der Strömung treiben. Ich konnte nicht länger kontrollieren, was geschehen würde oder wie lange es dauern würde, bis es ihr besserging, aber ich hatte keine Angst. In diesem Augenblick fühlte ich endlich Erleichterung. Ich brauchte die Welt nicht länger zu regieren. Ich hatte sie sowieso nie regiert.

Ich hörte ein leises Prusten in der Luft, blickte nach rechts und entdeckte zwei Delphine, die nebeneinander her schwammen. Sie waren nur eine Armeslänge von mir entfernt. Sie schwammen direkt unter mir hinweg und dann tauchten sie links von mir wieder auf.

Ich sah sie davonschwimmen und dachte daran, wie weit und erschreckend der Ozean ist, und ich kam zu dem Schluss: Wenn diese beiden zusammenbleiben konnten, würden wir es auch können.

Meine Schwester Cat kam an diesem Nachmittag von der Ostküste herübergeflogen. Vom Surfen ging ich direkt zum Flughafen, um sie abzuholen. Zur Besuchszeit schloss sie sich Suoc und mir an. Cat wollte ihre Schwester besuchen, denn als solche bezeichnete sie Giulia. Die beiden hatten das formale »Schwägerin« schon hinter sich gelassen, ehe Giulia und ich überhaupt verheiratet waren.

Giulia empfing uns an der gläsernen Tür und hielt ihren Zeichenblock an die Brust gepresst. Sie hatte auf uns gewartet. Noch immer trug sie das Krankenhausnachthemd, obwohl ich ihr Kleidung gebracht hatte, die sie hätte tragen können. Sie hatte ihre Brille aufgesetzt, und ihre fettigen Haare verrieten, dass sie seit mehreren Tagen nicht geduscht hatte. Als sie Cat zu Gesicht bekam, tat sie so, als hätte sie auch sie erwartet.

Giulia führte uns in einen Raum, der inoffiziell zu »unserem Treffpunkt« für Besuche geworden war. Wir hatten mit der Herausforderung fertigwerden müssen, dass es während der Besuchszeit nicht viele Orte gab, an denen man sich aufhalten konnte. Giulias Zimmer war uns verboten, die Cafeteria war überfüllt, und im Fernsehraum übertönte der Fernseher alles. Nach einer Woche erbarmte sich eine Schwester unser. Es war dieselbe Schwester, die mir an dem Tag, an dem ich Giulias Anhörung verpasst hatte, im Wartezimmer die Hand getätschelt hatte. Ich vermute, die Schwester hatte begriffen, dass man am besten mit einem Ehemann fertigwurde, der immer zu früh und mit fünfzig Fragen bewaffnet auftauchte, indem man ihm kleine Zugeständnisse machte, wo sie verfügbar waren. Sie hatte uns in einen unbenutzten Aufenthaltsraum mit ein paar Sofas geführt, der eigentlich verschlossen war, den sie uns jedoch aufschließen konnte. Und seitdem hatten wir einen Ort, an den wir während unserer Besuche gehen konnten.

Giulia forderte uns drei Besucher auf, uns auf eine kleine mit Kunststoff bezogene Couch zu setzen, die unter unserem Gewicht ächzte. Wir saßen Schulter an Schulter, während Giulia sich einen passenden Stuhl heranzog, um sich uns gegenüber hinzusetzen. Sie bewegte sich langsam und kontrolliert, und nachdem alle sich gesetzt hatten, schlug sie ihren Zeichenblock auf.

»Ich habe an diesem Bild gearbeitet, damit ihr endlich verstehen könnt, was ich euch zu sagen versucht habe«, sagte sie. »Ich habe euch aber nicht gesagt, wie viele Engel ich gesehen habe. Ihr drei, ihr seid Engel. Ihr steht auf der Liste. Ich aber nicht. Das erklärt alles.«

Sie gab uns den Block, wir blickten darauf und hielten vor Erstaunen den Atem an. Auf dem Papier fand eine Explosion leuchtender Farben statt, fast zu leuchtend, um sie zu ertragen. Auf der ersten Seite befand sich, wie Giulia es uns erklärt hatte, eine Liste mit allen Leuten, die sie für Engel hielt. Wir drei standen ganz oben auf der Liste. Der Rest der Familienmitglieder fand sich dort ebenfalls, außerdem Freunde und Kollegen, die unser Leben berührt hatten. Mehrere Namen waren umkreist und mit unterschiedlichen Farben unterstrichen, manche wieder und wieder nachgezogen, so oft, dass Giulia beinahe durch das Papier gedrungen war.

Auf der nächsten Seite stand ein Gedicht, ein weitschweifiges Eingeständnis von Schuld, indem Giulia sich anklagte, ihr Leben lang zu selbstsüchtig gewesen zu sein, um die Liebe, die ihr entgegengebracht wurde, zurückzugeben.

Ich brach das Schweigen.

»Giulia, das ist so schön und es ist so lieb von dir, das zu schreiben, aber nichts an diesem Gedicht ist wahr«, sagte ich. »Ich kenne dich seit neun Jahren und ich habe mich von dir geliebt gefühlt. Du hast mir die Liebe, die ich dir gegeben habe, ganz sicher auch zurückgegeben.«

Suoc stimmte ein. *»Amore, questo non è vero, come ha detto Mark.«* Liebling, das ist nicht wahr, wie Mark schon gesagt hat. *»Sei una persona bella, come il sole.«* Du bist ein wunderbarer Mensch, du strahlst wie die Sonne.

Giulia aber wollte nichts davon hören.

»Ich weiß, dass ihr es nicht versteht«, sagte sie. »Aber das liegt daran, dass ihr nicht gesehen habt, was ich gesehen habe. Deshalb habe ich es aufgeschrieben, damit ihr es endlich doch verstehen würdet.«

Sie wandte mir ihre Aufmerksamkeit zu. Dann nahm sie mein Gesicht in ihre Hände und sah mir geradewegs in die Augen.

»Mark, du bist ein wundervoller Ehemann. Ich hatte so viel Glück, weil wir uns begegnet sind, und weil du dich entschieden hast, mich zu lieben. Aber jetzt ist es an der Zeit, dass all das zu einem Ende kommt.«

Sie war dabei, von mir Abschied zu nehmen.

»Ich weiß, es wird traurig sein, aber du bist zu stark und ein zu schöner Mensch, um dich lange mit mir aufzuhalten. Du musst dein Leben weiterleben. Du verdienst das Beste auf der Welt. Ich liebe dich, Mark, und ich will, dass du glücklich bist.«

Sie wirkte ruhig und entschlossen, während sie mir all dies erklärte. Ich versuchte zuzuhören, ohne etwas aufzunehmen, zur Hälfte hier und zur Hälfte hinter einer Existenz versteckt, die nicht real war. Real war, dass wir in einem Besucherzimmer eines psychiatrischen Krankenhauses saßen, dass Giulia schwerkrank war und dass sie damit rechnete, bald zu sterben, aber sie war in Sicherheit. Sie würde nicht sterben. Das hier war nicht der Abschied, den sie darin vermutete.

Sie küsste mich auf die Stirn, und dann ging sie weiter zu Cat. »Bevor ich dir begegnet bin, hatte ich nie eine Schwester, Cat. Ich wünschte nur, wir wären zusammen aufgewachsen, so wie echte Schwestern.«

Cat hatte bisher nicht viel gesagt, sie war von diesem Besuch überwältigt und ihr Gesicht war tränenüberströmt, so dass sie zu einer Antwort gar nicht fähig war.

Giulia wandte sich nun an ihre Mutter. »*Mamma, mi hai sempre detto: fai tutto con amore, e hai ragione.*« Mom, du hast mir immer erklärt: Tu alles mit Liebe, du hast recht. »*Stò facendo questo con amore.*« Ich tue dies mit Liebe.

Zu einer letzten Erklärung wandte sie sich noch einmal an mich: »Mark, versprich mir, dass du glücklich sein wirst.«

»Giulia, ich bin doch schon glücklich. Du bist mein Glück.«

»Mark.«

»Giulia.«

Sie küsste mich auf die Lippen, dann erhob sie sich. »Ich liebe euch alle. Und jetzt könnt ihr verstehen. Ihr könnt verstehen, warum.« Sie verließ den Raum, und wir folgten ihr. Wir umarmten sie vor der Schwesternstation, und sie erwiderte unsere Umarmung. Dann ließ sie uns dort stehen, und kurz bevor sie ihr Zimmer betrat, blickte sie über ihre Schulter und warf uns zum Abschied eine Kusshand zu. Das war ihr letzter Gruß.

Wir gingen nach Hause und legten uns schlafen, erschöpft von dem überwältigenden Besuch. Giulias Abend verlief jedoch nicht so unkompliziert. Wie ich später von ihr erfuhr, trug sie den Zeichenblock zur Schwesternstation, nachdem wir gegangen waren, und zerriss die Seiten in Fetzen. Sie verstreute sie auf dem Boden und ließ sie dort, damit jemand anders sie aufsammeln konnte. Dann kroch sie in ihr Bett und versuchte, ihren Atem lange genug anzuhalten, um sich zu ersticken. Ich bezweifle, dass der menschliche Körper in der Lage ist, sich selbst zu ersticken, aber Giulia probierte es in dieser Nacht viele Male. Sie lag in ihrem Bett und versuchte, ihren Atem so lange, wie sie nur konnte, anzuhalten. Unweigerlich begehrte ihr Körper dagegen auf und zwang sie, nach einem tiefen Zug Sauerstoff zu schnappen. Entmutigt hechelte Giulia, bis ihr Atem wieder normal und gleichmäßig ging. Dann nahm sie den Mut zu sterben erneut zusammen. Sie versuchte es wieder und wieder und wieder, bis der Morgen anbrach.

Eines Abends nach dem Abendessen und unserem üblichen Besuch sagte Suoc zu mir: »Das ist schlimmer, als wenn Giulia gestorben wäre.«

Ich sagte nichts.

»Die Person, die wir jeden Abend besuchen, ist nicht mehr meine Tochter, und wir wissen nicht, ob sie jemals zurückkommen wird.«

Ich schwieg noch immer, aber stimmte ihr halbherzig zu. Jeden Abend riss ich mir von neuem eine Wunde auf, die ich den ganzen Tag zuvor mühselig geflickt hatte. Und all diese Trauer durchlebte ich, während ich meine Wohnung mit meiner Schwiegermutter teilte. Sie hatte sich in unserem Zuhause eingerichtet und hatte nicht die Absicht, wieder abzureisen. Ich wurde allmählich wütend und begann mich zu fragen, wie lange sie noch in San Francisco bleiben würde.

Bisher waren Suoc und ich immer gut miteinander ausgekommen. Es machte Spaß, sich mit ihr zu unterhalten, und sie war eine großartige Köchin. Wann immer sie zu Besuch kam, ließ sie unsere Wohnung sauberer und aufgeräumter zurück.

Jetzt, wo ihre Tochter auf einer psychiatrischen Abteilung lag, gab Suoc sich ganz dem Kümmern und Sorgen hin. Außer Giulia und mir kannte sie im gesamten Staat Kalifornien keinen Menschen. Sie organisierte unseren Vorratsraum um, dann unsere Töpfe und Pfannen. Täglich fegte sie die Wohnung aus, manchmal sogar mehrmals am Tag.

All diese Fürsorge engte mich ein. Wenn sie ausfegte, betrachtete ich es nicht als Hilfe, sondern als Kritik daran, dass die Wohnung in ihren Augen nicht sauber genug war. Sie erledigte die Wäsche und bügelte jedes Stück, einschließlich meiner Boxershorts und Socken. Und ich brannte vor Abwehr gegen das, was ich als Missbilligung des Lebens wahrnahm, das Giulia und ich geführt hatten.

Die größte Herausforderung stellte jedoch unsere unterschiedliche Haltung zu Giulias ungewissem Zustand dar. Ich stellte zwar gewisse Fragen zu der medizinischen Behandlung von Giulias Psychose, hatte im Großen und Ganzen aber Vertrauen. Suocs Einstellung dem Fachpersonal gegenüber war dagegen offen feindselig, und ich fühlte mich nicht wohl mit ihrer Art, Giulias Sinnestäuschungen wörtlich zu nehmen. Sie wollte sie bis zum Erbrechen analysieren und interpretieren. Ich dagegen neigte dazu, den Rat der Ärzte anzunehmen: Nehmen Sie die Sinnestäuschungen wahr, aber konzentrieren Sie sich nicht darauf. Die Gespräche, die ich auf den Fahrten zum Krankenhaus und wieder zurück mit Suoc führte, wurden deshalb zunehmend angespannter.

Und dann hatte ich auf einer Heimfahrt einfach genug.

»Tut mir leid, Suoc, aber das hier funktioniert für mich einfach nicht mehr«, sagte ich kalt, während ich den Blick auf die Straße gerichtet hielt. »Ich brauche Raum, um auf meine Art mit dieser Sache umzugehen. Ich weiß all die Hilfe, die du uns gibst, zu schätzen, aber ich möchte das alleine machen. Ich kann mit dem Haushalt fertigwerden, so wie ich es auch in den drei Jahren geschafft habe, seit ich mit Giulia verheiratet bin. Wenn mir danach ist, eine komplette Pizza vor dem Fernseher zu essen und danach die Schachtel ein paar Tage lang auf dem Tisch liegen zu lassen, dann ist das für mich in Ordnung. Es ist mein Zuhause, wo ich in der Lage sein sollte, nach meinen Regeln zu leben, aber ich fühle mich mittlerweile wie ein Fremder in meiner eigenen Wohnung.«

Suoc schmollte schweigend und während der restlichen Heimfahrt sprach niemand ein Wort. Als wir zu Hause ankamen, ging sie geradewegs in ihr Zimmer und schloss die Tür. Am nächsten Morgen fand ich sie still am Küchentisch sitzend vor. Ohne Emotion in der Stimme sagte sie zu mir: »Ich habe einen Flug nach New York gebucht. Ich werde bei einer Freundin aus der Zeit, in der wir dort gewohnt haben, übernachten. Mein Flug geht in ein paar Stunden.«

Ich bestand darauf, sie zum Flughafen zu fahren, was sie mir schließlich gestattete. An der Schranke umarmten wir uns steif, und dann war sie weg. Ich fühlte mich schuldig, aber ich brauchte mein Zuhause wieder für mich. Wenn Giulia und ich uns unser Leben wieder aufbauen sollten, musste ich darauf bestehen, dass Suoc aufhörte, meine Boxershorts zu bügeln.

Nachdem die vierzehn Tage vorüber waren, ließ der Arzt Giulias 5250-Status verlängern. Dennoch waren wir uns alle einig, dass sie einen etwas besseren Eindruck machte. Ihre Anfälle waren seltener geworden, und nach ihrer dritten Woche auf der psychiatrischen Station hatten sie sich so gut wie völlig gelegt. Sie war berechenbarer geworden, nicht mehr so explosiv. Bei meinen Besuchen konnte ich mich jetzt meist ganz normal mit ihr unterhalten – über das Wetter, Neuigkeiten von Freunden und Verwandten und sie erwähnte ihrerseits so gut wie keine religiöse Sinnestäuschung mehr. Wir gingen noch immer meistens in den kleinen Aufenthaltsraum, »unser Zimmer«, doch an manchen Tagen wanderten wir in unserer Ruhelosigkeit auch durch die Flure der psychiatrischen Abteilung, vorbei an vergitterten Fenstern und verblichenen gerahmten Drucken von impressionistischen Gemälden, für die niemand einen Blick übrig hatte.

»Der Mann hat mich geküsst«, flüsterte sie mir bei einer solchen Wanderung zu, als wir an einem Patienten vorbeikamen.

»Was?«, fragte ich und fuhr herum, um mir den Mann genauer anzusehen.

»Er hat mich heute geküsst. Er ist in mein Zimmer gekommen und hat mich auf die Wange geküsst.«

»Wirklich?« Ich blieb stehen, drehte mich um und sah, wie die Gestalt des Mannes in seinem Zimmer verschwand. Er schlug die Tür hinter sich zu.

»Ja.«

»Das ist ja merkwürdig«, sagte ich, atmete tief ein und konzentrierte mich darauf, die Ruhe zu bewahren. Dann wechselte ich das Thema. »Goose hatte in letzter Zeit so richtig viel Spaß am Strand. Wir sind oft stundenlang dort, und er könnte gar nicht glücklicher sein, auch wenn er dich natürlich vermisst.«

Giulia lächelte. Von Goose hörte sie immer besonders gern. Immer wieder fragte sie mich, ob ich ihn nicht mit ins Krankenhaus bringen könnte. Ich kaufte ihr stattdessen eine Bulldogge aus Plüsch.

Es war Giulias zweiundzwanzigster Tag im Krankenhaus. Ich kannte die Routine. Als ich mich an diesem Abend angemeldet hatte, hatte ich mit den Schwestern geredet, wie ich es immer tat, um zu erfahren, wie der Tag verlaufen war. Keine von ihnen hatte etwas von einem anderen Patienten erwähnt, der in Giulias Zimmer gekommen wäre, was eine klare Verletzung der Krankenhausordnung bedeutet hätte, und sie auf die Wange geküsst hätte.

Natürlich bestand die Möglichkeit, dass Giulia sich die Sache einbildete. Auch wenn es ihr besserging, hatte sie noch immer Momente mit Halluzinationen.

Ich bemühte mich, den Rest des Besuchs unkompliziert zu gestalten, aber ich war müde, und Giulia war auch müde. Nach drei Wochen im Krankenhaus fiel uns kaum noch etwas ein, über das sich sprechen ließ. Ich begann zu verstehen, warum manche Familien während ihres Besuchs miteinander vor dem Fernseher saßen.

Am Ende der Besuchszeit gab ich Giulia selbst einen Kuss auf die Stirn und dann ging ich hinüber zur Schwesternstation. »Was ist Giulia heute passiert?«, fragte ich und schlug meine Hände laut auf den Tresen.

»Ähh, was meinen Sie denn?«, fragte eine der Schwestern hinter dem Tresen.

»Ich meine, was Giulia heute passiert ist«, wiederholte ich. »Sie hat mir nämlich etwas erzählt. Und ich möchte es von Ihnen hören.«

Alle drei Schwestern sahen nun nervös zu mir auf. Sie wechselten Blicke miteinander, dann sahen sie wieder mich an, und dann endlich rang die Oberschwester, die Frau, die uns an Giulias erstem Tag so rüde vertrieben hatte, die Frau, die ich in den letzten drei Wochen vergeblich versucht hatte, auf meine Seite zu ziehen, sich durch, mir eine gestammelte Antwort zu geben.

»Nun ja, es hat heute tatsächlich einen Zwischenfall gegeben. Giulia und ein weiterer Patient waren daran beteiligt. Von uns war keine dabei, als es geschehen ist.«

»Ja, das weiß ich, dass es einen Zwischenfall gegeben hat. Wer verdammt nochmal hat meine Frau geküsst. Was ist da verdammt nochmal passiert? Und warum hat mir niemand davon erzählt?«, verlangte ich zu wissen.

»Ähh, ja, soweit ich es verstanden habe, ist tatsächlich ein anderer Patient in Giulias Zimmer eingedrungen und hat sie geküsst.«

»Das weiß ich bereits. Aber nicht weil eine von Ihnen mir darüber berichtet hat. Sie haben es meiner halluzinierenden Frau überlassen, mir davon zu erzählen. Ich habe mir solche Mühe gegeben, zu Ihnen allen nett zu sein und mit Ihnen zusammenzuarbeiten und Sie berichten mir nichts von diesem Vorfall? Das ist verdammt nochmal lächerlich. Was wissen Sie, was ich nicht schon weiß? Was steht dazu in ihrer Akte?«

Ich hatte inzwischen genug Erfahrung, um zu wissen, dass die Akte eine heilige Kuh war. In dieser Akte stand einfach alles – wie gut Giulia geschlafen hatte, wie viel sie gegessen hatte, ob sie ihre Pillen genommen hatte, wie oft sie scheißen ging, all das stand in dieser Akte.

Die Oberschwester trollte sich hinüber zum Aktenschrank, blätterte durch die Akte und kehrte mit leeren Händen zurück. »In Giulias Akte steht gar nichts dazu.«

»Was zum Teufel soll das heißen, in Giulias Akte steht gar nichts dazu?« Plötzlich sah ich rot. In den vergangenen drei Wochen hatte ich viel getrauert, aber gewütet hatte ich noch nicht. Das Adrenalin fühlte sich gut an im Vergleich zu der dumpfen Leere einer Trauer um einen Menschen, der noch am Leben war.

»In ihrer Akte steht gar nichts dazu«, wiederholte die Schwester.

»Sie haben einfach keinen Vermerk dazu gemacht, dass ein Patient eine andere Patientin geküsst hat?«

»Doch, das haben wir schon«, erwiderte sie schuldbewusst. »Aber nicht in Giulias Akte. In der Akte des anderen Patienten ist es vermerkt.«

»Was steht dort?«

»Das darf ich Ihnen nicht sagen«, erwiderte sie. »Sie sind nicht berechtigt, den Inhalt der Akte eines anderen Patienten einzusehen.«

»Wollen Sie mich verdammt nochmal auf den Arm nehmen?«

Wollen Sie mich verdammt nochmal auf den Arm nehmen war

einer von Giulias Lieblingsausdrücken. Mit tiefster Verachtung stieß ich ihn in einer Weise heraus, auf die sie stolz gewesen wäre.

»Ich nehme Sie nicht auf den Arm«, erwiderte die Oberschwester und gewann ein Stück Boden zurück, weil sie spürte, dass ich dabei war, die Kontrolle über die Situation zu verlieren.

»Das ist verdammt nochmal lächerlich.«

Es fühlte sich gut an, auf jemanden loszugehen und ein Ziel für meine Wut zu haben. Ich hatte in diesem vergangenen Monat so viel geweint, aber ich hatte niemanden angeschrien – wen hätte ich auch anschreien sollen? Endlich befand ich mich in einer Situation, in der ich mich vollauf berechtigt fühlte, meinem Ärger Luft zu machen, die Zügel schießen zu lassen und all den Zorn herauszulassen, den ich in meinem Innern verspürte. Diese Krankenschwester hatte es versäumt, Giulia zu beschützen, genau wie die Schwester, die mich herumgerollt hatte, obwohl meine Schmerzen die Zehn auf der Skala erreicht hatten. Jetzt war ich an der Reihe, für Giulias Schutz zu sorgen.

»Habe ich Sie richtig verstanden? Sie erzählen mir, ich hätte kein Recht zu erfahren, was meiner Frau zugestoßen ist? Alles, was ich weiß, ist, dass irgendein Kerl sie geküsst hat, und mehr bekomme ich aus Ihrem verdammten Haufen nicht heraus?«

»Die Besuchszeit ist so gut wie vorbei«, antwortete sie, verzweifelt nach irgendeinem Ausweg suchend.

»Die Besuchszeit dauert noch dreißig verdammte Minuten«, feuerte ich zurück. »Versuchen Sie nicht, mich rauszuwerfen. Übernehmen Sie endlich die Verantwortung für diese Situation.«

»Sie sind sichtlich erregt. Vielleicht sollten Sie nach Hause fahren, damit wir morgen über die Sache reden können, wenn Sie sich beruhigt haben.« Sie begann, in die Offensive zu gehen, da sie spürte, dass ich kurz vorm Ausrasten stand. Ich wollte ihr aber keinen Anlass geben, mein Benehmen in irgendeiner Weise zu kritisieren.

»Das hier ist eine Schande.« Ich stürmte aus dem Krankenhaus. Sobald ich nach Hause kam, rief ich das Krankenhaus an und verlangte, noch an diesem Abend mit Giulias Arzt zu sprechen.

Um mich bis dahin ein bisschen abzulenken, kontaktierte ich über Skype meine Eltern. In Japan, wo sie wohnten, war es vier Uhr in der Frühe, aber sie wachten sofort beim ersten Klingeln auf.

»Was ist passiert, Mark?«, fragte meine Mutter.

Ich war in einem Haushalt aufgewachsen, in dem niemand fluchte, doch während ich die Situation schilderte, weinte und fluchte ich viel. Es fühlte sich so verflucht an, mir fielen einfach keine anderen Worte ein.

»Mark, du musst mit dem Arzt sprechen«, sagte meine Mutter. »Wir müssen sicherstellen, dass dieser andere Patient sie nicht mehr belästigt.« Meine Mutter war ganz ruhig und sie hatte eine Handlungsperspektive, und das war genau das, was ich jetzt brauchte.

»Ich habe ihn bereits angerufen, ich warte auf seinen Rückruf.«

»Okay, das ist schon mal gut«, sagte sie. »Außerdem solltest du …«

Mein Handy klingelte, die Nummer war unterdrückt. Jedes Mal, wenn das Krankenhaus anrief, war die Nummer unterdrückt. »Mom, Dad«, sagte ich, »ich muss Schluss machen. Ich vermute, das ist er.«

»Alles klar, viel Glück, du machst deine Sache gut«, riefen mir meine Eltern noch ermutigend und unterstützend zu, bevor ich das Gespräch auf meinem Handy entgegennahm.

»Was zum Teufel ist da bei Ihnen los?«, verlangte ich von dem Arzt zu wissen. Ich hatte durchaus noch ein paar Flüche übrig.

»Also um ehrlich zu sein, Mark, ich habe selbst erst durch Ihren Anruf von dieser Sache erfahren.«

Dass er nichts davon wusste, beruhigte mich ein wenig, denn die Krankenschwestern hätten ihn informiert, wenn es sich um einen Notfall gehandelt hätte. Zumindest so viel traute ich ihnen zu.

»Lassen Sie mich erklären, wie ich den Vorfall verstanden habe«, sagte er. »Es gibt da diesen anderen Patienten, der glaubt, Gott zu sein, und er bot Giulia eine Art von Vergebung an. Sie hat sich so sehr darauf versteift, der Teufel zu sein, und plötzlich war da Gott, der sagte, er würde ihr vergeben. Sie hat ihn in ihr Zimmer gelassen, und er hat sie auf die Wange geküsst.«

»Hat er versucht, sie zu berühren?«, schrie ich. »Hat er? Hat er verdammt nochmal versucht, sie zu berühren?« Wieder geriet ich in Wut.

»Nein«, erwiderte er, und vor Erleichterung begann ich zu weinen. »Wir haben sowohl Giulia als auch den anderen Patienten befragt, und beide haben gesagt, es war nicht mehr als ein Kuss. Ein Ordner kam vorbei und sah, wie der andere Patient vor Giulias Bett kniete, also ist er hinzugetreten und hat der Sache ein Ende bereitet. Wir sind überzeugt, dass er nicht mehr als höchstens ein paar Minuten in ihrem Zimmer war. Und er hat sie nicht angefasst. Wir haben den Patienten in ein anderes Zimmer verlegt, und er ist nun unter ständiger Aufsicht.«

Ich konnte nicht wütend auf die Halluzinationen über Gott sein, so wenig wie ich wütend auf Giulia wegen ihrer Halluzinationen über den Teufel sein konnte. Aber ich wollte Giulia aus diesem Krankenhaus weg haben.

»Ich bin nicht länger der Ansicht, dass Giulia im Krankenhaus sicher ist«, sagte ich. »Ich denke, wir sollten darüber nachdenken, sie anderswo unterzubringen.«

»Erlauben Sie mir, Sie an dieser Stelle zu unterbrechen«, schnitt der Arzt mir ins Wort. »Giulia ist bereits seit langer Zeit hier, der längste Aufenthalt, den wir momentan haben. Wir sehen alle fünfzehn Minuten nach den Patienten, aber wir können nicht alle permanent überwachen. Um ehrlich zu sein, kann ich kaum glauben, dass bisher noch nichts passiert ist. Für gewöhnlich kümmert die Gruppe sich um sich selbst, und einer beschützt den anderen, aber es bleiben ja fremde Menschen, die miteinander auf engem Raum untergebracht sind.«

Nichts davon trug dazu bei, mich zu beruhigen.

»Worauf ich hinauswill, ist, dass dies ein Signal dafür sein kann, dass das Krankenhaus nicht länger der beste Ort für sie ist. Wir hatten so oder so darüber gesprochen, dass Giulias Zustand sich im Krankenhaus eingependelt hat, die Medikamente scheinen bei ihr anzuschlagen. Sie ist noch nicht aus dem Tal heraus, aber sie ist deutlich stabiler. Sie ist schon so lange hier, und die Psychose scheint so viel besser kontrollierbar …« Er suchte nach Worten, unsicher, wie er sich in für mich verständlicher Weise ausdrücken sollte. »Und deshalb bin ich der Meinung, dies ist ein Zeichen dafür, dass sie bereit ist, nach Hause zu kommen, in eine behaglichere und vertrautere Atmosphäre und ambulant weiterbetreut werden kann.«

Und während ich noch dabei war, den Schock darüber zu verarbeiten, dass ein fremder Patient meine Frau geküsst hatte, teilte der Arzt mir mit, dass Giulia bereits am nächsten Tag nach Hause entlassen werden würde.

Auf dem Weg zum Krankenhaus hörte ich *Viva la Vida* in Endlosschleife. Ich öffnete die Glastüren zur psychiatrischen Station zum letzten Mal. Ich grinste von einem Ohr zum anderen und konnte es nicht erwarten, all die Riten und Rituale zu vergessen, die Fahrt mit dem speziellen Fahrstuhl, die Anmeldung, die Durchsuchung meiner Habseligkeiten. Ich wich den Schwestern aus. Ich ging um die Ecke, um zu sehen, ob ich Giulia helfen konnte, ihre Sachen zu packen. Sie stand draußen im Korridor und wartete auf mich.

»Schatz! Du kommst nach Hause!« Ich strahlte, sobald ich sie sah.

»Mark«, flüsterte sie, beugte sich dicht zu mir und warf dabei einen wilden Blick über ihre Schulter, um sicherzustellen, dass niemand sie hörte. »Das hier ist ein großer Fehler. Sperr mich für immer ein. Ich bin der Teufel und muss für immer eingesperrt werden.«

Mein strahlender Optimismus setzte einen Herzschlag lang aus. Der Doktor hatte gestern Abend am Telefon so überzeugend geklungen, hatte mir versichert, dass Giulia stabiler war, aber hier stand sie vor mir, war noch immer psychotisch und sprach erneut vom Teufel. Und nun wurde sie nach Hause entlassen, wo ich allein mich um sie kümmern musste. Worauf hatte ich mich eingelassen?

Ich wischte all meine Bedenken beiseite und sagte: »Es geht dir gut, Giulia«, denn ich würde sie in jedem Fall mit nach Hause nehmen. Sie konnte diesen Ort endlich hinter sich lassen.

Wir gingen, um ihre letzten Sachen einzupacken, aber das meiste hatte sie ohnehin schon getan. Sie hatte geduscht und ihre frischsten Sachen angezogen. Nach nicht mehr als ein paar gemeinsam verbrachten Minuten hatte sie ein Gefühl der Stabilität zurückgewonnen und sprach davon, dass sie es nicht erwarten konnte, Goose zu sehen und mit ihm am Strand spazieren zu gehen.

Wir verließen ihr Zimmer zum letzten Mal, dann gingen wir hinüber zu dem mit Mal- und Bastelmaterialien vollgestopften Konferenzraum, wo ihre Entlassungssitzung stattfinden sollte. Sie unterzeichnete zahlreiche Formulare. Das einzige, an das ich mich erinnern kann, war eine Erklärung, in der sie versprach, in den nächsten fünf Jahren keine Schusswaffe zu kaufen.

Sie sollte am folgenden Tag ein intensives ambulantes Programm am Kaiser-Krankenhaus beginnen, wo sie einen neuen Sozialarbeiter, einen neuen Arzt und einen neuen Fallmanager zugeteilt bekommen würde, und wer weiß, vielleicht bekam sie dort auch eine neue Diagnose, neue Medikamente, neue Therapien. Aber all das hatte Zeit bis morgen. Im Augenblick kam sie erst einmal nach Hause.

Sobald alle Dokumente unterzeichnet waren und eine Papiertüte mit diversen Medikamenten gefüllt worden war, führte eine Schwester uns zu der Glastür, die in den letzten dreiundzwanzig Tagen meine Welt von Giulias Welt getrennt hatte. Ich hielt sie fest, während wir hinaus ins Wartezimmer traten und zum ersten Mal gemeinsam diese Schwelle überschritten. Sie war schwach von den Wochen ohne Aktivität und Schlaf.

Wir erreichten den Fahrstuhl. Den speziellen, mit dem ich so viele Male allein gefahren war.

Ich ließ ihre Hand nicht los. Sie blinzelte und strahlte, als wir hinaus in die frische Luft traten.

»Wow«, war alles, was sie sagte. »Wow.«

»Giulia, du kommst nach Hause.«

Sie warf mir einen Blick zu. Ich sah Klarheit in ihren Augen, eine Spur der wahren Giulia. Sie sah sich nach dem Krankenhaus um, hinauf zum dritten Stock.

»Machen wir, dass wir hier wegkommen.«

VIER

OKTOBER 2009

UNSERE BULLDOGGE GOOSE VERBRACHTE seine Tage damit, der Sonne von Raum zu Raum zu folgen. Am Morgen breitete er sich auf dem Hartholzboden des Korridors aus, weil die aufgehende Sonne einen Flecken Wärme durch die großen Fenster schickte. Mittags zog er in einen anderen Sonnenflecken um, ins Esszimmer, wo er seinen Körper an die Tischbeine presste. Am Nachmittag war es die Frühstücksecke. All diese Räume bildeten zusammen einen Ring um einen zentralen Lichthof in unserer Wohnung, Platz, den wir nie wirklich nutzten, den wir aber dennoch liebten. Goose stimmte uns zu und verbrachte seine Tage damit, langsam im Kreis herumzuwandern und sich von einem sonnigen Platz zum nächsten zu bewegen.

Das Verhalten unseres Hundes war vorhersehbar, daher wusste ich, als ich Giulia aus dem Krankenhaus nach Hause brachte, dass er sich im Esszimmer aufhalten würde, laut schnarchend und mit im Schlaf heraushängender Zunge.

Als wir in die Garage fuhren, konnte ich spüren, wie Giulia zögerte. So sehr sie sich wünschte, zu Hause zu sein, so sehr fürchtete sie sich auch. Sie sah mich an und suchte wortlos nach Zustimmung und Bestätigung. Ich führte sie die Treppen zu dem Stockwerk hinauf, in dem unsere Wohnung lag, und ging mit ihr geradewegs ins Esszimmer.

»Goose, nun schau mal, wer wieder zu Hause ist«, flüsterte ich ihm zu. Giulia blieb stehen und wartete auf seine Reaktion. Für gewöhnlich begrüßte er seine Familie, indem er die Pfoten in die Luft warf, an Fingern und Ohren knabberte und verrückt vor Freude mit seinem kleinen Stummelschwanz wackelte. Dies war die längste Zeit, die er je von ihr getrennt gewesen war. Ich war nervös, fürchtete, er könnte mit seinen sechzig Pfund in sie hineinstürmen und sie, so zerbrechlich wie sie war, hintüber werfen.

Aber Goose verstand. Er sah sie, ging zu ihr hinüber und sah ihr mit seinen großen braunen Augen ins Gesicht. Giulia hockte sich nieder, schlang die Arme um seinen schlaffen Hals und zog ihn an ihre Brust. Er saß mit hocherhobenem Kopf da und nahm ihre Liebkosung in Empfang. Ich hatte so viel Zeit damit verbracht, mir darüber Sorgen zu machen, wie ich mit Giulia umgehen sollte, und hier war unser Hund, der Giulia in all seiner Einfachheit genau das gab, was sie brauchte: sanfte, bedingungslose Liebe.

Wir waren kaum ein paar Minuten zu Hause, da saßen wir auch schon wieder im Auto und fuhren zum Strand. Goose buddelte nach Steinen, Giulia und ich saßen in der Stille des Tages beieinander – eines Tages, der so schön und warm war wie der, an dem ich sie ins Krankenhaus gebracht hatte. Eine Joggerin rannte vorbei, und erschrocken sprang Giulia auf.

»Warum macht sie das?« Giulia rang nach Atem, ihre Hände bedeckten ihr Gesicht, und sie wich vor der Frau zurück.

»Warum macht sie was? Sie läuft.«

Giulia wiegte sich von Seite zu Seite. Ihre Lippen kräuselten sich und glätteten sich wieder, ihre Hände waren fest an ihre Brust gepresst.

»Das ist nicht gut, Mark. Sie läuft vor mir weg. Ich muss damit aufhören. Das alles war ein Fehler. Dass ich hier bin, ist gefährlich.«

Da wir uns endlich außerhalb des Krankenhauses und seines Berührungsverbots befanden, ging ich zu ihr und legte ihr den Arm um die Taille. Sie lehnte sich an mich, ihr Körper war noch immer so zerbrechlich.

»Giulia, du bist zu Hause. Du bist da, wo du hingehörst. Du bist wieder bei mir und Goose, wieder am Strand, wo wir zusammen hingehören.« Ich sah ihr in die Augen. Sie waren ausdruckslos, doch in ihrer Verwirrung suchten sie nach etwas.

Inzwischen hatte Goose genug von seinen Steinen und quetschte sich zwischen uns, um sich auf unsere Füße zu setzen.

»Wir lieben dich, Giulia, wir sind so glücklich, dass du wieder da bist.«

Giulia schwankte noch eine Weile hin und her, doch nach ein paar Minuten beruhigte sie sich. Psychosen kommen und gehen wie die Gezeiten. Eine vorbeilaufende Joggerin hatte eine heftige Rückkehr ihrer verwirrten, paranoiden Gedanken ausgelöst. Und dann verschwanden sie genauso unerklärlich wieder. Das Krankenhaus hatte überhaupt nichts in Ordnung gebracht. Es hatte sie nur stabilisiert, und auch das nur teilweise.

Die ersten paar Wochen verliefen mehr oder weniger wie unser Ausflug zum Strand. Giulia hatte vor allem Angst, sie versuchte verzweifelt, sich zu Hause wohl zu fühlen und sich wieder einzuleben, doch sie war in ihrer Unsicherheit gefangen. Die Psychose schien wie ein schweres Fieber, das aus heiterem Himmel kam und ging, und Giulia glitt mehrmals am Tag darin ab. Manchmal bewirkte die Psychose eine Fixierung auf die Religion, manchmal sorgte sie für intensive Paranoia und manchmal bereitete sie ihr Halluzinationen. Ihre Körpersprache wurde zum sichtbaren Zeichen ihrer Rückkehr, das Schwanken von einer Seite zur andern, das Kräuseln der Lippen, die auf die Brust gepressten Hände. Für mich war der Wechsel von den täglichen neunzig Minuten, die ich in den letzten Wochen mit Giulia verbracht hatte, zu vierundzwanzig Stunden an jedem einzelnen Tag abrupt und schwierig. Ich wich ihr nur selten von der Seite. Als ich es das erste Mal tat, um an dem Nachmittag, an dem sie nach Hause gekommen war, ins Bad zu gehen, verließ sie das Haus und war bereits die halbe Straße hinuntergegangen, als ich sie erwischte. Ich hatte Angst, dass es gefährlich sein könnte, sie allein zu lassen, weil sie dann auf die Stimmen hören könnte, die in ihrem Kopf waren.

Glücklicherweise gab es das IOP, das intensive ambulante Programm am Kaiser, das als Übergangsprogramm nach ihrer Zeit im Krankenhaus angelegt war. Montags, mittwochs und freitags nahm Giulia von neun Uhr morgens bis halb eins an Gruppentherapien, Einzelgesprächen und an »Kursen« wie zum Beispiel Verhaltenstherapie, Kunst- und Tanztherapie teil.

Dieses Programm verschaffte mir jede Woche zehn Stunden, in denen ich nicht auf der Hut sein und auf Giulia aufpassen musste. Ich bewahrte meine Laufschuhe und meine Surf-Ausrüstung im Kofferraum des Autos auf, und sobald ich Giulia abgesetzt hatte, fuhr ich schnellstens zurück zum Strand, um surfen zu gehen. Wenn die Wellen nicht mitspielen wollten, parkte ich das Auto am Cliff House, zog mir Laufsachen an und machte mich auf den Weg den Hügel hinauf, zum Lands End Trail, eine atemberaubende städtische Laufstrecke, die durch die nordwestliche Ecke San Franciscos führte. Ich liebte das IOP dafür, dass es mir die seltene Gelegenheit lieferte, mich von Giulia zu lösen.

Das wahre Verdienst des IOP beruhte allerdings nicht unbedingt auf den Therapien, die es anbot – und die Giulia zwar mitmachte, jedoch nicht ohne die Augen zu verdrehen –, sondern eher auf dem regelmäßigen Kontakt mit Psychiatern. Giulia sah ihre Ärzte dreimal in der Woche, so dass sie die Wirkung ihres Experiments mit antipsychotischen Mitteln und Antidepressiva genau verfolgen konnten, um damit hoffentlich den magischen Cocktail zu finden, der Giulia heilen konnte. Ich lernte, dass die Psychiatrie und das Verschreiben von Medikamenten mehr auf Versuch und Irrtum beruhten als auf Wissenschaft. Sie war mit dem Antidepressivum Lexapro und zwei antipsychotischen Mitteln – Geodon und Zyprexa – entlassen worden. Obwohl sie Geodon während der dreiundzwanzig Tage ihres Krankenhausaufenthalts eingenommen hatte, fügte der Arzt der Klinik in den letzten Tagen der Mischung hastig noch Zyprexa hinzu, da dieses in dem Ruf stand, eines der am stärksten wirkenden antipsychotischen Mittel zu sein.

Anfangs hatte Giulia sich im Krankenhaus geweigert, ihre Medikamente einzunehmen, aber sie hatte die Alternative gehasst – Pfleger, die sie niederdrückten, um ihr die Medikamente mit einer Spritze in die Hüfte zu jagen. Später begann sie, solange sie noch im Krankenhaus war, die Medikamente aus eigenem Antrieb zu nehmen, auch wenn sie des Öfteren zum Ausdruck brachte, wie sehr es ihr widerstrebte, sie zu schlucken. Sie wusste, wenn sie zu Hause bleiben wollte, musste sie die Pillen schlucken. Aber sie hasste sie trotzdem, und das Zyprexa ganz besonders.

Diese spezielle Pille wurde zu unserem größten Problem. Ich hatte die Nebenwirkungen von Zyprexa sofort recherchiert, als der Arzt es ihr verschrieben hatte, und wusste, was auf uns zukommen mochte: Hautprobleme, größerer Appetit, Gewichtszunahme, Lethargie. Und wie bei allen psychiatrischen Medikamenten bestand darüber hinaus die Sorge, dass es ihre Selbstmordgedanken verstärken könnte.

Die Nebenwirkungen schlugen hart zu. Innerhalb von zwei Monaten nahm Giulia fast sechzig Pfund zu. Sie war alarmierend dünn gewesen und nun, nach nur zwei Monaten, war sie so schwer, wie sie nie zuvor gewesen war. Dazu bekam sie noch Akne.

Das Schlimmste aber war, dass das Zyprexa alles an ihr verlangsamte. Giulia bewegte sich, als würde sie unter Wasser laufen, und so sprach sie auch. Sie hatte Probleme mit Fragen, die die Antwort offen ließen. Wenn ich zum Beispiel fragte: »Was möchtest du zu Abend essen?«, machte sie erst mal eine Pause, um die Frage zu verarbeiten. Ich lernte, meine Fragen anders zu formulieren, so dass sie mit einem direkten Ja oder Nein antworten konnte.

»Möchtest du heute Abend Hühnchen essen?«, fragte ich sie also. Sie schwieg eine Zeit lang, dann kam ein: »Ja.« Ich hatte diese Langsamkeit schon im Krankenhaus beobachtet, aber meine Besuche hatten nur neunzig Minuten gedauert. Lange genug, um es zu bemerken, aber kurz genug, um es in der Lawine der anderen Sorgen, die es zu dieser Zeit gab, auch wieder zu vergessen. Jetzt, da sie zu Hause war, gab es kein Vergessen mehr. Die Nebenwirkungen beherrschten unseren Alltag. Jeder Schritt, jede Minute stand unter ihrem Einfluss, ein Leben in Zeitlupe, ein Motor, der durch keinerlei Anzeichen verriet, dass er startete.

Aber das Zyprexa hatte seine Wirkung. Giulias wilde Sinnestäuschungen hatten sich zusammen mit allem anderen ebenfalls verlangsamt. Ihre Anfälle mit den verkrampften Händen und dem nervösen Hin- und Herschaukeln hatten aufgehört. Das Medikament leistete seine Arbeit.

Es fiel Giulia schwer, es auf diese Weise zu betrachten. Für sie bestand Zyprexa nur aus seinen Nebenwirkungen. Hätte sie die Wahl gehabt, hätte sie sofort aufgehört, das Medikament einzunehmen, und daraus machte sie auch keinen Hehl. Also hatten die Ärzte angeordnet, dass ich Giulia beim Einnehmen ihrer Medikamente überwachen sollte, um sicherzustellen, dass sie die Pillen wirklich schluckte. Später gestand sie mir, dass sie eine Technik entwickelt hatte, die Pillen unter ihrer Zunge oder hinter ihrer Lippe zu verstecken, so dass sie, sogar wenn ich sie den Mund öffnen ließ, beweisen konnte, dass sie sie geschluckt hatte.

Die Pillen sorgten für weitere Spannungen, weil Giulia, die immer noch selbstmordgefährdet war, zu ihren Medikamenten keinen direkten Zugang haben durfte. Ich wechselte die Verstecke so gut wie täglich. Zuerst versteckte ich sie einen Tag lang in der Tasche einer Jacke, die im Flurschrank hing, dann in einer Schachtel mit Getreideflocken und dann hinter unseren DVDs von *Arrested Development*. Ich erreichte einen Punkt, an dem ich selbst vergaß, wo ich sie hingetan hatte, und nach ihnen suchen musste.

Zyprexa wurde zum Symbol für die unmöglichen Entscheidungen, die eine Geisteskrankheit einer Beziehung aufzwingt. Giulia wollte entweder das gesamte Zyprexa, um sich damit umzubringen, oder gar keines, was vermutlich zu einem Rückfall geführt hätte. Mit der verschriebenen Dosis wollte sie nichts zu tun haben. Aber die Dosis, die sie zur Zeit einnahm, schien ihr zu helfen, auch wenn die Nebenwirkungen brutal waren.

Wir haben nie über diesen Plan diskutiert. Ich sah keine andere Möglichkeit, als zu tun, was die Ärzte uns gesagt hatten. Wir mussten sie aus dem Krankenhaus heraus und ihren Geist von den Foltern der Psychose frei halten. Wir entwickelten unser stilles, trauriges Ritual. Giulia saß auf unserem Bett hinter der geschlossenen Tür des Schlafzimmers, während ich ein paar Pillen aus dem derzeitigen Versteck zutage förderte. Wenn ich zurückkam, gab ich sie ihr mit einem Glas Wasser, wobei wir jeden Blickkontakt vermieden. Nachdem sie sie hinuntergeschluckt hatte, kontrollierte ich ihren Mund. Ich begann, ihren Geist wie einen alten Fernseher zu betrachten, einen mit einem Knopf, den man drehen musste, um den Kanal zu wechseln. Sie war zwischen den Kanälen stecken geblieben, und alles, was nun gesendet wurde, war weißes Rauschen, das sie in den Wahnsinn trieb und mich zu Tode erschreckte. Die Medikamente wirkten, als würde man den Ton leiser stellen. Sie mochte noch immer zwischen zwei Kanälen stecken, aber zumindest strahlte das Gerät nicht länger dieses ohrenbetäubende Rauschen aus. Und der Ton musste leise gestellt bleiben, bis die Kanäle wieder funktionierten.

Darin lag Erleichterung, doch zugleich eine ungeheure Traurigkeit. Solange der Ton leise gestellt war, lief Giulias gesamtes Leben tonlos ab. Sie war nicht psychotisch, sie war nicht gehetzt von Halluzinationen – sie war mehr oder weniger gar nichts.

Unsere Tage fügten sich in eine Routine. Unser Leben war

wie ein fauler Sonntagnachmittag, der sich bis zum Erbrechen wiederholte.

Aufwachen. Am Strand mit dem Hund spazieren gehen. Zum Yoga gehen oder Tennis spielen oder Fahrrad fahren oder irgendeiner anderen gesunden Aktivität nachgehen, bei der wir uns im Nebel von Giulias Medikamenten stets langsam und vorsichtig bewegten. Mittagessen. Wieder den Hund ausführen. Zeichnen oder Lesen oder ein bisschen Fernsehen. Abendessen. Schlafengehen. Die Vormittage beim IOP halfen – ich liebte meine Auszeiten – aber es gab so gut wie überhaupt keine Abwechslung. Wir bekamen nur selten andere Menschen zu Gesicht. Wir wurden wie Goose, der in Kreisen herumschlurfte, und versuchten, den Sonnenflecken in dieser neuen Existenz nachzujagen. Viel Sonne gab es jedoch nicht. Die meiste Zeit über taumelten wir durch Nebel.

Die Medikamente machten Giulia früh, meist schon gegen sieben Uhr, müde. Sie schlief praktisch ein, sobald sie sich hingelegt hatte, ob auf der Couch oder im Bett. Ihr Schlaf war reg- und traumlos, der Zusammenbruch eines schmerzenden Geistes, der sich selbst gern losgeworden wäre. Wenn sie zwölf oder dreizehn oder vierzehn oder manchmal sogar fünfzehn Stunden später endlich aufwachte, hatte sie sich kaum bewegt.

Sobald Giulia eingeschlafen war, waren meine Nächte erfüllt von einer undurchdringlichen Einsamkeit. Ich verbrachte den ganzen Tag mit Giulia, unser Leben beschränkte sich auf die nackte Essenz des Überlebens, aber bei Nacht schlug der Rest der Welt über mir zusammen. Ich bezahlte Rechnungen, hielt unsere Eltern per Mail auf dem Laufenden, fühlte mich schuldig, weil ich meinen Arbeitsplatz verlassen hatte, machte mir Sorgen darüber, wohin ihre Krankheit uns führen würde, war frustriert, weil ich keine Gesellschaft hatte, keinen Sex, keinen Job, kein Leben. Ich konnte nirgendwo hingehen und auch niemanden einladen.

Ich hielt mich ans Internet, an die Baseballliga, das Fernsehen. Streaming mit Netflix war gerade eingeführt worden, also sah ich wie ein Süchtiger die Serien *The Office* und *Lost*. Ihre Geschichten benutzte ich am nächsten Tag in meinen Gesprächen mit Giulia, denn so hatte ich etwas, über das wir reden konnten. Fernsehen und Internet gaben mir etwas, womit ich mich beschäftigen konnte, doch das Beste war, dass sie von mir keine Gegenleistung verlangten. Ich konnte den Fernseher ausschalten oder mich aus den Social Media abmelden und mich davonmachen, ohne dass jemand mich brauchte.

Nach einem Monat konnte ich diese Nächte nicht länger ertragen. Angst und Traurigkeit hielten mich zu fest in ihrem Griff, um die ganze Nacht auf meiner Couch zu sitzen. Giulia bekam so schwere Schlafmittel, dass sie sich die ganze Nacht hindurch nicht rührte, geschweige denn aufwachte, also fing ich mit dem Laufen an. Für gewöhnlich machte ich mich um zehn Uhr auf den Weg, ging barfuß, auf Zehenspitzen, und mit einer Stirnlampe die Straße hinunter, überquerte dann die Dünen und lief in vollem Tempo los, sobald ich den festen Sand von Ocean Beach erreichte. Ich lief von einem Ende des Strandes zum anderen und wieder zurück, aus meinen Kopfhörern dröhnte Musik in voller Lautstärke, und meine Stirnlampe schaltete ich aus, um durch die Dunkelheit zu laufen. Manchmal sah ich verschwommene Gestalten aus der Finsternis auftauchen, andere Nachtwanderer, die hinunter zum Strand kamen, um ihre Gefühle loszuwerden. Ebbe war am besten. Dann zog sich der Ozean auf sich selbst zurück und ließ einen Streifen glitzernden nassen Sand übrig. Es war, als liefe man auf einem Spiegel, der dem Universum vorgehalten war. Wie ein Verrückter rannte ich und sah dabei in den Himmel, der sich unter meinen Füßen spiegelte, betete und flehte alle Welt an: *Bitte lasst uns dieses Durcheinander überstehen.*

Giulias Psychose verebbte nach ein paar Wochen. Ich schrieb

den Erfolg dem Zyprexa zu. Aber es ging ihr noch immer nicht besser. Im Windschatten der Psychose folgte eine verheerende Depression. Als sich die Depression ausbreitete, sagte Giulia oft zu mir: »Du weißt nicht, was ich im Krankenhaus durchgemacht habe. Ich kann damit nicht leben. Ich kann damit nicht fertigwerden.«

Ja, sie hatte auf dem Weg ins Krankenhaus versucht, sich aus dem fahrenden Auto zu werfen, aber das kam mir wie ein Nebeneffekt ihrer Psychose vor. Was Selbstmordgefährdung wirklich bedeutete, begriff ich erst, als ihre Psychose abgeklungen war. Ohne ihre Halluzinationen war der Selbstmord so gut wie das einzige Thema, über das Giulia nachdachte. Es war eines der wenigen Themen, die sie mir gegenüber unaufgefordert ansprach.

An einem Morgen, an dem der Nebel besonders schön war, brachen wir zu einem unser unzähligen Spaziergänge am Strand auf. Ocean Beach wird für gewöhnlich von hohen Nebeln und einer steifen Brise heimgesucht. An diesem Morgen aber gab es keinen Wind und der Nebel bedeckte den Boden in dichten, verzauberten Schwaden. Wir konnten keine zehn Fuß weit sehen. Weil der Nebel aber so tief stand, konnten wir durch ihn hindurch die Sonne über uns sehen, die verzweifelt darum kämpfte durchzubrechen. Das Licht brachte den Nebel zum Leuchten, wie ich es nie zuvor gesehen hatte, und es kam mir vor, als hätten wir uns inmitten von blendendem, goldenem Feenstaub verirrt.

Der Augenblick war zu schön, um sich in der Langsamkeit und Traurigkeit unserer Leben zu verlieren, also jagte ich Goose und rannte in Kreisen um Giulia herum. Ich nahm den goldenen Nebel zum Anlass, mich zu weigern, unser Leben zu nichts als Herzschmerz verkommen zu lassen. Ich flirtete mit Giulia, indem ich sie auf die Wange küsste und ihr in den Hintern kniff, während ich um sie herumrannte.

»Mark, ich muss dich etwas fragen«, rief sie, als ich vorüberflitzte.

Ich kam zu ihr zurück, meine Stirn war nass von Schweiß und Nebel, mein Herz raste, meine Augen waren voll Leben und ich fühlte mich verdammt gut. »Was ist los, Schatz?«

»Wenn jemand sich umbringt, bekommt er dann trotzdem ein Begräbnis?«

Ich blieb wie angewurzelt stehen. »Wie bitte?«

»Wenn jemand sich umbringt, bekommt er dann trotzdem ein Begräbnis?«, wiederholte sie. »Ich weiß ja, wenn man sich umbringt, kommt man in die Hölle, aber darf man trotzdem ein Begräbnis haben? Ich möchte nämlich ein Begräbnis haben, euretwegen. Ich würde es hassen, wenn ihr nicht einmal zu meinem Begräbnis gehen könntet.«

»Nun ja, über solche Sachen brauchen wir ja auch nicht nachzudenken, Giulia«, sagte ich. »Weil du dich nämlich nicht umbringen wirst. Du wirst es schaffen.«

Giulia legte eine lange Pause ein, dann sagte sie: »Gott ist ein Arschloch.«

Ich sackte neben ihr zusammen, meine Füße waren jetzt bleischwer. Wir drehten uns um und gingen schweigend zurück zum Auto.

Als wir die Sanddünen überquerten, fragte Giulia: »Mark, wirst du mir erlauben, mich umzubringen? Du weiß nicht, wie unerträglich es ist. Wenn du mich liebst, dann erlaubst du mir, mich umzubringen.«

Diese Bedeutung des Wortes *lieben* tat mir weh. Giulia forderte von mir, dass ich sie so liebte, wie sie es brauchte, was bedeutete, dass ich sie ihr Leben beenden ließ.

»Ich liebe dich, Giulia. Aber ich will dich nicht verlieren.«

»Wie wäre es, wenn wir eine Art Vertrag abschließen?«, versuchte sie, mit mir zu handeln. »Wie wäre es mit einem Monat von jetzt an? In einem Monat erlaubst du mir, mich umzubringen. Klingt das gut?«

Ich schüttelte den Kopf. »Kann ich nicht finden.«

»Sechs Monate?«

»Nein.«

»Na schön, dann eben ein Jahr. Erlaubst du mir in einem Jahr, mich umzubringen?«

Weil ich einfach nicht mehr wusste, was ich sonst tun sollte, stimmte ich zu. »Ein Jahr. Einverstanden. Darauf kann ich mich einlassen. Wenn du dich heute in einem Jahr noch immer nicht besser fühlst, dann soll es eben so sein.« Natürlich stimmte ich ihr nicht wirklich zu. Stattdessen belog ich sie und tat so, als müsste sie es nur durch dieses eine Jahr schaffen, und dann würde alles vorüber sein. Sie glaubte meine Lüge und war glücklich darüber. Nun war sie es, die beschwingt über den Kamm der Dünen sprang, während ich mich zu unserem Auto zurückschleppte.

Unsere Familien fragten unaufhörlich, was sie tun konnten, um uns zu helfen. Aber was gab es da zu tun? Sie riefen an und schickten Mails, aber sie waren im ganzen Land und in der ganzen Welt verstreut. Es war nicht nicht möglich, dass sie einfach zum Abendessen vorbeikommen oder hereinschneien und Giulia für ein paar Stunden Gesellschaft leisten konnten, damit ich mal aus dem Haus kam.

Cat und ihr Mann Alex kamen und verbrachten ein Wochenende mit uns. Mein Bruder Matt und seine Frau Grace Ann taten ein paar Wochen später dasselbe, und anschließend war Giulias Bruder Pietro an der Reihe. Es gab mehr Gelächter in unserer Wohnung, wenn wir Gäste hatten, aber sobald sie abgereist waren, senkte sich das Sargtuch der Depression wieder auf unser Zuhause und deckte alles zu.

Mit der Familie fertigzuwerden wurde zu einer zusätzlichen Herausforderung. Sie warteten darauf, dass ich ihnen eine Handlungsperspektive gab, aber ich wusste selbst nicht, was ich tun sollte, geschweige denn, was unsere Eltern in Japan und Italien tun konnten. Giulia und ich stammten beide aus Familien von

Problemlösern, daher wusste ich, dass sie miteinander sprachen und sich beständig die Köpfe über die Frage zerbrachen, wie sie uns mehr helfen könnten. Aber die ständigen Bemühungen um gut gemeinte Unterstützung belasteten mich. Natürlich wäre es noch schlimmer gewesen, hätten sie uns behandelt, als wäre alles normal, so aber steckten wir alle in einer Hilflosigkeit fest, in der es nichts zu gewinnen gab.

Ich suchte im Internet und in einem Forum fand ich tatsächlich ein Posting mit ein paar Ratschlägen, was Verwandte aus der Ferne tun konnten. Geraten wurde zu kleinen, beständigen Erinnerungen daran, dass man an die Betroffenen dachte und sich um sie sorgte, ohne dass eine Antwort erwartet wurde. Ich leitete es an meine Mutter weiter, die daraufhin einen Plan aufstellte. Die E-Mail-Flut wurde langsamer – sie schrieben oft genug, um mich wissen zu lassen, dass sie da waren, akzeptierten andererseits aber, dass sie abwarten mussten, bis ich mich bei ihnen meldete, nicht umgekehrt.

Die ständigen Anrufe und E-Mails wurden durch die langsamere Kunst des Briefeschreibens ersetzt. Etwa einmal pro Woche tauchte ein Brief von einem jeweils anderen Familienmitglied auf, eine schöne, wohlüberlegte Abhandlung darüber, warum derjenige seine Beziehung zu Giulia schätzte. Den Briefen waren Fotos beigelegt – mein Vater schickte ein Foto von sich und Giulia bei dem Marathon, den ich in Washington gelaufen war. Matt schickte ein Foto von der Hochzeit. Wir hängten die Briefe an den Kühlschrank und verteilten die Fotos im Haus, und oft erwischte ich Giulia dabei, wie sie sie las oder die Fotos betrachtete, und dabei manchmal sogar die Andeutung eines Lächelns auf ihrem Gesicht lag.

Diese Gesten halfen. Diesmal taten unsere Familien das Richtige.

Das erste Mal, dass ich Giulia allein ließ, während sie wach war, kam im November, fast zwei Monate nach ihrer Entlassung aus dem Krankenhaus. Zwei Monate, in denen ich sie nie außer Sicht verloren hatte. Doch an irgendeinem Punkt mussten wir in unserer Beziehung auch wieder Abstand zulassen und einander aus der intensiven gegenseitigen Abhängigkeit lösen.

An diesem Morgen hatten wir eine schöne, gemächliche Fahrradtour über die Golden Gate Bridge nach Sausalito unternommen, um dort zu Mittag zu essen. Die Fahrt aus Sausalito zurück geht zum größten Teil bergauf, und Giulia war erschöpft, als wir zu Hause ankamen. Sie brauchte definitiv ein bisschen Schlaf, und als mein Freund Austin mich durch eine Textnachricht fragte, ob ich mit ihm Surfen gehen wollte, beschloss ich, es auszuprobieren. Giulia war den ganzen Tag über guter Stimmung gewesen, wir hatten eine ziemlich gute Woche hinter uns. Irgendwann würde ich sie einmal allein lassen müssen, also sollte heute der Tag dafür sein.

Ich lud mein Surfboard und meinen Neoprenanzug ins Auto und brach auf, ein wenig zögerlich zwar, aber optimistisch. Wir hatten den Tag gemeinsam aktiv im Freien verbracht, sie hatte das Thema Selbstmord nicht erwähnt und auch nicht durch ihre Medikamente beeinflusst vor sich hingestarrt. Sie würde zurechtkommen, oder nicht?

Wir zogen uns bei Austins Haus um und machten uns dann über die Dünen auf den Weg und paddelten zusammen hinaus. Die Tierwelt zeigte sich in lebensfroher Aktivität: Delphine sprangen aus den Kämmen der Wellen, Seelöwen steckten die Köpfe in die Höhe, um nachzusehen, was sich da in ihrem Ozean herumtrieb. Austin und ich schwappten über eine prächtige Welle nach der anderen.

Als ich mich hinterher vor Austins Garage mit Süßwasser aus einem Schlauch abspülte, fühlte ich mich wirklich glücklich. Es war ein guter Tag gewesen. Wenn wir noch ein paar Tage wie diesen aneinanderreihen könnten, würde ich zurechtkommen, und Giulia würde sich aus ihrem Nebel herausarbeiten.

Als ich nach Hause kam, saß Giulia noch immer am Tisch im Esszimmer. Sie begrüßte mich nicht. Stattdessen sagte sie: »Du brauchst dich heute Abend nicht mit meinen Medikamenten abzumühen. Ich habe sie schon genommen.«

Zuerst verspürte ich eher Verwirrung als Panik. »Was meinst du denn damit? Du weißt doch nicht einmal, wo die Pillen sind.« Ich erinnerte mich jedoch gerade auch nicht daran, wo sie derzeit versteckt waren – entweder hinter *Infinite Jest* auf meinem Bücherregal oder in meinem Werkzeugkasten. Noch immer wechselte ich das Versteck alle paar Tage.

»Ich habe sie gefunden«, sagte sie ruhig. »Ich habe allerdings mehr genommen, als ich brauchte. Als du gegangen bist, habe ich die Zyprexa gefunden und mir eine große Handvoll von diesen Pillen in den Mund gesteckt.«

»O Scheiße, Scheiße, Scheiße«, rief ich atemlos und geriet nun vollends in Panik. »Hast du sie geschluckt?«

»Nein, ich habe sie ausgespuckt.« Sie war ruhig und sprach wie selbstverständlich über all dies. »Ich habe sie in den Mülleimer gespuckt.«

Ich rannte in die Küche und da lagen sie, wie versprochen: ungefähr zwanzig sahnefarbene Zyprexa-Pillen, die sich auf dem Boden unseres Mülleimers auflösten.

»Giulia …«, ich war am Durchdrehen, hyperventilierte. Ich wusste nicht, was ich tun oder sagen sollte.

»Mach dir keine Sorgen, Mark, ich habe keine geschluckt. Weder beim ersten Mal noch beim zweiten.«

»Beim zweiten?« Ich hatte das Gefühl, nicht mehr atmen zu können.

»Beim zweiten Mal habe ich auch keine geschluckt. Ich habe auch die in den Mülleimer gespuckt.«

Ich zog den Mülleimer unter unserer Arbeitsfläche in der Küche heraus und wühlte mich mit beiden Händen durch den widerlichen Inhalt.

»Nicht in den Mülleimer«, rief sie über den Lärm, den ich machte, hinweg. »In den im Badezimmer.«

Wieder hatte sie die Wahrheit gesagt. Ein paar Dutzend Pillen lagen in dem Mülleimer im Badezimmer.

Ich ging ins Schlafzimmer und begann, eine Tasche für sie zu packen, ich dachte nicht nach, sondern handelte nur.

»Was machst du da, Mark?« Giulia stand in der Tür und starrte mich anklagend an.

»Ich packe deine Tasche. Ich muss dich wieder ins Krankenhaus bringen.«

»Nein, Mark, bitte tu das nicht. Ich kann nicht dorthin zurückgehen. Bitte. Ich habe keine Pillen genommen, das verspreche ich dir, ich habe sie alle ausgespuckt.«

»Aber du hast versucht, eine Überdosis zu nehmen, Giulia. Zweimal! Ich war nicht hier, um dich daran zu hindern, ich habe dich allein gelassen und du hast die Pillen gefunden und hättest sie um ein Haar geschluckt.«

»Ich habe es versucht, aber ich habe es nicht getan. Ich habe ständig die Chance, es zu tun, aber ich tue es nie. Ich habe alle Pillen ausgespuckt.«

Noch immer raste ich hin und her, zog Kleider aus dem Schrank und warf sie auf das Bett, nicht fähig, Giulia anzusehen. Meine Hände zitterten, als ich versuchte, die Kleider, die ich ausgewählt hatte, zusammenzufalten.

»Mark, bitte beruhige dich und hör mir zu«, beharrte Giulia.

Ich blieb stehen und sah sie direkt an. »Ich war nicht hier, um dafür zu sorgen, dass du sicher bist. Und ich kann nicht immer hier sein, kann nicht immer an deiner Seite sein. Ich muss dafür sorgen, dass du sicher bist.«

»Ich bin sicher«, sagte Giulia fest. »Ich habe keine der Pillen geschluckt. Ich hatte die Chance, aber ich habe es nicht getan. Ich habe sie alle ausgespuckt.«

Damit hatte sie recht. Zwischen dem Mülleimer und dem

Papierkorb im Badezimmer hatte ich dem Augenschein nach etwa vier Dutzend Pillen geborgen. In einer Flasche waren nur fünfzig, also hatte sie vielleicht wirklich keine geschluckt.

Ich legte ihre Kleider nieder und ging zum Computer, um nach »Zyprexa-Überdosis« zu suchen. Die Symptome bestanden in rasendem Herzschlag, verschwommener Sprechweise, möglichem Koma und Tod. Ich legte meine Hände auf Giulias Brust, um ihren Herzschlag zu fühlen, so wie ich es im Krankenhaus getan hatte, um ihr zu beweisen, dass sie am Leben war. Ihr Herz pochte in normaler Geschwindigkeit dahin. Ihre Sprechweise war nicht verschwommen. Sie war wach. Und die Pillen waren alle da.

In meinem Kopf drehte sich alles, als ich versuchte, mich zwischen zwei unmöglichen Optionen zu entscheiden. Die erste war, das Trauma des Krankenhauses von vorn zu beginnen, indem ich sie in die Notaufnahme brachte. Ihre Eltern würden vermutlich wieder hergeflogen kommen, sie würde für zweiundsiebzig Stunden unter ständiger Beobachtung bleiben – wir stünden wieder am Anfang, nach zwei Monaten zu Hause. Die zweite Option war, dass wir zu Hause blieben, ich ihren Herzschlag überwachen und ihr vertrauen würde, dass ich versuchen würde, ruhig zu bleiben, während die Möglichkeit einer Medikamentenüberdosis über uns schwebte.

Ich beschwor sie wieder und wieder, mir bitte die Wahrheit zu sagen, mir zu versprechen, dass sie keine der Pillen geschluckt hatte, und sie schwankte nie in ihrer Antwort. Endlich gab ich nach, packte ihre Kleider wieder weg, und wir begannen mit unserer gewöhnlichen Routine. Nervös prüfte ich dabei trotzdem alle zwanzig Minuten ihren Herzschlag, und jeder von uns hasste den anderen dafür, dass ich dies tun musste. Als sie eingeschlafen war, fuhr ich damit fort, ihren Puls zu prüfen, legte meine Hände auf ihren weichen Hals, um das regelmäßige Schlagen zu spüren.

Am nächsten Morgen erwachte sie und wir gingen gemeinsam zum IOP, um ihrem Therapeuten und ihrem Psychiater zu erzählen, was passiert war. Beide waren sich einig, dass wir das Richtige getan hatten. Ich verließ das IOP, um mich mit meinem Freund Paul zu treffen, der nur ein paar Straßen weiter wohnte. Paul ist einer jener Freunde, der versteht und nicht versucht, einem Probleme auszureden, wenn sie nicht weggeredet werden können, also füllten wir die Zeit damit, unsere Gitarren zu nehmen und die Stunden des IOP beim Spielen zu verbringen, während ich mich bemühte, die Selbstmordversuche meiner Frau zu vergessen.

Ich weiß bis heute nicht, ob diese als echte Selbstmordversuche klassifiziert werden können. Sie hatte sich selbst daran gehindert. Zweimal. Sie hatte die Zeit, den Ort und die Mittel, um ihrem Leben ein Ende zu machen. Sie hatte versucht, einen Abschiedsbrief zu schreiben, hatte aber nicht gewusst, was sie schreiben sollte, also hatte sie diesen Schritt übersprungen. Ich musste anerkennen, dass sie sich letztlich daran gehindert hatte. Sie hatte immer noch genug Kampfkraft in sich, um die Pillen auszuspucken.

Schließlich musste ich wieder zur Arbeit gehen. Als ich meinen Antrag auf Urlaub aus familiären und gesundheitlichen Gründen ausgefüllt hatte, waren mir drei Monate wie eine Ewigkeit vorgekommen und es war mir unmöglich erschienen, dass Giulia so lange brauchen würde, um wieder auf die Beine zu kommen.

Aber Giulia zeigte keine Zeichen der Besserung. Sie blieb in einer lethargischen Depression gefangen. Beständig beklagte sie sich über das Zyprexa, also ließ ihr Psychiater sie zu Risperdal wechseln, einem anderen antipsychotischen Medikament. Diese Medikamente wirken nicht so schnell, sondern brauchen mehrere Wochen, um ihre volle Wirkung zu erreichen. Manchmal kam es mir vor, als wäre Giulia ein Versuchsobjekt in einem mittelalterlichen wissenschaftlichen Experiment. Dieses Mittel hat nicht gewirkt? Also erhöhen wir es, oder verringern es, oder ersetzen es oder fügen noch etwas hinzu, um es zu ergänzen. Tut uns leid, dass du unter Depression oder anderen elenden Nebenwirkungen leidest, während wir warten und sehen, ob es wirkt.

Aber ich weigerte mich, die Hoffnung zu verlieren. Das Risperdal verschaffte uns eine willkommene Pause vom Zyprexa. Giulia war weniger schläfrig, und ihre rasante Gewichtszunahme verlangsamte sich. Im Gespräch war sie spontaner, sagte mehr als nur »ja« oder »nein« und legte nur noch selten vor einer Antwort eine Pause ein. Es war nun mehr als zwei Monate her, seit sie zuletzt Anzeichen einer Psychose gezeigt hatte. Es gab einen Fortschritt. Endlich.

Über Weihnachten flogen wir nach New York City, wo Giulias gesamte Familie darauf wartete, mit eigenen Augen zu sehen, was ich ihnen Abend für Abend in meinen E-Mails beschrieb. Es war fast drei Monate her, dass Romeo und Mariarita Giulia gesehen hatten, und sie brannten darauf, die Zeichen der Besserung zu erleben, von denen ich ihnen während der letzten paar Wochen berichtet hatte. Meine Eltern hatten Giulia lediglich über Skype gesehen und hofften verzweifelt, sie wahrhaftig sehen und uns helfen zu können.

Als Giulia ihren Eltern in New York gegenübertrat, weinte sie eine volle Stunde lang. Als sie in ihr Hotel zurückkehrten, weinte sie eine weitere Stunde. Am Morgen wachte sie weinend auf. Ich hatte sie nie zuvor so viel weinen sehen.

»Sprich mit mir, Giulia, sag mir, was mit dir los ist«, bettelte ich sie an, während wir uns anzogen, um uns mit ihren Eltern zum Essen zu treffen.

Sie gab keine Antwort.

»Alles ist doch so gut gelaufen, was ist denn passiert? Was ist auf einmal anders geworden?«, bedrängte ich sie weiter.

Sie gab noch immer keine Antwort.

Wir verließen die Wohnung meines Bruders, in der wir übernachteten und begannen, die Park Avenue hinunter zu dem Restaurant zu gehen. Ich fuhr fort, sie mit Fragen zu belästigen. Als das Restaurant in Sicht kam, drehte sie sich endlich um und sagte es mir: »Ich habe mit dem Risperdal aufgehört, weil ich es so sehr gehasst habe. Es ist mir besser gegangen, und ich wollte vor meinen Eltern nicht so zugedröhnt sein, also habe ich damit aufgehört.«

Sie fuhr wieder herum, lief weiter auf das Restaurant zu und weinte. Ich eilte ihr hinterher und fragte: »Du hast das ganze Risperdal nicht mehr genommen? Die ganzen sechs Milligramm?« Es war die Höchstdosis, eine, die sie langsam, im Verlauf eines Monats hätte reduzieren sollen. Ich gab ihr noch immer jeden Abend ihre Medikamente und beobachtete, wie sie sie einnahm, aber sie hatte offenbar einen Weg gefunden, die Mittel loszuwerden. Bei einem derart abrupten Ende würde sie geradewegs in den Entzug stürzen.

»Ja«, sagte sie unter ihrem Tränenstrom und ging weiter in Richtung Restaurant, während ich schockiert und voller Sorge stehen blieb.

Bevor ich noch Zeit hatte, auf ihr Geständnis zu reagieren, waren wir bereits am Empfang, ihre Eltern umarmten sie, während ihre Tränen nur so sprudelten, und wir taten so, als würden die Blicke der Fremden uns nichts ausmachen.

Nach unserer Rückkehr begann Giulia wieder, das Risperdal zu nehmen, und ich ging wieder zur Arbeit. Meine Eltern kamen zum ersten Mal, seit Giulia ins Krankenhaus gekommen war, zu Besuch. Ich sprach noch immer beinahe allabendlich mit meiner Mutter über Skype, aber sie war nicht in der Lage gewesen, sich an ihrem Arbeitsplatz in Japan Urlaub zu nehmen, bis jetzt, da ich davorstand, selbst an meinen Arbeitsplatz zurückzukehren. Ich gewöhnte mich rasch an die tröstliche Gegenwart meiner Eltern in der Wohnung. Mein Vater musste bald aus beruflichen Gründen wieder zurück, aber meine Mutter blieb noch ein paar Wochen. Ehe meine Mutter gekommen war, war mir nicht klar gewesen, wie sehr ich ihre körperliche Gegenwart und nicht nur ihre abendlichen Anrufe gebraucht hatte. Sie verschaffte mir Raum, so dass ich mich aus meiner völligen Hingabe an Giulias Genesung ein wenig zurückziehen konnte. Ich hatte Angst vor dem Tag, an dem meine Mutter wieder würde abreisen müssen.

Etwa in dieser Zeit begannen Giulias Selbstmordabsichten sich zu verlagern. Eine verbreitete Fehleinschätzung des Selbstmords besteht darin zu glauben, ein Betroffener würde dafür jede verfügbare Methode ausprobieren. Stattdessen zeigen Studien, dass ein Selbstmordkandidat dazu neigt, sich auf jeweils eine Methode zu fixieren. Es ist also nicht so, dass man einem potentiellen Selbstmörder die Schusswaffe wegnehmen und ihm stattdessen einen Strick geben kann und er dann sofort hingeht und sich erhängt. Das genaue Gegenteil ist der Fall. Alles dreht sich um die eine Methode, und wenn diese Methode nicht zur Verfügung steht, kann die Selbstmordabsicht des Betroffenen ins Wanken geraten.

Über lange Zeit hatte sich Giulia auf eine Medikamentenüberdosis konzentriert, da ihr diese am leichtesten verfügbar erschien. Eine Freundin im IOP erklärte Giulia aber irgendwann, dass nur sehr wenig Medikamentenüberdosen tatsächlich erfolgreich zum Tod führten, also gab sie den Gedanken daran auf. Stattdessen verfiel sie der Anziehungskraft der Golden Gate Bridge, eines der ikonischsten Orte für Selbstmord auf der Welt. Mit den vier Fuß hohen Geländern und dem Fehlen jeglicher Sicherheitsnetze ist es schockierend einfach, über das Gitter zu springen und sich in die schäumende Bucht darunter zu stürzen. Auf der Golden Gate Bridge haben sich mehr Menschen das Leben genommen als an jedem anderen Ort. So wie sie das Ende der westlichen Welt überspannt und einen atemberaubenden Blick über San Francisco bietet, ist die Brücke das ideale Reiseziel für Selbstmordkandidaten.

Für Giulia war die Golden Gate Bridge leicht erreichbar. Wir wohnten ganz in der Nähe. Ich arbeitete wieder. Und meine Mutter war abgereist.

Eines Tages, während ich unterrichtete, senkte ich meinen Blick zu Boden und sah nicht mehr den Teppich meines Klassenzimmers unter mir. Stattdessen sah ich meine Füße, die auf der rostigen orangefarbenen Brücke balancierten, während zweihundert Fuß unter mir in der Bucht die Wellen schäumten. Ich konnte sogar den Wind spüren. Ich hatte schon von Giulias Selbstmord geträumt. Jetzt halluzinierte ich darüber, in einem Klassenzimmer voller Teenager.

Eines Tages kam ich von der Arbeit nach Hause und fand Giulia auf dem Teppich in unserem Gästezimmer sitzend vor. Goose hatte sich neben ihr ausgestreckt. Ich spürte sofort, dass etwas nicht in Ordnung war.

»Hallo, Schatz, ist alles gut?«, fragte ich.

Sie gab mir keine Antwort.

»Giulia? Geht es dir gut?«, fragte ich noch einmal.

»Ich denke schon.« Sie seufzte. »Es ist nur … mir will einfach nicht einfallen, was ich mit dem Vespa-Schlüssel machen soll.«

»Wovon redest du denn? Was sollst du denn mit dem Vespa-Schlüssel machen.«

»Ich meine, wenn ich zur Golden Gate Bridge fahre, nehme ich ja vermutlich die Vespa. Und wenn ich sie parke, was soll ich dann mit dem Schlüssel machen? Wenn ich ihn für dich stecken lasse, wird sicher jemand den Roller stehlen. Aber wenn ich ihn mitnehme, und sie meinen Leichnam nicht finden, nachdem ich gesprungen bin, hast du den einzigen Schlüssel verloren, den wir für den Roller haben.«

Flehentlich sah sie mich an. »Was soll ich nur mit dem Vespa-Schlüssel machen?«

Giulias Psychiater hatte ihrem chemischen Cocktail Lithium hinzugefügt, nicht weil er vermutete, dass sie an einer bipolaren Störung litt – sie wussten noch immer nicht so richtig, was sie eigentlich hatte, vielleicht Schizophrenie, aber vielleicht auch nicht – sondern weil eine kürzlich erstellte Studie gezeigt hatte, dass Lithium die Wirkung von Antidepressiva unterstützte. Die Kombination von Lithium, Risperdal und Lexapro hatte allerdings keinerlei spürbare Wirkung auf ihre Stimmung, sondern versetzte sie stattdessen in den unnatürlichsten, zombieähnlichsten Zustand überhaupt. Sie hielt ihre Arme steif an den Körper gepresst, spreizte die Finger auseinander, warf die Lippen auf, und zuweilen tropfte ihr sogar Speichel aus dem Mundwinkel. Es war grauenhaft.

Die Nebenwirkung, die Giulia am wenigsten gefiel, war die Gewichtszunahme. Sie stand vor dem Spiegel, wiegte sich langsam hin und her, bohrte einen Finger in ihre sich ausbreitende Taille und zog eine Grimasse. Keines ihrer Kleider passte ihr mehr. Sie musste sich eine komplett neue Garderobe anschaffen, und sie hasste es, wie die neuen Kleidungsstücke saßen. Ich stand hinter ihr und erklärte ihr, dass das Gewicht keine Rolle spielte, dass sie noch immer wunderschön war, doch sie glaubte mir nicht.

Glücklicherweise kam mir die Gewichtszunahme wie etwas Greifbares vor, bei dem ich ihr helfen konnte. Ich trainierte Mannschaften im Fußball, Schwimmen und Wasserball. Ich hatte keine Ahnung von Selbstmord, aber ich hatte jede Menge Ideen, wie man aktiver leben und dabei abnehmen konnte.

Ich suchte bei Google Maps nach einem Fitnesscenter und fand das nächstgelegene. Da wir weit draußen am westlichen Rand von San Francisco in einer unbeliebten Mittelschichtsgegend wohnten, hatten wir nicht allzu viel Auswahl. All die schicken Fitnesscentren befanden sich am anderen Ende der Stadt, auch das, dem Giulia angehört hatte, als sie noch auf dem Roller zur

Arbeit gesaust war. Ich war überrascht, überhaupt ein Fitnesscenter in unmittelbarer Nähe zu finden, ganz zu schweigen von einem, das Gruppenkurse wie »Cardio-Kickboxing« und »Körperskulptur« anbot. Giulia hatte Kurse im Fitnesscenter geliebt. Und das Beste war, dass das ganze nur zehn Dollar im Monat kostete. Ich meldete uns telefonisch an, ohne mir das Center auch nur anzusehen.

Fitness USA stellte sich auf liebenswerte Weise als grauenhaft heraus. Es befand sich im Keller eines Einkaufszentrums, neben Hollywood Eyebrows, und es war von einer Wand zur andern mit knallrotem Teppich ausgelegt. Die Wände bestanden zum größten Teil aus Spiegeln, wobei hier und da ein Spritzer blaue Farbe aufblitzte. Es schien keinerlei Ordnung zu geben, in der die rostigen Geräte arrangiert waren. Mir kam es vor wie eine verlassene Filmkulisse zu *American Gladiators*.

Die Mitglieder des Fitnesscenters waren so gut wie ausschließlich ältere asiatische Menschen, was nicht verwunderlich war, da unsere Gegend überwiegend mit älteren asiatischen Menschen bevölkert war.

Wir probierten den Kurs »Cardio-Kickboxing« aus. Wir waren die einzigen weißen Teilnehmer und die einzigen Teilnehmer unter sechzig. Ich war der einzige Mann. Sogar unsere Lehrerin war eine alte Chinesin. Nach den ersten fünfzehn Minuten gingen ihr die Bewegungen aus, und so verbrachten wir die nächsten sechzig Minuten damit, dieselben Bewegungen permanent zu wiederholen. Sie spielte eine hämmernde, geschmacklose Playlist von Jock Jams in voller Lautstärke ab, und fünfundsiebzig Minuten lang tanzten Giulia und ich, krümmten uns, boxten in die Luft und schlenkerten mit den Armen, umringt von chinesischen und philippinischen Großmüttern. Wir liebten es.

Oft hielt unsere Lehrerin mitten in einer Übung inne, um uns zu betrachten, mit dem Finger zu zeigen und zu lachen. Mir machte ihr Lachen nichts aus, weil ich selbst auch über mich lachte, über diesen Surfer aus der Nachbarschaft, der an einem Kurs im Fitnesscenter teilnahm, in den er eindeutig nicht gehörte. Unsere Lehrerin stieß hustend Befehle heraus, die wir nicht verstehen konnten, und wir mussten unser Bestes geben, um sie pantomimisch nachzuahmen. Zuweilen trug sie ein T-Shirt mit der Aufschrift »Don't worry, I won't hurt you« – Keine Sorge, ich tue euch nicht weh. Jeder in dem Kurs betete sie an, ich ganz besonders.

Der Aerobic-Kurs war perfekt. Ich lächelte die ganze Zeit und spürte die erhebende Wirkung der Endorphine, während ich in den knallroten Teppich unter mir schwitzte.

Aber so sehr ich diesen Kurs auch liebte, ich konnte Giulia nicht dabei zusehen. Im Aerobic-Kurs wurde ihre Langsamkeit am deutlichsten offenbar, als sei sie gezwungen, sich unter Wasser zu bewegen, während der Rest von uns frei und leicht wie Kinder, die sich an einem heißen Sommertag unter einem Rasensprenger vergnügen, herumtanzen konnte.

Am Abend begann ich mit einem Mantra, das wir einander sagten, ehe wir einschliefen.

Es wird mir bessergehen. Es wird dir bessergehen. Es wird uns bessergehen.

Natürlich war mir klar, dass es Giulia womöglich nicht bessergehen würde. Es konnte ihr schlechtergehen oder sie konnte auf dieser Stufe stehen bleiben und für immer ein Schatten ihrer selbst sein, gefangen in einem Nebel aus Medikamenten. Aber ich verweigerte mich diesen Möglichkeiten.

Zusätzlich zum Aerobic-Kurs behielt ich mein abendliches Laufen bei. Manchmal lief ich los, während Giulia das Abendessen zubereitete. Während eines besonders wundervollen Sonnenuntergangs lief ich durch den Sand und bemerkte, dass jemand eine Botschaft hineingeschrieben hatte: *Wenn alles getan ist, werden wir dort entlanglaufen, wo unser Weg die Sonne trifft.* Das gefiel mir. Das Versprechen, dort entlangzulaufen, wo der

Weg die Sonne traf, kam mir vor wie ein Angebot von Erlösung und Gnade. Ich wollte dort sein.

Während ich weiterrannte, zwang ich mich dazu, mir Giulias Selbstmord vorzustellen. Seit der ersten Woche von Giulias Krankenhausaufenthalt hatte auch ich mich einer Therapie unterzogen, und mein Therapeut hatte mich seit langem ermuntert, mich der höchst realen Möglichkeit zu stellen. Nicht in Form eines Albtraums oder einer Halluzination, sondern als ein mögliches Ereignis. Giulia konnte es immer noch tun.

Meine Füße fühlten sich leicht auf dem Sand an, die Luft frisch und kühl, und dann sah ich es vor mir: Sie parkte die Vespa und nahm den Schlüssel mit – wem versuchten wir, etwas vorzumachen, Giulia würde den Schlüssel niemals stecken lassen und riskieren, dass die Vespa gestohlen wurde. Schulter an Schulter mit den Touristen ging sie den Gehsteig entlang. Es gab keinen Abschiedsbrief, weil sie schon zuvor versucht hatte, einen solchen Brief zu schreiben, und daran gescheitert war. Sie blieb stehen, um ein Paar, das sie darum gebeten hatte, zu fotografieren. Dann ging sie weit genug hinaus, bis in die Mitte der Brücke, um hoch genug zu stehen und sicher zu sein, dass der Sturz tödlich sein würde. Sie wartete, bis im nahen Strom der Fußgänger eine Lücke entstand und stieg dann linkisch das Geländer hinauf. Sie stand mit beiden Füßen auf der letzten verbliebenen Stiege, während sich die Hände an der Strebe darunter festhielten. Sie hielt lange genug inne, um hinunterzuschauen und sich der Endgültigkeit zu stellen, aber nicht lange genug, um jemandem Zeit zu geben, herbeizueilen und sie aufzuhalten. Und dann sprang sie. Hinaus. Frei.

Der Aufprall ist für so gut wie jeden, der von der Golden Gate Bridge springt, tödlich – nur wenige haben überlebt, zu den berühmtesten zählt ein Teenager, dem mitten im Sturz klar wurde, dass er nicht sterben wollte, und der sich mit allen Kräften bemühte, seinen Fall durch den Winkel, mit dem er aufs Wasser auftraf, abzumildern. Er brach sich jede Menge Knochen, aber er starb nicht. Viele Leichen werden gefunden, aber nicht alle. Nach dem Aufprall würde die Kälte des Meeres in der Bucht von San Francisco Giulia das Leben und den Atem auslöschen. Es war ein sofortiger, schmerzloser Tod.

Aber damit war es mit Giulia noch nicht vorbei. Nicht ganz. Sie würde noch immer in meinem Leben präsent sein, durch ihre Kleider, ihre Besitztümer, ihr Haar im Abfluss der Dusche, sogar ihr Duft in der Decke, in die sie sich jeden Abend einwickelte.

Ihre Abwesenheit würde allgegenwärtig sein. Ich würde sie in allem und jedem vermissen. Ich würde Menschen von ihr erzählen und sie in meinen Geschichten lebendig halten.

Es wäre nicht vorbei mit ihr. Ihr Körper, ob er nun gefunden wurde oder nicht, würde dem Land und dem Wasser hinzugefügt werden und zu den Elementen zurückkehren. Vom Staub sind wir gekommen, und zum Staub kehren wir zurück. Nichts löst sich in nichts auf.

Mit uns ist es niemals vorbei, wurde mir klar, während ich durch meine Trauer hindurchrannte, durch meine Trauer um einen erdachten Selbstmord, den zu verhindern ich alles tat, was ich konnte, und den ich nichtsdestotrotz akzeptieren musste. *Wenn alles getan ist, werden wir dort entlanglaufen, wo unser Weg die Sonne trifft.* Es war immer und niemals alles getan. Wir waren bereits in der Sonne.

Ein paar Straßen von unserem Haus entfernt hörte ich auf zu rennen, wie ich es immer tat, um mich nach dem Lauf abzukühlen. Für gewöhnlich fürchtete ich diese letzten paar Straßen, die Schwelle, an der mein Adrenalin und die Endorphine aufgebraucht waren und die Pflichten eines Pflegers für eine selbstmordgefährdete Ehefrau zurückkehrten. An diesem Abend aber verspürte ich nichts als Frieden, als ich die letzten paar Meter an der Straße entlang nach Hause ging und dann die Treppen bis zu meiner Wohnungstür erstieg. Ich schlief tief in dieser Nacht und wachte am nächsten Tag mit einem wohligen Gefühl auf. Ich hatte weder Angst vor der Zukunft noch hatte ich mich mit Giulias Ableben abgefunden. In der Gegenwart war ich am Leben, und auch Giulia war in der Gegenwart am Leben, mehr konnte ich nicht verlangen.

In den Frühlingsferien brachen wir zu einer spontanen Reise nach Tokio auf, um meine Eltern zu besuchen. Meine Geschwister und ich waren in Tokio aufgewachsen, als die blonden Gaijin, die Ausländer, die in der Fernsehwerbung und in Seifenopern gezeigt wurden. Wir hatten eine wunderbare Kindheit in Tokio mit seinem sauberen, sicheren U-Bahnnetz, das es uns erlaubte, unabhängig zu sein, lange bevor amerikanische Kinder in der Lage sind, selbständig irgendwo hinzufahren. Solange ich Giulia kannte, hatte ich ihr Geschichten von unserem Leben in Japan erzählt, und dies sollte ihr erster Besuch in dem Land werden.

Meine Eltern freuten sich sehr, uns zu beherbergen. Der Rest meiner Geschwister und ihre Ehepartner waren über Weihnachten in Japan gewesen, während wir nach New York geflogen waren, und meine Mutter wiederholte ihr Programm nun mehr oder weniger mit uns.

Wir nahmen den Zug hinaus nach Kamakura, einem charmanten Seebad, das berühmt für die Daibutsu ist, eine gigantische Buddha-Statue. Kamakura war das liebste Ausflugsziel meiner Geschwister gewesen, und meine Eltern freuten sich, dass nun auch Giulia und ich den Ort sehen würden.

Wir brachen am Vormittag auf und kamen rechtzeitig zum Mittagessen in Kamakura an. Wir aßen Curry-Reis, der mir den Bauch wärmte und mir das Gefühl gab, noch einmal zehn Jahre alt zu sein. Unter einem klaren blauen Himmel und mit perfekter Frische in der Luft wanderten wir durch die hübschen Zen-Gärten. Wir kamen an einer großen Gebetsmauer vorbei, an der Dutzende von Gebeten auf hölzernen Karten befestigt waren. Giulia blieb stehen, zeigte darauf und lächelte.

In der Mitte hing eine Gebetskarte, die meine Familie drei

Monate zuvor geschrieben hatte. Zwischen all den japanischen Buchstaben starrte uns der englische Text entgegen:

> *31. 12. 2009. Für unsere Schwester Giulia, möge sie ihre Gesundheit zurückerlangen – in Körper, Seele und Geist. Familie Lukach.*

Giulia strahlte und posierte für Fotos, in denen sie stolz ihre Gebetskarte in die Höhe hielt, und ich erkannte, dass auch Gebete niemals enden.

Wir gingen weiter zu einer Höhle, die seit Jahrhunderten von Pilgern besucht wurde. Wir konnten die Einkerbungen der unzähligen Besucher in den Wänden und auf den Böden erkennen. Die Entdeckung der Gebetskarte an diesem heiligen Ort war zu viel für mich. Ich packte Giulia und hielt sie für lange, lange Zeit fest. Die Welt drehte sich um uns, so wie unsere Hochzeitsgäste in dieser wunderbaren Nacht einen Kreis gebildet und um uns herum getanzt hatten. Ich fühlte die Umarmung der vielen Menschen, die vor uns in dieser Höhle gewesen waren, und der vielen, die nach uns kommen würden, all dieser Fremden, denen wir nie begegnet waren, als würden sie uns in die Höhe heben und uns so hoch halten, dass wir die Welt überblicken konnten und dabei beieinander stehen und begreifen, dass wir jetzt hier waren, in diesem Geschenk eines Augenblicks. Ja, das Leben war manchmal auch hart, aber fühlte es sich nicht gut an, lebendig zu sein?

Zurück in San Francisco nahmen wir unsere Routine wieder auf. Ich arbeitete. Giulia ging zum IOP, kümmerte sich um den Hund und belegte Kunstkurse im Golden Gate Park. Eines Nachmittags holte ich Giulia und Goose nach der Arbeit ab und wir fuhren die Küste entlang nach Montara, an unseren Lieblingsstrand, um eine Wanderung zu machen.

Wir wählten eine neue Route mit einem steilen Aufstieg hinauf auf den Montara-Berg, von wo aus man einen spektakulären Blick über den Ozean hatte. Der Weg war glitschig, es gab viel unbefestigtes Geröll, und Giulia ging sehr vorsichtig, während wir dem Gipfel unserer kleinen Bergbesteigung entgegenstrebten. Dann saßen wir dort oben mit dem Wind in unseren Haaren und Goose, der sich auf meinem Schoß ausruhte.

Dummerweise hatte ich bei unseren Wanderplänen nicht berücksichtigt, wie steif und schläfrig Gulia war. Der Weg zurück ins Tal fühlte sich noch steiler und gefährlicher an als der Aufstieg. Nervös stolperte Giulia den Pfad entlang, und von Zeit zu Zeit glitten ihre Füße unter ihr weg.

»Ist alles in Ordnung mit dir?«, rief ich ihr den Pfad hinauf zu.

»Ja, alles in Ordnung mit mir. Ich habe nur Angst.«

»Wovor hast du Angst?«

»Ich habe Angst, dass ich falle.«

Meine Gedanken flogen zurück zu einem Gespräch, das ich vor kurzem mit Sienna geführt hatte, einer Freundin von uns, die als Teenager und junge Erwachsene mit ihren inneren Dämonen zu kämpfen gehabt hatte. Während Sienna in Santa Cruz lebte, schlich sie sich einmal mitten in der Nacht aus dem Haus, um nackt im Ozean zu schwimmen, mit der Absicht, sich zu ertränken. Sobald aber die Kälte des Meeres über ihr zusammenschlug und ihr die Furcht vor Haien in den Sinn kam, gewannen ihre Überlebensinstinkte die Oberhand. In aller Eile schwamm sie an den Strand zurück und kroch zurück ins Bett und fragte sich, warum sie sich überhaupt hatte umbringen wollen.

Dies konnte Giulias Chance sein, sich zurück ins Leben zu fürchten.

»Bitte erklär mir das, Giulia. Du hast Angst, du könntest stürzen, richtig?«

»Ja«, antwortete sie.

»Du hast Angst, weil du dich verletzen könntest oder noch

schlimmer, weil du in die Tiefe gleiten könntest, über ein Kliff stürzen und sterben. Und davor hast du Angst.«

»Vermutlich«, sagte sie, noch nicht recht überzeugt.

»Begreifst du nicht, was das bedeutet?«

Giulia gab keine Antwort.

»Giulia, du willst leben. Denk darüber nach. Du hast Angst zu stürzen, weil du Angst hast zu sterben. Das bedeutet, du willst nicht sterben. Du willst leben!«

Sie sandte mir ein verlegenes, schuldbewusstes Lächeln. »Vermutlich«, gab sie zu.

»Jetzt komm schon, vermutlich genügt nicht. Du weißt es. Du willst leben. Sieh dir diesen Ort an. Wir sind auf der Spitze der Welt, und es gibt so viel, für das es sich zu leben lohnt. Und dafür willst du leben!« Ich hatte geschrien, und meine Stimme kam als Echo vom Strand zurück.

Ihr Fuß glitt aus, und ihre Arme schossen vor, um das Gleichgewicht zu halten.

»Siehst du? Du hast Angst. Angst zu stürzen. Meine Frau will leben!«

Sie kicherte über meine Faxen, meinen Spott über ihre selbstmörderischen Gefühle. Wir hatten so lange darüber geweint. Es fühlte sich gut an, zur Abwechslung darüber zu lachen.

»Giulia, das ist deine Chance. Sag der Welt, dass du am Leben bist. Feiere es. Sei am Leben und spüre es.«

»Ich bin am Leben«, murmelte Giulia leise.

»Quatsch. Schrei es heraus! Dies ist dein Augenblick, Giulia. Du willst leben! Schrei es hinaus in die Welt … du bist am Leben! Zum Teufel mit der Krankheit. Zum Teufel mit dem Selbstmord. Zum Teufel mit der Psychose. Zum Teufel mit den Pillen. Du, Giulia, bist am Leben. Du schaffst es, einen Tag nach dem andern, einen Schritt nach dem andern, du schaffst es.«

Ich hatte die Tiefe der Depression nicht selbst erlebt, um zu verstehen, dass jeder Atemzug, den Giulia nahm, ein Schrei nach

Leben war. Sie brauchte nichts zu sagen, um sich selbst davon zu überzeugen, dass sie kämpfte. Selbstsüchtig brauchte ich jedoch ihre Worte als Anerkennung, dass all die Liebe und die Zeit, die ich ihr widmete, etwas bewirkte. Noch zu jung, zu unerfahren und zu stark in meiner eigenen Weltsicht gefangen, hatte ich noch nicht begriffen, dass man wahre Liebe nur geben kann, wenn man nichts dafür erwartet. Ich hatte so viel gegeben, seit die Psychose bei ihr ausgebrochen war, und hatte nun Angst, dass wir niemals zu einer Form gegenseitiger Fürsorge zurückkehren würden. Was, wenn es ihr nie wieder bessergehen würde? Dazu war ich nicht bereit. Ich musste hören, dass sie für sich selbst so sehr leben wollte wie für mich.

»Ich bin am Leben«, rief sie mit ein wenig mehr Energie, doch sie konnte in meinem Gesicht lesen, dass ich es noch lauter hören musste.

Sie blieb stehen und stellte ihre Füße fest auf den Boden. Sie nahm all ihre Traurigkeit, ihren Selbsthass und ihre Krankheit zusammen und ballte sie in ihren Fäusten und in ihrem Bauch. Sie hob den Kopf in die Höhe und schrie: »Ich bin am Leeeeeeeeeeeben!«

Ihre Augen waren weit und glänzten, ihre Fäuste waren geballt und ihre gesamte Existenz war eine Ablehnung des Todes, während sie in die schöne Welt hinein rief.

»Ich bin am Leeeeeeeeeeeeben!«, rief sie ein zweites Mal noch lauter.

»Ich bin am Leeeeeeeeeeeeeeeben!« Der dritte und letzte Ruf war der längste.

Schweigend standen wir da und betrachteten den glitzernden Ozean, die schwebenden Vögel, das sich wiegende Gras. Überwältigt von Stolz und Zufriedenheit sah sie mich an.

»Ich bin am Leben, Mark. Ich bin am Leben.«

FÜNF

APRIL 2010

»MARK, WENN ICH MICH umbringe, versprichst du mir, dass du eine neue Frau finden wirst, damit du wieder glücklich werden kannst?«

Ich seufzte und lehnte mich auf der Couch neben Giulia zurück, aber ich antwortete nicht. Ich hatte keine Antwort für sie. Ich stellte den Ton der Fernsehsendung, die wir gesehen hatten, aus, und es verblieb nur das flimmernde Licht des Bildschirms in unserem ansonsten dunklen Wohnzimmer.

Ich sah sie an, sah in ihre von Angst erfüllten braunen Augen, hielt ihre Hand und sagte nichts.

Ich war müde von der Arbeit, müde von den Sorgen, müde davon, so viel Zeit damit zu verbringen, Giulia davon zu überzeugen, warum es sich lohnte, am Leben zu bleiben, müde von den ständigen Forderungen nach Berichten von unseren Eltern und den Ärzten, so müde, dass es mich wütend machte, dauernd müde zu sein. Ich konnte kein weiteres Gespräch über Selbstmord mehr ertragen. Es hatte derer so viele gegeben, seit sie ins Krankenhaus gekommen war, und ich hatte keine Kraft mehr, um eine weitere qualvolle Nacht zu überstehen, in der ich auf sie einredete, dass sich das Leben lohnte. Meine Reserven an Geduld und Mitleid waren mehr als ausgeschöpft, und ohne sie blieb mir nichts als Widerwillen.

Da ich also nichts zu sagen hatte, saß ich schweigend da.

Langsam fuhr Giulia fort: »Von dem, was ich auf der psychiatrischen Station durchgemacht habe, kann ich nie mehr zurückkommen«, sagte sie nervös, ein Mantra, das ich Hunderte von Malen gehört und Hunderte von Malen zurückgewiesen hatte. Dieses Mal jedoch sagte ich nichts. Ich hörte nur zu. Ich hasste das, was ich zu hören bekam, aber ich wusste auch, dass sie in diesem Augenblick sicher war und wir zusammen waren.

In den Pausen zwischen Giulias Sätzen wurde mir klar, wie selten ich Giulia über das, was sie fühlte, sprechen ließ. Ich behandelte ihre Depression wie ein Feuer, und ich war der Feuerlöscher. Ich musste jedes Mal, wenn Gefühle an die Oberfläche drangen, schnell handeln, damit die warnenden Funken sich nicht in ein zerstörerisches Inferno verwandelten. Das traf insbesondere dann zu, wenn wir mit anderen zusammen waren. Ich wollte niemandem zumuten, ihre erschreckenden plötzlichen Ausbrüche von Selbstmordabsicht mitzuerleben, also übernahm ich meist das Sprechen für sie, wenn wir zum Beispiel Freunde trafen, was ohnehin selten vorkam.

In ihrer psychotischen Phase hatte mein erster Instinkt darin bestanden, ihr die Psychose wegzulieben. Bei der Depression verwendete ich eine ähnliche Strategie. In den vergangenen acht Monaten hatte ich versucht, ihr ihre Selbstmordabsichten auszureden. Erschöpfung brachte mich endlich dazu, die Waffen zu strecken, still zu sein und ihr nur zuzuhören.

»Ich hasse mich so sehr und ich will sterben«, sagte sie nach kurzem Schweigen.

Ich sagte nichts. Ihre Verzweiflung hing schwer im Raum.

»Gott hat mich verlassen«, sagte sie.

Wieder sagte ich nichts.

»Ich wünschte, ich wäre nie geboren worden«, sagte sie. Ein weiteres Schweigen folgte, und dann verblüffte sie mich. »Danke, dass du mir zuhörst«, sagte sie, packte meine Hände und zog sie an ihre Lippen, um sie zu küssen. »Es ist so schön, mit dir zu reden.«

In diesem Augenblick begriff ich, warum Menschen Notdienste

für Selbstmörder anrufen. Die Person am anderen Ende der Leitung war kein Therapeut und würde keine Medizin verschreiben, würde den Anrufer nicht davon überzeugen, anders zu empfinden, und würde den Anrufer nicht lieben, wie ein Familienmitglied es tat. Die Person am anderen Ende der Leitung würde ohne Urteil und Furcht zuhören, ein unschätzbares Geschenk, das selbstmordgefährdete Menschen nur selten erhielten.

Sie überraschte mich noch mehr, als sie sich vorbeugte, um mich auf die Lippen zu küssen. Wir küssten uns noch gelegentlich, aber nur, wenn ich es war, der sie küsste. Dies war das erste Mal seit dem Krankenhaus, dass sie mich küsste.

»Danke, Mark«, sagte sie wieder. »Es geht mir viel besser.« Sie stand von der Couch auf. »Komm«, sagte sie und streckte mir ihre Hand hin. »Machen wir uns etwas zum Abendessen.«

Ich wand mich in dem filzbezogenen Lehnstuhl. Giulia saß in dem Stuhl neben mir. Das IOP war für diesen Tag beendet, und ich war zu einem Treffen mit Angehörigen einbestellt worden. Wir saßen in einem großen Raum mit mehreren Dutzend Stühlen, einem Raum, in den Giulia dreimal pro Woche zu ihrer Gruppentherapie kam. Er war wie all die anderen Räume in all den anderen Krankenhäusern und Stationen für ambulante Programme: leblose, weiße Wände, keine Wärme, keine Hoffnung. Giulias psychiatrisches Team betrat den Raum.

Ihr Arzt kam ohne Umschweife zum Punkt. »Wir sind nicht zufrieden mit dem Verlauf, den Giulias Depression nimmt«, sagte er. »Sie ist jetzt acht Monate hier. Die meisten Patienten bleiben höchstens ein paar Wochen im IOP.«

»Was wollen Sie damit sagen, ist das vielleicht ihre Schuld, oder was?«, fragte ich aufgebracht. Meine Geduld, Anordnungen von Ärzten zu befolgen, war ebenfalls so gut wie aufgebraucht. Ich hatte alles getan, was sie gesagt hatten, und trotzdem waren wir immer noch hier.

»Nein, nein, nein, auf keinen Fall«, sagte der Arzt. »Hier geht es nicht um Schuld. Es sieht nur so aus, als würde der Weg, den wir eingeschlagen haben, indem wir verschiedene Medikamente ausprobiert haben, nicht funktionieren.«

»Und was für andere Möglichkeiten gibt es?«, fragte Giulia. »Kann ich mit den Medikamenten ganz aufhören?«

»Nein«, sagte der Doktor. »Auch darum, mit den Medikamenten aufzuhören, geht es nicht.« Nun war er es, der sich wand und mit der Broschüre herumspielte, von der ich erst jetzt bemerkte, dass er sie in seinen Händen hielt.

»Nun gut, aber worum geht es dann?«, fragte ich.

»Wir hätten gerne, dass Sie über EKT nachdenken.« Der Arzt hielt Giulia die Broschüre hin.

»Was zum Teufel ist EKT?«, fragte ich.

Niemand antwortete. Ich rückte dichter an Giulia heran, um einen Blick auf die Broschüre werfen zu können. *Elektrokonvulsionstherapie* sprang mir die Überschrift in hellblauen Buchstaben entgegen.

»Elektrokonvulsionstherapie?«, fragte ich, wobei ich praktisch schrie. »Wollen Sie mich verdammt nochmal auf den Arm nehmen?«

Sofort hatte ich entsetzliche Bilder im Kopf von Elektroden, die Giulia an den Schädel geklebt würden, vom Umlegen eines Schalters und von ihrem Körper, der in Ledergurten zuckte.

»Es ist sicherlich nicht so, wie Sie denken.« Der Arzt stand auf, um Autorität an den Tag zu legen. »Seit *Einer flog über das Kuckucksnest* hat sich eine Menge geändert. Die Patienten spüren so gut wie überhaupt nichts. Sie sagen, ihr Erinnerungsvermögen ist ein paar Tage lang ein wenig umnebelt, und das ist alles. Es ist ein schmerzloses Verfahren, und es funktioniert, als würde man einen Reset-Knopf drücken.«

»Das hört sich doch nicht schlecht an«, sagte Giulia vorsichtig.

Ich blätterte durch die Broschüre. Das Verfahren löste anfangs einen Krampfanfall aus, und obwohl wissenschaftlich nicht eindeutig nachgewiesen war, warum es wirkte, hatte es bei Patienten, die mit chronischen Depressionen kämpften, eine sehr hohe Erfolgsrate.

»Ich weiß, es gibt dabei eine Menge zu bedenken«, sagte der Arzt. »Wir brauchen nicht hier und jetzt eine Entscheidung zu treffen. Ich wollte Sie fürs Erste nur einmal mit der Idee vertraut machen. Eine Änderung würde ich jedoch gern sofort vornehmen. Ich möchte bei Giulia das Risperdal absetzen.«

Giulia jubelte. Sie hasste all ihre Medikamente, aber ganz besonders hasste sie die antipsychotischen Mittel, die in ihren Augen hauptverantwortlich waren für ihre Gewichtszunahme und ihre Lethargie.

»Giulia nimmt jetzt schon sehr lange antipsychotische Präparate ein, und ich würde gern sehen, wie sie ohne zurechtkommt. Die psychotischen Erscheinungen sind seit Monaten nicht aufgetreten. Sie wird das Lithium und das Prozac weiternehmen. Wenn sie ohne die antipsychotischen Mittel gut zurechtkommt, sehen wir uns womöglich auch einer anderen Diagnose gegenüber. Probieren wir einfach ein paar Wochen lang aus, wie diese neue Kombination von Medikamenten wirkt. Danach können wir uns erneut zusammensetzen und überlegen, ob wir uns näher mit EKT beschäftigen wollen.«

Wir standen alle auf, schüttelten Hände und ich stopfte die EKT-Broschüre in meine hintere Hosentasche. Ich wollte gern für alles offen bleiben, doch im Innersten hoffte ich, ich würde die Broschüre in der Hosentasche vergessen und das verdammte Ding in der Wäsche zerstören.

In unserem Aerobic-Kurs pulsierte und hämmerte wieder einmal die Musik. Wir streckten unsere Arme und stampften unsere Füße auf den kreischend roten Teppich.

»Und los, weiter boxen, linker Arm, linker Arm, linker Arm!«, rief unsere verrückte, uralte chinesische Lehrerin über die Musik hinweg. Sie trug unser Lieblings-Shirt: »Keine Sorge, ich tue euch nicht weh.«

Der Aerobic-Kurs war noch immer so amüsant wie am ersten Tag. Wir sprachen nie mit einer unserer Kurskameradinnen, aber so gut wie alle der alten Chinesinnen lächelten uns an, wenn wir zum Kurs kamen, den hochgewachsenen Surfer-Ehemann und seine schweigende Frau.

Wie üblich versuchte ich, mich auf mich selbst und nicht auf Giulia zu konzentrieren, denn der Anblick, wie sie sich abmühte, um mit sechzig- und siebzigjährigen Frauen mitzuhalten, brach mir das Herz.

Aber alle Wände des Raums waren mit Spiegeln bedeckt. Ich versuchte, den Aerobic-Kurs als etwas zu betrachten, das ich für mich tat, eine Pause von meiner Sorge um Giulia, aber unvermeidlich glitt mein Blick hinüber zu Giulias Spiegelbild und ich war traurig für sie, für mich und für uns.

Doch heute war etwas anders. Ich bemerkte das augenblicklich. Sämtliche körperlichen Anzeichen ihrer Krankheit – die verschränkten Finger, die aufgeworfenen Lippen, die gebeugten Schultern, die Langsamkeit, vor allem die Langsamkeit – waren verschwunden. Sie griff länger aus, streckte sich weiter, boxte härter, trat mit mehr Energie zu. Sie hatte das Risperdal abgesetzt, und jetzt, im Aerobic-Kurs, arbeitete sie sich aus dem Morast heraus.

Die Musik hämmerte weiter, unsere Lehrerin rief weiter ihre Befehle, die alten Frauen tanzten weiter, nur ich hörte auf, mich zu bewegen. Alles, was ich in diesem Augenblick sah, war Giulia. Ich drehte mich um, um sie direkt zu beobachten, weil ich dem, was der Spiegel mir gezeigt hatte, nicht trauen konnte, weil ich Angst hatte, es könnte zu schön sein, um wahr zu sein. Aber der Spiegel hatte nicht gelogen. Ich sah sie an und erkannte, dass sie genauso lebendig war wie ihr Spiegelbild. Schweiß glänzte auf ihrer Stirn, und auf ihrem Gesicht stand ein strahlendes Lächeln.

Sie erwischte mich dabei, wie ich sie beobachtete und rief über ihre Schulter: »Du machst besser weiter, oder Du-weißt-schon-wer könnte dir doch weh tun, ganz egal was auf ihrem T-Shirt steht!« Und dann hob sie den Kopf und lachte über ihren Witz, ein natürliches, befreites Lachen, das schönste Geräusch, das ich je gehört hatte.

Giulia war wieder da. Ich wandte mich wieder unserer Lehrerin zu, die die Hände in die Hüften stemmte und ungeduldig auf mich wies, damit ich mit meinem Boxen weitermachte, und ich fügte mich glücklich und boxte so fest in die Luft, dass ich befürchtete, es würde mir den Arm aus dem Gelenk reißen.

Giulias Abgleiten in die Psychose war unverhofft und plötzlich gekommen, aber das war gar nichts im Vergleich zu ihrer Flucht aus der Depression. In einem Aerobic-Kurs mit rotem Teppich, schlechter Musik und älteren Chinesinnen löste sie sich vor meinen Augen quasi in nichts auf.

»Ich bin fertig!!!«, textete sie mir eine Woche später nach ihrer letzten Sitzung im IOP. Wenig mehr als neun Monate waren vergangen, seit sie ins Krankenhaus eingeliefert worden war, was bedeutete, dass sie vor elf Monaten die ersten Anzeichen von Nervosität wegen ihres neuen Jobs gezeigt hatte.

Wir gingen in unser liebstes vietnamesisches Restaurant, eines, das wir in den Monaten nach Giulias Krankenhausaufenthalt entdeckt hatten. Es war unsere Rettung, wenn mir nicht nach Kochen zumute war, was so gut wie immer der Fall war, und manchmal aßen wir dort dreimal in der Woche. Unser Lieblingskellner servierte uns Vorspeisen auf Kosten des Hauses, wie er es immer tat. Giulia und ich verbrachten den größten Teil des Abends damit, uns Geschichten aus den vergangenen neun Monaten zu erzählen, und jede Einzelne brachte uns dazu, über deren Absurdität zu lachen.

»Weißt du noch, wie ich geglaubt habe, ich würde sterben, als du mich im Krankenhaus besucht hast?«, fragte sie.

»Welches Mal?«, fragte ich zurück, und sie quiekte vor Lachen, klatschte mit den Händen auf den Tisch und hielt sich dann die Seiten, die ihr vom vielen Lachen weh taten. Ich schmolz in meinem Stuhl, als ich sie wieder so lachen sah, etwas, das mir so lange gefehlt hatte.

»Du weißt doch, als du angekommen bist und ich dachte, ich hätte nur noch eine Stunde zu leben, und ich habe die ganze Zeit damit zugebracht, die Minuten herunterzuzählen, und dann, als der Moment nahe kam …« Sie konnte ihre Geschichte nicht einmal zu Ende bringen, weil sie geradezu hysterisch vor Lachen war, als sie sich daran erinnerte, wie sie aufgestanden und von mir davongelaufen war, als die Stunde vorüber war, und wie sie die Tür ihres Zimmers zugeworfen hatte.

Damals war es zweifellos nicht lustig gewesen. Es war entsetzlich gewesen. Wir hatten eine Stunde miteinander verbracht, in der Giulia bis zu einem Punkt gezählt hatte, an dem sie mit dem sicheren Tod rechnete.

Aber aus irgendeinem Grund erschien es uns jetzt über unserem vietnamesischen Essen zum Totlachen.

Ich holte mein Handy heraus und zeigte ihr das Foto, das ich an dem Tag, ehe sie ins Krankenhaus eingeliefert worden war, von ihr gemacht hatte, zerbrechlich und verängstigt stand sie darauf am Strand. »Du an dem Tag, an dem du diese Sache besiegst«, hatte ich ihr damals gesagt. Und dann machte ich hier ein Foto von ihr, über einer dampfenden Schüssel mit vietnamesischem Essen, ihr Gesicht voller Zuversicht und ihr Lächeln wieder *bello come il sole*, schön wie die Sonne.

Erst am Ende der Mahlzeit brachten wir all die Unsicherheit und die offenen Fragen zur Sprache. Giulia war ohne eine gesicherte Diagnose aus dem IOP entlassen worden. Schizophrenie hatten die Ärzte mehr oder weniger ausgeschlossen, aber eine überzeugende Ersatzdiagnose hatten sie nicht. Wir hatten keine eindeutige Erklärung für das, was schiefgegangen war. Es war vermutlich ausgelöst worden von einer Kombination aus Schlafmangel, Stress, Hormonen und chemischen Reaktionen in ihrem Gehirn, aber nicht einmal ihre behandelnden Mediziner wussten genauer, was es eigentlich war.

Was bedeutete, dass wir auch nicht wussten, ob es wieder kommen würde. In neunzig Prozent der Fälle tritt eine Psychose wieder auf. Neunzig Prozent. Die Statistiken waren besorgniserregend, aber wir vergaßen die Statistiken und konzentrierten uns auf die Erinnerungen an unser glückliches Leben, versuchten, uns davon zu überzeugen, dass Giulia zu den übrigen zehn Prozent gehören würde. Die Arbeitsdiagnose, die sehr zurechtgemacht schien, um ins Bild zu passen, lautete »schwere Depression mit psychotischen Zügen«, aber im Stillen nannte ich es schlicht einen Nervenzusammenbruch.

Wir konnten auch nicht sagen, was dafür gesorgt hatte, dass es ihr besserging. Die Medikamente hatten die Psychose abebben lassen, schienen die Depression aber verlängert zu haben. Die Zeit, die Giulia in Therapie verbracht hatte, die Freundschaften, die sie während ihrer Genesung geschlossen hatte, und die Familie, die ihr immer zur Seite gestanden hatte, all das musste irgendwie geholfen haben. Oder etwa nicht?

Es blieb mysteriös. Es nagte an uns, aber wir kehrten nur allzu gern zum Lachen zurück. Heute Abend mussten wir feiern. Es war vorbei. Abgeschlossen. Auf Nimmerwiedersehen. Mach die Tür hinter dir zu, wenn du verschwindest.

Unser Kellner kam mit der Rechnung. Er legte sie auf den Tisch und dann sagte er in seinem gebrochenen Englisch zu Giulia: »Sie sehen heute Abend so glücklich aus, und das macht mich so glücklich.«

»Ich weiß«, sagte Giulia. »Ich bin so glücklich.«

Ich lümmelte in meinen grauen Jogginghosen auf der Couch, an meinen Füßen klebte noch Sand von einem Spaziergang mit dem Hund und mein Haar war ölig und zerzaust. Ich hatte während der letzten Tage beim Surfen lediglich mit Meerwasser geduscht und roch nach Salz und Neopren. Die Jogginghosen gehörten zu meiner Küstenwacheuniform aus den Tagen, als ich in einem überfüllten Seebad in Delaware als Bademeister gearbeitet hatte – in dem Sommer, bevor Giulia und ich geheiratet hatten. Ich behielt die Hosen als Erinnerung daran, wie stark und fit ich einmal gewesen war, als ich jeden Tag meilenweit gepaddelt und geschwommen war und wöchentlich Hunderte von Liegestützen und Sit-ups gemacht hatte. Ich betrachtete abwechselnd zwei Bildschirme, das Spiel der Giants im Fernsehen und Twitter auf meinem Handy.

»Kannst du den Abwasch fertig machen?«, rief ich zu Giulia hinüber, die in unserem Schlafzimmer ebenfalls mit ihrem Handy beschäftigt war.

»Kannst du das nicht machen?«, rief sie zurück.

»Ich habe das Abendessen gekocht. Du kennst unsere Regel: Wer kocht, macht nicht sauber.«

»Ja, aber im Ernst, das war ein ziemlich einfaches Abendessen«, erwiderte sie. »Gebratener Reis ist einfach zuzubereiten, aber es macht eine riesige Unordnung.«

»Ich habe aber auch die Lebensmittel für das Essen eingekauft«, beharrte ich.

»Nun, ich habe heute die Wäsche erledigt. Alles gefaltet und so weiter«, sagte sie.

»Aber du hast sie nicht aufgeräumt, ich war es, der die Wäsche aufgeräumt hat.«

So stritten wir uns hin und her und zählten uns gegenseitig auf, wer was im Haushalt erledigt hatten. Das war ein fester Bestandteil unserer Beziehung, ein Wettbewerb, wer mehr beigetragen hatte. Die meiste Zeit über war er spielerisch.

Heute Abend aber war es kein Spiel. Ich hatte das Essen gekocht. Ich hatte eingekauft. Und ich hatte all das seit Monaten getan. Ich hatte den Haushalt monatelang ganz allein geführt. Ich hatte mich auch um ihr Leben gekümmert. Ich hatte es tun müssen. Wäre es nach Giulia gegangen, so wäre sie den ganzen Tag im Bett geblieben oder schlimmer, hätte versucht, sich etwas anzutun. Also hatte ich ihre Tage für sie geplant: Yoga, Malunterricht, ehrenamtliche Arbeit im Kindergarten der UCSF. Auch um mein Leben hatte ich mich gekümmert. Ich hatte meinen Job behalten. Ich fuhr sie, wohin sie auch wollte. Ich hatte mein gesamtes Leben ihrer Genesung gewidmet. Ich wünschte, ich hätte sagen können, dass ich nichts davon übelnahm, doch in diesem Moment, wo sich der dreckige Abwasch im Becken stapelte und Giulia mir erklärte, warum es nicht an ihr war, ihn zu erledigen, erreichte ich eine Grenze. Ich wollte nicht von der Couch aufstehen, um den Abwasch zu machen. Ich wollte, dass meine Frau, die nicht länger krank war, es tat.

»Weißt du was, Giulia? Ich habe neun Monate lang den gesamten Abwasch gemacht, immer gekocht, immer saubergemacht und alles andere erledigt.« Mit jedem Wort wurde meine Stimme lauter. »Ich weiß, du warst krank, aber jetzt bist du es nicht mehr, und wenn es dir nichts ausmacht, hätte ich verdammt nochmal gern ein bisschen Hilfe im Haushalt!«

Mein Wutanfall hing in der Luft. Mit ihm schleppte ich meine eigene Depression herum, die ich von den Ereignissen des vergangenen Jahres davongetragen hatte. Jetzt, wo es Giulia besserging, hatte ich gehofft, sie würde durch Freude ersetzt werden, doch stattdessen machte sich Zorn in meinem Herzen breit. Jeden Abend, wenn ich von der Arbeit nach Hause kam, zog ich meine grauen Küstenwachejogginghosen an. Aber ich trug sie nicht länger, um Liegestütze zu machen. Ich trug sie, um mich auf die Couch fallen zu lassen und durch die Kanäle zu zappen. Wenn am Wochenende die Wellen gut standen, paddelte ich hinaus, um zu surfen, doch ansonsten trug ich jeden Abend dieselben grauen Jogginghosen, lungerte an derselben Stelle auf der Couch und sah dieselben sinnlosen Sendungen im Fernsehen.

Ich hörte, wie Giulia vom Bett aufstand und in die Küche ging, ich hörte, wie Wasser rauschte und das Geschirr klirrte. Schweigend beendete sie die Arbeit und kehrte in unser Zimmer zurück, schloss die Tür und ging ins Bett.

Jede zweite Woche ging ich zu meiner Therapeutin. Sie arbeitete in einem Kellerbüro, das mit kleinen hölzernen Statuen aus aller Welt dekoriert war, und ihre sanfte Stimme klang sogar noch leiser unter dem Summen einer Rauschmaschine, die dafür sorgte, dass niemand im Wartezimmer uns hörte. Ich liebte sie. Sie gab mir die Geduld und die Ermutigung, die ich so verzweifelt brauchte.

Während des Monats, in dem Giulia psychotisch gewesen war, hatten wir so gut wie ausschließlich über sie gesprochen, und während der acht Monate ihrer Depression fuhren wir fort, über sie zu sprechen. Als die Krankheit sich jedoch legte, wandte das Gespräch sich mir zu. Meine Therapeutin wollte wissen, warum ich so unbedingt Giulias Held sein wollte. »Die gute Nachricht und die schlechte Nachricht lauten beide, dass Sie so mächtig nicht sind«, sagte sie häufig zu mir. »Aber Sie werden ganz sicher versuchen, so mächtig zu sein.«

Ich war nicht allzu interessiert daran zu verstehen, warum ich Giulia so viel Fürsorge widmete. Für mich war die Antwort ein einfaches Klischee: Liebe.

Aber ich wollte wissen, warum ich mich wie der letzte Dreck fühlte.

Nie zuvor hatte ich mich derart lethargisch und desinteressiert gefühlt. Für gewöhnlich berste ich eigentlich vor Energie. Als ich im College in einer Ska-Punk-Band gesungen hatte, hatte ich ein Lied mit dem Titel »*Happy Here, Happy Now*«, glücklich hier, glücklich jetzt, geschrieben. Ein paar meiner Bandkumples witzelten, ich hätte es »Happy Here, Happy Dumb«, glücklich hier, glücklich doof, nennen sollen, denn Glück bietet für junge Leute das perfekte Ziel für Spott. Zu dieser Zeit begriff ich noch nicht, dass Glück eine wunderschöne Form von Mut ist.

»Natürlich fühlen Sie sich wie der letzte Dreck«, sagte meine Therapeutin. »Sie sind in den letzten neun Monaten durch die Hölle gegangen. Es ist höchste Zeit, dass Sie sich so fühlen. Bisher hatten Sie dazu ja noch gar nicht die Zeit.«

Verwirrt starrte ich sie an.

»Sie sagen immer wieder, dass Sie sich um Giulia gekümmert haben, aber ich bin mir nicht sicher, ob Sie wirklich wissen, wie Liebe aussieht.«

Bei dieser Andeutung fuhr ich zusammen. »Was wollen Sie damit sagen? Ich habe so gut wie alles geopfert. Wie kann denn das keine Liebe sein?«

»Opfer sind ein Teil der Liebe, Mark. Aber sollte zur Liebe nicht noch mehr gehören als nur die Frage, wie viel man opfert?«

Unbehaglich wand ich mich auf meinem Stuhl. Ich wusste nicht, worauf dies hinauslaufen würde.

»Lassen Sie es mich anders formulieren«, sagte sie. »Es ist, als hätten Sie einen Tsunami überlebt, Mark. Ich bin sicher, Sie haben im Fernsehen Bilder von dem Tsunami gesehen, der Indonesien getroffen hat. Ganze Gebäude wurden ausradiert. Menschen davongespült. Eine grauenhafte Sache. Es ist nicht schwer, sich Sie und Giulia an einem dieser Strände vorzustellen. Sie waren dort glückselig zusammen, und dann kam plötzlich die Welle. Sie haben sich an einem Baum und aneinander festgehalten, während das Wasser stieß und zerrte und alles versuchte, um sie auseinanderzureißen. Aber Sie haben weiter festgehalten. Neun Monate lang haben Sie weiter festgehalten.«

Ich nickte. Ich hatte nicht den Mut gehabt, mir die Fernsehbilder anzusehen. Albträume hatte ich schon genug.

»Und dann zog sich die Welle zurück, genauso unerwartet, wie sie gekommen war. Sie haben es geschafft, Sie beide. Sie können jetzt aufhören, diesen Baum so festzuhalten. Sie können einander loslassen. Sie haben einen Tsunami überlebt.«

»Genau!«, sagte ich. »Und das sollte sich doch gut anfühlen, oder? So viele Menschen überleben das nicht. Familien werden von Geisteskrankheiten auseinandergerissen. Unsere nicht. Jeden Tag nehmen sich Menschen das Leben. Giulia hat es nicht getan. Warum bin ich also nicht glücklich?«

»Sehen Sie sich um, Mark«, sagte meine Therapeutin. »Sehen Sie sich die Zerstörung an, die Ruinen der Hotels, die entwurzelten Bäume, die zerdrückten Autos. Das Begreifen, dass nicht alle es geschafft haben. Das Schlimmste ist vorüber. Aber alles, was Sie einmal gekannt haben, gibt es nicht mehr. Die Liebe, die Sie mit Giulia geteilt haben, gibt es so, wie Sie sie einmal gekannt haben, nicht mehr.«

Sie hatte recht. Nichts war mehr so, wie es gewesen war. Nichts konnte je wieder so sein, wie es gewesen war. Unsere Seligkeit, unsere College-Liebe, unser vom Glück begünstigtes Leben, das alles war verloren. Giulias Psychose und ihre Depression würden den Rest unseres Lebens bestimmen. Vielleicht würde sogar mein eigenes Glück nicht mehr so leicht zu erreichen sein, wie es bisher gewesen war. Ich würde dafür arbeiten müssen und den Mut finden, diese Arbeit zu tun.

»Ich denke, wenn alles zerstört ist, werden wir es wohl wieder aufbauen müssen«, sagte ich.

»Genau«, erwiderte meine Therapeutin.

»Und wie geht es aus?«, fragte ich.

Sie gab keine Antwort.

Es war ein stürmischer Frühlingstag. Der Wind heulte und wirbelte den Sand durch die Straßen. Am Great Highway bildeten sich Sandverwehungen. Auch wenn wir zehn Straßenzüge vom

Strand entfernt lebten, konnte man in unserer Wohnung noch das Knirschen des Sandes in der Luft spüren.

Wir fuhren mit Goose nach Fort Funston, einem Hundepark, der sich ein paar Meilen südlich von unserer Wohnung auf Stranddünen befand. Fort Funston war einer unserer liebsten Orte für Spaziergänge, auch wenn wir wussten, dass das Wetter heute dort elend sein würde. Aber Goose brauchte seinen Auslauf, also packten wir uns warm ein, um dem Wind und der Kälte gewachsen zu sein.

Giulias Handy summte. Eine Freundin textete ihr. Sie hatte für diesen Abend ein Ticket für ein Konzert in Oakland übrig. Das Vorprogramm begann um acht, und die Hauptband würde vermutlich um zehn zu spielen beginnen. Sie fragte, ob Giulia Lust hatte mitzukommen.

»Du kannst da nicht hingehen«, sagte ich, nachdem ich sie kaum hatte ausreden lassen.

»Was soll das heißen, ich kann da nicht hingehen?«, fragte sie. »Ich will da gern hingehen, also gehe ich auch.«

»Im Ernst, Giulia«, sagte ich und schüttelte sie ab.

»Im Ernst was?« Sie stemmte die Hände in die Hüften.

»Giulia, du bist seit einem Jahr nicht mehr länger als bis neun Uhr auf gewesen. Wir haben hier keinen S-Bahnanschluss, d. h. du müsstest mit dem Auto fahren, und du hasst es, mit dem Auto zu fahren. Du weißt nicht, wie du dorthinkommst. Und vergiss nicht, wir sprechen von einer Fahrt um Mitternacht oder später. Das ist eine furchtbar schlechte Idee. Du gehst da nicht hin.«

Giulia war wütend. »Aber ich will gehen.«

»Gut, das verstehe ich, aber weißt du was? Es wird Zeit, dass du in die Wirklichkeit zurückkommst. Ich habe es satt, dir das Leben rosarot anzumalen. Es geht dir besser, also kannst du auch die Wahrheit vertragen. Und die Wahrheit ist, dass wir nicht immer haben können, was wir wollen, und du kannst dieses Konzert nicht haben.« Ich weigerte mich nachzugeben.

Giulia schäumte vor Wut. »Du hast kein Recht, mir zu erzählen, was ich zu tun habe«, zischte sie.

»Und ob ich das habe«, erwiderte ich. »Ich habe mich schließlich um dich gekümmert, als du dich nicht selbst um dich kümmern konntest, und ein Konzertbesuch heute Nacht ist keine Art, dich um dich selbst zu kümmern.« Inzwischen schrie ich auch, wütend, weil sie einfach nicht einsehen wollte, wie unmöglich die Idee war. »Es tut mir leid, Giulia, aber doch, ich habe ein Recht, dir zu erzählen, was du zu tun hast.«

»Herzlichen Dank, du Idiot.« Sie stürmte durch Wind und Sand davon. Ich blieb eine Minute mit Goose sitzen, der Wind brannte mir auf der Haut, und im Innern fühlte ich mich noch heißer. Es ging ihr besser, aber sie war im Begriff, entsetzlich falsche Entscheidungen zu treffen, und wenn etwas schiefging, würde ich die Scherben aufsammeln müssen. Schließlich legte ich Goose wieder an die Leine, um den Spaziergang fortzusetzen. Ich folgte Giulias Spuren, aber sie war schon bald außer Sicht.

Dreißig Minuten später waren wir wieder am Auto, wo Giulia auf uns wartete. Ich schloss die Tür auf, und wir fuhren schweigend nach Hause, verbrachten den Rest des Tages, ohne dass einer von uns ein Wort sprach. Das Konzert kam und ging. Keiner von uns erwähnte es noch einmal.

Ich schleppte mich durch den Rest des Schuljahrs, und wie ich es versprochen hatte, kündigte ich. Ich feierte einen tränenreichen Abschied mit den Kollegen, die ich ins Herz geschlossen hatte, aber ich verspürte keine Reue, als ich die Landkarten und inspirierenden Zitate von den Wänden meines Klassenzimmers abnahm.

Giulia und ich hatten für die unmittelbare Zukunft keine Pläne, abgesehen von der Hochzeit meines Bruders Matt in Nashville. Wir wussten nicht, wann wir wieder arbeiten würden, was für Arbeit es sein würde und nicht einmal, wo wir dann sein würden. Die Hochzeit war unser einziger konkreter Plan, und wir beschlossen, erst mal nach Nashville zu fahren, wie wir ein Jahr zuvor nach Delaware gefahren waren. Uns war alles recht, um zu versuchen, den Funken der Vergangenheit wiederzubeleben.

Allerdings hatten wir nur vier Tage Zeit, um auf einer trockenen, staubigen Route nach Tennessee zu gelangen. Wir fuhren in Schlangenlinien südlich nach Barstow in Kalifornien, übernachteten dort und wandten uns dann auf geradem Weg nach Osten. Vor uns lagen achtzehnhundert Meilen Autobahn ohne Unterbrechung.

Ich versuchte, unterwegs interessante Orte für Pausen zu finden, aber Giulia wollte einfach nur auf die Hochzeit. Über lange Strecken schlief sie, während wir durch die Hitze fuhren. Ich tat so, als würde es mir nichts ausmachen. Aber die Straße war lang und einsam. Am ersten Tag saß ich zehn Stunden hinter dem Steuerrad, und schon nach den ersten paar Stunden langweilte mich die Musik zu Tode und keiner der Podcasts interessierte mich. Ich fühlte mich alleingelassen, und meine Gedanken quälten mich.

All die phantastischen Dinge, die meine Freunde im vergangenen Jahr auf die Beine gestellt hatten, gingen mir durch den Kopf. Einer meiner Freunde hatte ein Buch veröffentlicht. Ein anderer hatte seine Anstellung gekündigt und sein eigenes florierendes Geschäft eröffnet. Ein weiterer Freund hatte ein Unternehmen für frisch gepressten Saft gegründet, das beständig an Beliebtheit gewann. All unsere Geschwister kamen in ihren Karrieren mit großen Schritten voran. Es sah so aus, als wären die vergangenen elf Monate zu allen gut gewesen, nur nicht zu uns. Ich konnte mir im Augenblick nicht vorstellen, eine Arbeit auszuüben, geschweige denn mich darin richtig ins Zeug zu legen. Wann immer ich spürte, wie der Neid sich einschlich, versuchte ich, mich davon zu überzeugen, dass es keinen größeren Erfolg gab als den, sich völlig der Pflege eines geliebten Menschen gewidmet zu haben. Aber hier in der Wüste konnte Giulia nicht einmal wach bleiben, um mir Gesellschaft zu leisten. Ich fühlte mich allein und elend.

Auf einer langsamen Fahrt hinunter in ein Tal in Arizona sah ich in meilenweiter Ferne einen Achtzehn-Rad-Truck, der sich den Hügel hinauf kämpfte. Wir fuhren einander entgegen, und ich spürte, dass es Zeit war, das Tempo zu drosseln. Je näher wir einander kamen, desto sicherer wusste ich, was geschehen würde. Ein Reh würde hinaus auf die Fahrbahn laufen, und der Fahrer des Trucks würde auf die Bremse treten. Der plötzliche Halt würde den Truck heftig ins Schleudern bringen, und mit dem lauten Ächzen von Stahl würde das Fahrzeug hinüber auf unsere Fahrbahn schlingern. Ich würde keine Zeit mehr haben, zu reagieren. Der Aufprall beim Zusammenstoß würde uns alle auf der Stelle töten, unsere Körper würden unter Glas und Metall zerquetscht und unser Hund würde aus dem Auto in die Trümmer katapultiert werden.

Ich konzentrierte mich auf den bevorstehenden Zusammenstoß und umklammerte das Steuerrad. Ich schwitzte heftig, meine Zunge fühlte sich kalkig und trocken an, also stellte ich die Klimaanlage höher. Der Truck kam näher und näher. Mein Blick suchte die Ränder der Straße nach dem Reh ab, das diese Katastrophe auslösen würde, ich wartete darauf, ich wollte das Tempo drosseln, doch stattdessen beschleunigte ich.

Der Truck brummte an uns vorüber. Kein Reh, kein Zusammenstoß, nur noch mehr leere Straße.

Giulia schreckte aus dem Schlaf. »Warum ist es hier so kalt?«, murmelte sie und schaltete die Klimaanlage aus. Innerhalb von ein paar Sekunden war sie wieder eingeschlafen.

Ich fuhr weiter.

Auf unserem Campingplatz in New Mexico konnte ich nicht schlafen. Wir waren bei Sonnenuntergang in unsere Schlafsäcke gekrochen, und Giulia und Goose hatten innerhalb von Minuten begonnen zu schnarchen. Ich hatte Schmerzen vor Erschöpfung, aber so viel ich auch las oder meditierte, nichts konnte mich von der Gewissheit ablenken, die ich auf mich zukommen fühlte, von dem Mann mit der Schusswaffe, der auf dem Campingplatz in einem Versteck lauerte. Ich hatte ihn während des Abendessens in der Stadt entdeckt, er hatte ganz allein in einer Nische des Restaurants gesessen. Wir hatten eine Sekunde lang Blickkontakt gehabt, dann eine weitere Sekunde, und in diesem zweiten Moment hatte ich begriffen, dass er sich uns als Opfer ausgesucht hatte – ein hoffnungsvolles junges Paar. Ich blickte über meine Schulter, als wir das Lokal verließen, und der Mann blieb in seiner Nische sitzen, aber ich wusste, dass er herausgefunden hatte, wo wir übernachteten. Deshalb musste ich wach bleiben. Ich lauschte auf das Knacken eines Zweiges in der Nähe, das Knirschen von Schritten im Sand.

Ich wusste, wenn er erst einmal hier war, gab es nichts, das ich tun konnte, um ihn aufzuhalten. Er würde bewaffnet sein. Wir lagen in einem Nylon-Zelt. Ich plante, mich über Giulias Körper zu werfen, sobald ich die Schüsse vernahm, bis zum Schluss würde ich sie beschützen, aber er würde so viel Munition auf das Zelt verfeuern, dass es keine Rolle mehr spielen würde.

Um zwei Uhr kramte ich in meinem Rucksack und holte eine Schlaftablette heraus, die meine Therapeutin mir empfohlen hatte, als ich auf dem Höhepunkt meiner Pflegezeit Probleme hatte einzuschlafen. Ich hatte seit Monaten keine mehr genommen. Ich gab mir keine Mühe, leise zu sein, während ich danach suchte. Zwar wusste ich, dass Giulia ihren Schlaf brauchte, aber ich wollte, dass sie aufwachte und mir Gesellschaft leistete, dass sie mir sagte, meine Gedanken seien Unsinn und alles sei in Ordnung, dass sie mir zurückgab, was ich ihr während ihrer schlaflosen Nächte gegeben hatte. Doch sie rührte sich nicht.

Ich kehrte in meinen Schlafsack zurück und versuchte, den

Mann mit der Schusswaffe zu vergessen. Ich konzentrierte mich darauf, wie unbehaglich ich hier auf dem Wüstenboden lag, und phantasierte über Fluchtmöglichkeiten. Wenn wir die Nacht überlebten, so versprach ich mir selbst, würde ich am nächsten Tag anhalten, während Giulia und Goose schliefen, über einen der Stacheldrahtzäune springen, die die Autobahn säumten, und hinaus auf das Weideland laufen. Ich würde über Hügel klettern, bis ich zu müde war, um weiterzulaufen. Dann würde ich mich in der heißen Sonne niederlegen und abwarten, was geschehen würde. Vielleicht würde ich ja dann einschlafen.

Wir schafften es bis nach Nashville. Meine Familie wartete dort auf uns wie ein geballter Berg an positivem Denken. Die Lukaches sind von Natur aus ein lauter, enthusiastischer Haufen – und auf Hochzeiten ganz besonders. Die festliche Stimmung wurde verstärkt durch den allgemeinen Wunsch, Giulias wiederhergestellte Gesundheit zu feiern. »Giulia geht es ja so viel besser«, flüsterten mir meine Mutter, meine Brüder, meine Schwester und mein Vater im Laufe des Wochenendes ununterbrochen zu.

Ich lud Giulia bei meiner Familie ab. Meine Mutter und Schwester gingen mit ihr, um sich die Haare und Fingernägel machen zu lassen, und ich konzentrierte mich auf meine Aufgaben als Trauzeuge für meinen Bruder Matt. Ich hatte so viel von mir selbst in meine Rolle als Ehemann investiert, dass ich alle anderen Aspekte meiner Identität völlig vernachlässigt hatte. Wir feierten seinen Junggesellenabschied am Tag vor dem Probe-Dinner, eine Gruppe von Männern in einem mexikanischen Restaurant, die sich anschauten, wie Mexiko gegen Frankreich im Weltmeisterschaftsspiel gewann. Wir brachten das Lokal mit unserem Jubel beinahe zum Bersten.

Zwar gab es Momente, in denen ich Spaß hatte, aber es fiel mir schwer, mich richtig in die Gruppe einzufinden.

Dies waren die Menschen, die ich liebte, und von denen ich

wusste, dass sie mich liebten, aber ihr Leben war weiter glatt verlaufen, während mein und Giulias Leben in Trümmer zerbrochen war. Es tat weh zu erleben, wie sie ihr Leben voll ausgekostet hatten, während wir litten. Ich war wütend auf sie, was absurd war, und ich wusste, dass es absurd war, aber das änderte nichts daran, dass ich wütend war. Ich verstand die Insiderwitze nicht, die meine Geschwister über Parodien auf *Saturday Night Live* machten, also unterbrach ich ungeschickt. Ich fragte mich, wie viele Rundmails an mich nicht gesendet worden waren. Der Mann meiner Schwester, Alex, hatte ein Video von der Weihnachtsreise nach Tokio gemacht. Alle waren zu sehen, nur ich und Giulia nicht. Am Nachmittag vor dem Probe-Dinner versammelte sich die gesamte Familie im Wohnzimmer, um diese Reise noch einmal zu erleben. Als es zu der Szene in Kamakura kam, wo sie Giulias Gebetskarte geschrieben hatten, ertrug ich es nicht länger. Ich stand auf und rannte von meiner Familie davon. Ich konnte nicht akzeptieren, dass ihr Jahr so reich gewesen war, während das unsere verloren war.

Die Hochzeit selbst war eine willkommene Abwechslung. Matt und Grace Ann hatten sich sogar in noch jüngerem Alter kennengelernt als Giulia und ich, mit vierzehn Jahren, und die Beständigkeit ihrer jungen Liebe erinnerte uns alle, die wir dabei waren, daran, was es für eine pure Freude sein kann, sich jemandem so verbunden zu fühlen. Giulia und ich tanzten miteinander und brachten Trinksprüche aus, und einmal, als wir um den Tisch saßen, streckten wir instinktiv zur selben Zeit die Hände nacheinander aus, lächelten uns an und fügten unserem Album eine weitere Erinnerung hinzu.

Am Morgen danach ging ich mit meinem älteren Bruder Carl und meiner Schwester Cat laufen, und während wir durch Nashville joggten, kam das Gespräch schon bald darauf, wie viel besser es Giulia ging. Carl und Cat konnten nicht aufhören, darüber zu sprechen.

»Es ist mir egal, wie gut es Giulia geht!«, schrie ich sie an. »Natürlich weiß ich, dass es ihr bessergeht. Könntet ihr vielleicht alle aufhören, es mir zu erzählen? Und warum scheint es niemanden zu interessieren, wie schlecht es mir geht?« Ich sprintete davon und überließ es ihnen, in der schwülen Hitze von Tennessee über meinen Ausbruch nachzudenken.

»Ich glaube nicht, dass ich in diesem Sommer nach Italien fahren will«, sagte ich irgendwo in Arizona, als wir aus Nashville zurück nach San Francisco brausten.

»Warum nicht?« Giulia rutschte in ihrem Sitz herum. »Wir fahren im Sommer doch immer nach Italien.«

»Ich weiß, aber diesen Sommer will ich nicht fahren«, wiederholte ich. »Ich brauche eine Pause von deinen Eltern.« Neun Monate lang hatte ich praktisch täglich Kontakt mit ihnen gehabt. Viele dieser Gespräche waren schwierig gewesen. Wir waren nicht immer einer Meinung gewesen, wenn es um die beste Pflege für Giulia ging, und es kam mir gelegentlich wie ein Stellungskrieg vor, darüber, wer das letzte Wort haben sollte: ihr Ehemann oder ihre Eltern.

»Das ist jetzt aber wirklich lahm«, sagte Giulia. Ein paar Minuten stellte sie ihren Sitz noch weiter nach hinten und schlief ein.

Ich schäumte fast die gesamte Rückfahrt über, während Giulia schlief. Ich? Ich chauffierte sie auf ihrem Schläfchen quer durch das Land, und ich war derjenige, der lahm war? Ihre Nichtachtung meiner Erfahrung gegenüber, der kurze Satz, der mir die Schuld zuschob und ihre Unfähigkeit, wenigstens wach zu bleiben, während ich fuhr, erfüllte mich mit einem gefährlichen Zorn, am liebsten hätte ich mit der Faust durch die Windschutzscheibe geschlagen.

Für den Augenblick blieb dieser Zorn an der Oberfläche. Darunter aber lebte ein weit existentiellerer Zorn darauf, dass Giulia überhaupt krank geworden war. Sie machte uns das Leben so schwer. Alles, was uns sicher gewesen war – unsere

Jobs, unsere Finanzen, unser Ziel, gemeinsam Eltern zu werden – hatte sich in Luft aufgelöst. Wie würde unser Leben von nun an aussehen? Ich wusste, sie hatte nichts davon mit Absicht getan, aber das half mir nicht, meinen Zorn zu besänftigen.

Die Zeit, die ich alleine fahren musste, während sie schlief, erlaubte mir wenigstens, mich zu beruhigen. Ich musste mit ihr reden, versuchen zu erklären, warum ich wütend war, damit ich diese Gefühle überwinden konnte. Als sie eine Stunde später aufwachte, bat ich sie daher: »Ich bin so wütend, Giulia. Ich muss mit dir darüber reden, was los ist.«

»Jetzt komm schon, Mark«, erwiderte sie. »Kannst du denn nicht ein bisschen fröhlicher sein? Ich bin der Ansicht, das Jahr, das wir hinter uns haben, war ernst genug, das reicht mir für eine Weile. Entspann dich einfach, okay?« Sie stellte die Musik lauter und tat so, als hätte ich nichts gesagt, und mein Plan verlief im Sand.

Als wir nach Hause kamen, buchte sie ein Flugticket nach Italien. Ich fragte mich, was ich in den zehn Tagen, in denen sie fort war, mit mir anfangen wollte. Was immer es war, es musste etwas Großes sein. Ich musste mich aus dieser Sickergrube herausziehen.

Spontan beschloss ich, mit dem Rad die kalifornische Küste hinunterzufahren. An die Grenze zu Oregon würde ich eine Mitfahrgelegenheit suchen und dann die ganzen 450 Meilen wieder nach Hause fahren. Ein erfahrener Radfahrer war ich allerdings nicht. Bisher hatte ich noch nicht einmal einen Reifen gewechselt.

Aber ich war immer ein Fitnessfan gewesen. Zum Glück gehörte für mich immer, meinen Körper herauszufordern und von Endorphinen überflutet zu werden. Also dachte ich mir: Was soll schon passieren? Ich würde auf ein Fahrrad springen und ausprobieren, ob ich an der Küste von Nord-Kalifornien meine Gefühle loswerden konnte.

Giulia war von der Idee meiner Fahrradtour nicht begeistert, aber sie versuchte nicht, mich zu daran hindern. Sie machte sich Sorgen, dass ich mich körperlich überfordern und verletzen würde. Aber sie würde ja nach Italien fahren, also gab es nichts, das sie tun konnte.

Ich kaufte Satteltaschen für mein Fahrrad und belud sie mit Steinen, um mich an das Gewicht zu gewöhnen, das ich mit mir herumtragen würde – Zelt, Schlafsack, Kleidung, Vorräte und Wasser. Die Trainingsfahrten taten weh, und es gefiel mir, wie meine Beine unter dem Gewicht dieser ganzen Ausrüstung brannten. Ich wollte, dass diese Sache schwierig war.

Am Tag, bevor meine Reise startete, baute ich mir eine zusätzliche Hürde: Ich beschloss, dass ich für die Dauer meiner Reise ein Schweigegelübde ablegen würde. Ich hatte das vergangene Jahr damit zugebracht, Familienmitgliedern Mails zu schreiben, mit Ärzten zu reden, Giulia anzurufen. Ich hatte all diese Kommunikation satt, ganz besonders jetzt im Moment. Es hatte den Anschein, als würde ich mich in eine angesäuerte, empörte Stimmung hineinsteigern, wann immer ich mit jemandem – Giulia, meinen Eltern, ja sogar meiner Therapeutin – sprach. Ich brauchte das Schweigen, um meinen Widerwillen zu besänftigen, der zu explosiv geworden war, um ihn zu beherrschen.

Ich nahm eine Karte und schrieb darauf: Aus persönlichen Gründen habe ich ein Schweigegelübde abgelegt. Danke, dass Sie meine Entscheidung respektieren. Ich hoffe, wir können unsere Gesellschaft dennoch genießen. Ich laminierte die Karte und warf ein Reporternotizbuch und einen Stift in meinen Rucksack für Momente, in denen ich Einzelheiten würde aufschreiben müssen, um Vorräte einzukaufen oder einen Campingplatz zu reservieren. Giulia stand meinem Schweigegelübde skeptisch gegenüber, also versprach ich ihr, ihr jeden Morgen meinen Standort über mein Handy zu mailen.

Mein Freund Thomas war Pilot und wollte einen Freund in Crescent City besuchen, eine zumeist von Arbeitern bewohnte

Stadt fünfundzwanzig Meilen südlich der Grenze zu Oregon. Er flog mich an meine Startlinie, damit ich von dort meine Füße auf die Pedalen klemmen und nach Hause radeln konnte.

Nach der Landung in Crescent City hatte ich nur noch eine Stunde Zeit, bis es dunkel werden würde, und ich fuhr eine ruhige, ebene Straße entlang bis zu einem Campingplatz, der zwischen Dünen versteckt lag und einen breiten, windumtosten Strand überblickte. Ich baute mein Zelt auf und aß ein Erdnussbuttersandwich, während ich dem Sonnenuntergang zusah. Dann kroch ich in mein Zelt und benutzte eine Taschenlampe, um *Die Brüder Karamasow* zu lesen, das einzige Buch, das ich eingepackt hatte. Bald schlief ich ein.

Meine erste Bergauffahrt aus Crescent City hinaus führte mich über sechs Meilen und dreihundertsechzig Meter Steigung durch uralte, neblige Rotholzwälder. Mein Körper konzentrierte sich, meine Lebensgeister fühlten sich auf der Höhe und so gut wie sofort spürte ich, wie meine Erregung und meine Depression begannen, sich zu legen

Ich hatte geplant, durchschnittlich fünfzig Meilen pro Tag zu fahren und so die 450-Meilen-Fahrt auf neun Tage zu verteilen, und am ersten Tag hielt ich mich an den Plan. Ich schaffte es bis zwei Uhr auf den Campingplatz, schwamm im Meer, machte fast vierhundert Liegestütze und las hundert Seiten Dostojewski, und bis die Sonne unterging, langweilte ich mich zu Tode. Am nächsten Morgen wachte ich um fünf Uhr auf, fühlte mich erholt und war bereit loszufahren.

Am zweiten Tag hatte ich bereits gegen Mittag meine fünfzig Meilen hinter mir, also erhöhte ich meine Etappenziele. Ich fuhr weitere vierzig Meilen und hatte somit solide neunzig Meilen geschafft. Am dritten Tag schaffte ich beinahe hundertzehn und am vierten achtzig. Ich liebte jede einzelne Umdrehung meiner Fahrradkette, ich fuhr schweigend durch schockierend schöne Küstenlandschaft, hatte nichts, wo ich eilig hinmusste und nichts, wovor ich flüchtete. Ich fuhr am Eel River entlang, aß im Schatten eines roten Baumes ein Dutzend Reese's Peanut Butter Cups und schlief zwischendurch. In Garberville bot mir ein Mädchen Gras an und nachdem sie meine laminierte Karte gelesen hatte, umarmte sie mich und nannte mich einen Propheten. Eine Kellnerin in Klamath fragte mich, ob ich taub sei.

Am meisten von allem liebte ich meinen warmen Kokon der Stille. Ich träumte und wanderte durch meine Gedanken in jede Richtung, die ich wollte. Natürlich dachte ich auch an Giulia, aber ich versuchte immer, mich wieder in die Gegenwart zurückzuzwingen. Ich konzentrierte mich auf die Einzelheiten meines Fahrrads, meiner Route, meines Körpers. Nie zuvor hatte ich mein Essen so langsam verzehrt oder es so intensiv genossen. Alles war jetzt, im Augenblick und voller Leben.

Am Fuß eines Berges entdeckte ich drei Fahrer, die mir voraus der Spitze entgegen fuhren, und setzte mir zum Ziel, sie innerhalb der nächsten fünf Meilen einzuholen. Die langsameren der Fahrer überholte ich in der zweiten Meile, aber der Anführer der Gruppe akzeptierte meine unausgesprochene Herausforderung, und wir lieferten uns ein Katz-und-Maus-Rennen, schossen mit vierzig Meilen pro Stunde die Hügel hinunter und kämpften uns Hänge hinauf. Das Rennen dauerte fünfzehn Meilen und führte uns in die Stadt Elk. Ich hielt keuchend und schnaufend am Straßenrand an, um Atem zu holen. Er etwa zweihundert Meter hinter mir.

Ich kaute auf einem Apfel und beobachtete ihn, wie er auf und ab lief und auf seine Freunde wartete. Nach fünfzehn Minuten sprang er auf sein Fahrrad und fuhr zurück in die Richtung, aus der wir gekommen waren, um sicherzustellen, dass mit ihnen alles in Ordnung war.

Ich hatte das ganze Jahr auf genau dieselbe Weise verbracht, war in Giulias Tempo durch das Leben gefahren. Wann immer ich es wagte, in meinem eigenen Tempo zu fahren und mich von ihr zu lösen, sah ich mich nervös um und machte mir Sorgen, dass etwas schiefgegangen war. Ich hatte Mitleid mit dem Radfahrer, wie ich mich selbst bemitleidet hatte.

Ich aß meinen Apfel auf und stieg wieder auf mein Rad, um allein aus Elk hinauszufahren, ohne die Verantwortung, mich sorgenvoll umzudrehen.

Es gefiel mir, schon vor dem Frühstück zu fahren und mich hungrig zu arbeiten. Am fünften Tag fuhr ich 20 Meilen, dann hielt ich an, um in Gualala zu frühstücken. Ich prüfte die Karte, die ich in meinem Rucksack hatte. Ich war nur noch 110 Meilen von zu Hause entfernt. Heute Abend konnte ich dort sein.

Die Radtour begann, meinem Körper zuzusetzen. Mein Knie tat mir weh, mein Rücken schmerzte, mein Hintern war aufgeschürft, und mir war kalt. Ich hatte auf Sonne und Schweiß gehofft, doch stattdessen fuhr ich die meiste Zeit über durch Wind und Nebel. Jede Nacht wickelte ich mich fest in meinen Schlafsack ein, konnte die Kälte aber nicht ganz abschütteln.

Fünfzehn Meilen nach dem Frühstück hielt ich im Salt Point State Park an, um einen Snack zu mir zu nehmen und mein Wasser aufzufüllen. Nach dem Blick auf die Karte wusste ich, dass die Strecke vor mir, an der Sonoma-Küste entlang, hart werden würde und das letzte Stück durch Marin sogar noch härter. Die Straße war gewunden und gefährlich und wartete mit steilen, dramatischen Kliffs nur ein paar Meter von meiner Schulter entfernt auf.

Ich zog eine Grimasse, als ich wieder in den Sattel meines Fahrrads stieg. Der Schmerz war eines der absichtlich gewählten Ziele dieser Tour. Ich konnte entscheiden, wann ich aufhörte und wann ich weiterfuhr. Ich konnte mein Leiden kontrollieren.

Während ich fuhr, konzentrierte ich mich darauf, wie sehr mein Knie mir weh tat, und das lenkte mich von dem Schmerz in meinem Rücken ab. Als der Schmerz im Knie unerträglich wurde, konzentrierte ich mich auf die quälende Schürfwunde an meinem Hintern. Ich tat dies wieder und wieder, verschob meinen Schmerz von einem Bereich meines Körpers zum nächsten, und das Nächste, was ich mitbekam, war der Moment, indem ich gefährlich nahe am Rand der Straße entlangbalancierte. Während meine Gedanken wanderten, war mein Rad zur Seite geschlingert, und meine Räder waren nur noch Zentimeter vom Abgrund entfernt.

Sobald mir klarwurde, wie nahe ich dem Rand war, glitt mein Vorderrad von der Straße. Ich versuchte, mich rückwärts zu bewegen, aber mein Fahrrad reagierte, indem es vorwärtsschoss. Meine Beine und meine Ausrüstung flogen mir über den Kopf. Ich hörte das Kratzen von Metall und Fleisch.

Im Geröll einer Abzweigung blieb ich ein paar Sekunden lang liegen und war mir nicht sicher, ob ich wirklich mit meinem Fahrrad gestürzt war, oder ob ich es mir nur eingebildet hatte. Meine Füße steckten noch immer in den Pedalen. Ich kroch unter dem Fahrrad hervor, um den Schaden zu begutachten. Mein Rad war verbogen, und meine Sachen waren über die rechte Fahrbahn verstreut. Ich versuchte, alles aufzusammeln und auf die Seite zu ziehen, doch als ich meinen rechten Arm ausstrecken wollte, spürte ich einen brennenden Schmerz in meiner Brust.

Ich setzte mich nieder und tastete meinen Körper ab, um festzustellen, wo ich mich verletzt hatte. Ich entdeckte Blut auf meinen Beinen. In meinem Helm war eine gewaltige Delle. Jedes Mal, wenn ich meinen rechten Arm bewegte, wurden meine Knie vor Schmerzen weich. Ich ertastete eine scharfe, spitze Ausbuchtung am Schlüsselbein.

Ein paar Minuten später verlangsamte ein Auto die Fahrt und fuhr um die Abzweigung. Eine Frau sprang heraus, um nachzusehen, ob ich in Ordnung war. Ich nickte. Sie rannte zurück zu ihrem Auto, und ich konnte hören, wie sie in ihr Telefon rief: »Dieser Mann ist mit seinem Rad gestürzt und er scheint wirklich schwerverletzt zu sein. Seine eine Seite ist regelrecht aufgeschnitten.« Pause. »Ich weiß es nicht, er hat nichts gesagt. Warten Sie, ich frage ihn.«

Sie kam zurück und beugte sich über mich. »Haben Sie das Bewusstsein verloren? Hat etwas Sie getroffen? Haben Sie sich etwas gebrochen? Ein Krankenwagen ist unterwegs.«

Ich griff nach meinem Notizblock, den ich benutzt hatte, um während meines Schweigegelübdes zu kommunizieren, und mir wurde klar, wie idiotisch das war. Die Fahrradtour war zu Ende. Ich hatte mir das Schlüsselbein gebrochen.

Ich starrte hinauf in den Nebel über mir. Ich konnte hören, wie das Meer mich sanft durch die Wellen verspottete. Ich hatte versucht, 450 Meilen zu fahren, um meinem Zorn zu entfliehen, aber ich konnte spüren, wie er mit mir in der Abzweigung lag, bereit, sich aufzubäumen, nun, wo ich nicht länger in die Pedale trat.

Das erste Wort, das ich sagte, war: »Fuck.«

Von meinem Unfallort bis zum Krankenhaus in Santa Rosa musste ich eine holprige neunzigminütige Fahrt im hinteren Bereich eines Krankenwagens hinter mich bringen. Ich rief meine Eltern an. Ich rief Giulia in Italien an, die mich zurückrief, nachdem eine Röntgenaufnahme bestätigt hatte, dass mein Schlüsselbein gebrochen war.

Giulia hatte üble Laune. Sie hatte von Anfang an nicht gewollt, dass ich diese Tour machte.

»Immer musst du dich überfordern«, sagte sie. »Ich wusste, dass du dich irgendwann verletzen würdest, und nun ist es passiert, im denkbar schlechtesten Augenblick. Du bist dort drüben und ich bin hier bei meiner Familie, in meinem ersten Urlaub, den ich mir nach dem schlimmsten Jahr meines Lebens gegönnt habe.«

»Giulia, ich habe mich nicht mit Absicht verletzt.«

»Aber du hast es getan.«

Wir sprachen nicht länger als ein paar Minuten, dann kehrte sie zum Abendessen mit ihrer Familie zurück.

Ich war schockiert darüber, wie Giulia reagierte. Da ich an einen Herzmonitor angeschlossen war, konnte ich hören und zusehen, wie mein Herzschlag durch das Telefongespräch mit ihr zu rasen begann. Ich konzentrierte mich auf die Zahlen, um meine Pulsfrequenz zu beruhigen, aber der Takt beschleunigte sich nur noch weiter. Ich versuchte, mich in ihre Lage zu versetzen, zu verstehen, warum sie so ungeduldig und ablehnend mit mir umgegangen war – sie war im Urlaub, eine Tagesreise weit entfernt, was konnte sie also tun? –, aber es gelang mir nicht. Mein Blick war durch das vergangene Jahr zu sehr vernebelt. Ich wollte eine Art von Anerkennung für mein Opfer. Ich lag in meinem Krankenhausbett, fühlte mich hilflos und erschöpft und gab mich meinen verletzten Gefühlen hin wie ein trotziges Kind. Ich versuchte nicht länger, mich zu beruhigen oder mir begreiflich zu machen, warum Giulia auf diese Weise reagiert hatte, sondern lag still da und weinte um mich selbst.

»Sie wissen ja nicht, wie wichtig diese Fahrradtour für mich war«, sagte ich zu der Krankenschwester, die mich weinen gehört hatte und besorgt an mein Bett geeilt war. Sie hielt meine Hand und sah mich mit dem Mitgefühl an, nach dem ich mich so sehr sehnte. Mein Schlüsselbein war gebrochen, mein Körper zerschlagen, die Fahrradtour, die mich hätte heilen sollen, hatte mich stattdessen verletzlicher denn je gemacht. Das Schlimmste aber war, dass dieses Jahr der Krankheit für immer zu bestimmen schien, wie ich mit Giulia in Zukunft umging. Meine Emotionen glichen nun einem Finger am Abzug. Alles, was von Giulias Seite aus nicht nach komplettem Mitgefühl aussah, schickte mich in einen Strudel aus Unsicherheiten. Jetzt wo ich am Boden lag und mit meinen Verletzungen allein war, hätte ich Giulia gebraucht, die sich um mich kümmerte. Stattdessen schimpfte sie mich aus und beendete das Telefongespräch in aller Eile, um mit ihrer Familie zu Abend zu essen. Schon vor meinem Unfall mit dem Fahrrad war ein Kreislauf aus Reaktionen, die Erwartungen zuwiderliefen, die neue Währung in unserer Ehe geworden. Ich hatte Angst, dass wir dazu verurteilt waren, nie zu einem Leben mit gegenseitigem Mitleid und Geduld zurückzukehren. Ich lag weltenweit entfernt von Giulia in meinem Krankenhausbett und fühlte mich von Zweifeln zerfressen.

Giulia rief ein paar Stunden später zurück, während ich überlegte, wie ich vom Krankenhaus nach Hause kommen sollte, neunzig Minuten von unserer Wohnung entfernt und unfähig, auf ein Fahrrad zu steigen.

»Wie willst du mit deinem Arm in der Schlinge zurechtkommen?«, fragte Giulia.

»Ich bin ziemlich sicher, ich komme allein klar«, sagte ich.

»Du brauchst auf jeden Fall Hilfe beim Kochen, musst versorgt werden.«

»Und wer könnte da helfen?«, fragte ich.

»Ich weiß es nicht«, antwortete Giulia. Zwischen uns entstand eine unbehagliche Stille, und dann sprach ich aus, was offensichtlich war: »Vielleicht bist du selbst die am besten geeignete Person, um mir zu helfen, Giulia«, sagte ich.

»Ich? Aber ich bin meilenweit weg in Italien. Wie soll ich denn helfen?«

Ungeduldig blaffte ich zurück: »Ich habe gerade ein Jahr meines Lebens damit zugebracht, nichts anderes zu tun, als mich um dich zu sorgen, mir über dich Gedanken zu machen und dich zu pflegen …«

»O Hilfe, Mark«, unterbrach mich Giulia. »Ich hoffe nicht, dass du vorhast, mir das für den Rest meines Lebens vorzuhalten. Es geht mir wieder besser. Also vergiss es.«

Wir legten beide auf, ohne uns zu verabschieden. Glücklicherweise klingelte mein Handy gleich darauf wieder. Es war Giulias Freundin Annie, die im nahen Petaluma lebte. Ich hatte ihr getextet, dass ich im Krankenhaus in Santa Rosa war. Sie kam, um mich abzuholen, und fuhr mich die anderthalb Stunden durch die Stadt. Ich trug noch immer meine Radlerhosen.

Am nächsten Tag wachte ich auf und hatte das Gefühl, mein Rücken stünde in Flammen. Es stellte sich heraus, dass ich bei dem Unfall gegen eine Gifteiche geprallt war. Ich fühlte mich noch hoffnungsloser.

SECHS

AUGUST 2010

GIULIA KAM EINE WOCHE später nach Hause. Meine Eichenvergiftung war dabei zu verblassen, mein Arm war in einer Schlinge, und unsere Beziehung lag im Argen. Wir lebten in unterschiedlichen Welten. Ich versank tiefer in meiner Depression, und sie wollte damit nichts zu tun haben. Ich unternahm allein lange Wanderungen durch den Nebel, drei oder vier Stunden hintereinander und hörte mir dabei Hörbücher an. Ich sah viel fern. Ich konnte leicht vier Stunden damit verbringen, mir *Scrubs* anzusehen, ohne aufzustehen.

Giulia hielt sich von mir fern. Sie fühlte sich berechtigt, ihr Leben und ihre Gesundheit zu genießen, jetzt, wo sie sie wiederhatte. Sie ging so gut wie ständig aus, überallhin, wo sie nicht an die Rituale ihrer Depressionszeit erinnert wurde. Sie wollte den Hund nicht ausführen und auch keine Kunststunden nehmen oder in unser komisches Fitnesscenter zum Aerobic-Kurs gehen. Sobald es ihr bessergegangen war, hatten wir mit dem Aerobic-Kurs aufgehört, und wenig später kündigten wir unsere Mitgliedschaft. Stattdessen begann sie, durch Antiquitätenläden und Secondhand-Kleiderläden zu jagen und Geld, das wir nicht hatten, für irgendwelchen Schnickschnack für die Wohnung auszugeben.

Keiner von uns arbeitete mehr. Wir hatten für die Anzahlung für ein Haus gespart, ehe Giulia krank wurde, doch im Laufe des letzten Jahres hatten wir einen Teil dieses Geldes bereits ausgegeben. Die Immobilienpreise in San Francisco stiegen durch die Decke, und unser Erspartes schrumpfte mit jedem Monat. Dass wir Besitzer eines Hauses werden würden, schien zunehmend unwahrscheinlich. Ich machte ein paar Versuche als freiberuflicher Autor, aber viel Geld verdienten wir damit nicht. Es hatte den Anschein, als bestünde unsere selbstgewählte Arbeit darin, einander aus dem Weg zu gehen.

Meine Therapeutin riet mir, einen Paartherapeuten aufzusuchen. Giulias Therapeutin stimmte ihr zu. Beide empfahlen dieselbe Person.

Unsere neue Therapeutin war warmherzig und erfüllt von Mitgefühl. Kaum hatten wir uns zu unserer ersten Sitzung niedergesetzt, begannen wir auch schon mit der furchtbaren, spannungsgeladenen Geschichte von Giulias Erkrankung.

Wir gaben uns Mühe, ehrlich mit den Einzelheiten zu sein. Wir spürten beide eine Menge Zorn in uns, der nicht leicht zu enthüllen war. Ich erfuhr, dass Giulia mich in der Gruppentherapie den »Medizin-Nazi« nannte. Sie hatte den Namen zusammen mit Marie erfunden, einer Freundin, die sie im IOP kennengelernt hatte. Giulia erzählte mir auch, dass sie die Pläne hasste, die ich während ihrer Genesung für sie gemacht hatte. Alles, was ich getan hatte, hatte sich für sie erstickend angefühlt.

Ich war nicht bereit, irgendetwas davon zu hören. Die Zurückweisung traf mich tief. Meine Bemühungen, Giulia zu helfen, waren von ihr als manipulativ und unterdrückend wahrgenommen worden. Ich hatte eine Art von Dank am Ende des langen Kampfes erwartet, doch stattdessen bekam ich ein ablehnendes »Nein, danke.«

Auch ich war ehrlich, und es war nicht weniger hart. Ich erzählte Giulia von den Augenblicken, in denen ich Blickkontakt mit jener Kellnerin gehabt hatte, sooft ich das Auto nahe dem Krankenhaus geparkt hatte, und wie sehr ich den flüchtigen Gedanken, in ein anderes Leben entfliehen zu können, genossen hatte. Giulia war wütend, als sie das hörte, reagierte, als wäre ich ihr untreu gewesen. Ich erklärte ihr, dass es kaum eine Sekunde lang gedauert und unbewusst gewesen war, aber das kümmerte sie nicht.

Die Sitzungen waren brutal. Wir weinten beide dabei, und wenn wir aufbrachen, fühlten wir uns schlechter als zu Beginn. Und wir waren der wirklich furchterregenden Frage, ob wir in Zukunft gegenseitig füreinander sorgen würden, noch nicht einmal nahe gekommen. Zwar war es uns beiden wichtig zu hören, wie der andere die Vergangenheit interpretierte, aber es fühlte sich nicht an, als täten wir irgendetwas, um den Riss zwischen uns zu heilen.

Wir rissen nur höchst empfindliche Wunden wieder auf und bezahlten dafür hundertachtzig Dollar pro Stunde. Wir hielten es lediglich ein paar Sitzungen lang durch, dann hörten wir unversehens wieder damit auf.

Mein Arm heilte. Ich fing wieder an zu surfen und zu laufen. Die Wiederherstellung meiner körperlichen Gesundheit half ein bisschen, und dass wir unserem größten Konflikt auswichen, tat dasselbe. Aber wir konnten nicht mehr, als Zeit schinden. Wir wussten beide, dass sich etwas ändern musste.

Etwa drei Monate nachdem ich mir das Schlüsselbein gebrochen hatte, überraschte mich Giulia mit zwei Eintrittskarten für ein Konzert von Sufjan Stevens, die sie gekauft hatte. Sufjan war einer meiner lebenslangen Lieblingsmusiker. Ich hatte ihn entdeckt, als ich damals in Baltimore gelebt hatte, und hatte viele lange Busfahrten nach New York damit zugebracht, seine Musik zu hören.

Bei all der freien Zeit, die wir hatten, und den gedankenlosen Geldausgaben war dies unsere erste gemeinsame Unternehmung seit unserem feierlichen Abendessen in unserem vietnamesischen Lieblingsrestaurant vor mehr als vier Monaten.

Es war auch meine erste Gelegenheit, Sufjan live zu hören,

und ich liebte jede Minute des Konzerts. Er spielte Songs aus seinem letzten Album, das seltsame, computerisierte *Age of Adz*, das ich in den letzten paar Monaten wieder und wieder gehört hatte.

Der letzte Song des Konzerts war ein Werk von fünfundzwanzig Minuten mit dem Titel *Impossible Soul*. Sufjan tanzte in Elfenflügeln und Neonkleidern, und zum ersten Mal lauschte ich wirklich auf die Worte. In dem Song geht es um eine Beziehung, der Junge wollte weg, das Mädchen wollte bleiben. Die ganze Sache ließ sich damit zusammenfassen, dass das Mädchen den Jungen wieder und wieder daran erinnerte, wie viel besser sie dran waren, wenn sie zusammenblieben, oder in ihren Worten: »Junge, wir können zusammen so viel mehr machen. So unmöglich ist das nicht.«

Ich hatte Schwierigkeiten gehabt, zum Ausdruck zu bringen, was ich genau von Giulia wollte, und jetzt gab mir Sufjan mit seinem *Impossible Soul* die Sprache dazu. Ich musste diese Worte von Giulia hören. Ich war wütend, weil ich mich nicht geliebt fühlte. Ob mein Gefühl, verlassen zu sein, der Realität entsprach oder eingebildet war, Es war eine Realität, die ich erlebte, und ich brauchte Giulia, die mir sagte, dass wir zusammen besser dran waren. Ich hatte jedoch das Gefühl, dass ich sie nicht darum bitten konnte. Das hätte den Wert gemindert. Es musste ohne mein Zutun geschehen.

Ich verließ das Konzert euphorisch. Es war eine phantastische Show gewesen, doch was noch wichtiger war, es hatte dafür gesorgt, dass ich besser verstand, was ich fühlte und was ich wollte. Giulia und ich hatten während ihrer Krankheit gemeinsam gelitten, aber nun versuchten wir, jeder für sich zu genesen. Wir mussten zusammen genesen. Es musste irgendwie möglich sein.

Ich hatte den Beginn des Schuljahrs verpasst, also gab es für mich vorläufig keine Rückkehr zur Arbeit. Giulia suchte auf der Website der Craigslist halbherzig nach Jobs, doch eigentlich war keiner von uns schon wieder bereit zu arbeiten. Wir befanden uns nach unserem traumatischen Jahr noch immer in einem Schockzustand.

So beschlossen wir, stattdessen zu reisen. Unsere Ersparnisse waren noch nicht ganz aufgebraucht, warum sollten wir sie also nicht für eine einzigartige Reise ausgeben? Wir liebten Ocean Beach, aber hier war Giulia krank geworden. Wir brauchten einen Tapetenwechsel. Sie war zwar nach Italien geflogen, und ich hatte meine Fahrradtour gemacht, aber wir mussten etwas zusammen erleben.

Es gab alle möglichen Optionen. Neuseeland, Indonesien Südafrika, Indien. Die Planung machte Spaß, aber sie zeigte uns auch, wie sehr sich die Rollenverteilung in unserer Ehe verändert hatte. Bisher war es immer Giulia gewesen, die sich auf die Details konzentriert hatte, während ich dazu neigte, spontan zu entscheiden. Jetzt aber war ich es, der die praktische Seite unserer Ideen hinterfragte, während Giulia sie weiter vorantrieb. Sie wollte am liebsten ein ganzes Jahr unterwegs sein. Ich dachte an Goose, daran, dass wir unsere Wohnung würden aufgeben und unsere Sachen einlagern müssen, also plädierte ich für nur ein paar Monate. Sie wollte gern so weit wie möglich von eingefahrenen Pfaden entfernt sein, ich dagegen wollte für den Notfall nicht allzu weit weg von psychiatrischer Hilfe sein.

Schließlich einigten wir uns auf den Plan einer viermonatigen Weltreise. Wir würden einen Monat in Indonesien verbringen. Dann sollte ein Monat in Kenia folgen, wo Freunde von uns eine Schule eröffnet hatten, so dass wir uns als freiwillige Helfer nützlich machen konnten. Und dazwischen würde es jede Menge kurze Aufenthalte anderswo geben. Wir würden Weihnachten aus San Francisco aufbrechen und Mitte April wieder rechtzeitig zurück sein, damit ich mich für das nächste Schuljahr um eine Stellung als Lehrer bewerben konnte.

Wir berieten uns mit Giulias Psychiater und bevorrateten

mehr Medikamente, als wir brauchen konnten. Wir packten unsere Kleider und vermieteten unsere Wohnung an eine Familie, die wir über das Internet gefunden hatten. Wir fuhren Goose zu Cas und Leslie und feierten tränenreich Abschied.

Wir durchquerten die Sicherheitskontrolle am Flughafen, und instinktiv übergab Giulia mir ihren Pass und ihr Ticket, damit ich sie bei mir trug. Nie zuvor hatte ich unsere Pässe bei mir getragen. Auf all unseren früheren Reisen hatte Giulia die Pässe aufbewahrt. Wir wussten beide, dass sie die Verantwortungsbewusstere war.

Wir begannen unsere Reise mit zwei Wochen auf einer Biofarm in Bali. Wir hatten kein Wi-Fi und keine Klimaanlage und somit die perfekten Voraussetzungen für ein Leben in langsamerem Tempo. Wir verbrachten lange, stille Stunden zusammen beim Pflücken von Salat, beim Zubereiten des Abendessens und beim Auffegen der Ameisen, die einfach überall waren. Dann brachen wir zu vier verträumten Wochen einer Wanderung durch Indonesien auf, schliefen an Stränden, aßen Bananenpfannkuchen, fuhren auf einem Motorrad staubige Straßen hinunter und fühlten uns wie im Paradies.

Vor allem genossen wir die gemeinsame Zeit. Zwar gab es keine offizielle Waffenstillstandserklärung, aber wir bemühten uns beide sorgfältig, die wunden Punkte des anderen nicht zu berühren. Es war, als hätten wir eine unausgesprochene Vereinbarung getroffen, dass wir nicht streiten würden, solange wir von so viel Schönheit umgeben waren. Alles, was wir dazu tun mussten, war, bestimmte Themen auszuklammern.

Nach sechs Wochen sorglosen Lebens in Indonesien flogen wir nach Bangkok, wo wir uns mit Suoc trafen. Sie hatte schon immer einmal nach Thailand reisen wollen und unsere Weltreise kam ihr als Anlass dafür gerade recht. Verglichen mit den Stränden von Indonesien war Bangkok wenig einladend, die Luft war verpestet und der Verkehr stockte. Am ersten Tag sahen wir uns ein wenig die Stadt an, gaben uns ansonsten aber damit zufrieden, viel Zeit im Hotel zu verbringen, wo wir das uns vertraute Frühstück und die Klimaanlage genossen.

An unserem zweiten Abend in Bangkok ging Giulia ins Zimmer ihrer Mutter, um sich den Film *Blue Valentine* anzusehen. Ich blieb in unserem Zimmer und las ein Buch. Nach ein paar Stunden kam Giulia zurück, setzte sich aufs Bett und brach in Tränen aus. Ich hatte keine Ahnung, was passiert war.

»Was ist denn los, Schatz, ist alles in Ordnung mit dir?«, fragte ich und legte mein Buch weg.

Giulia weinte weiter und bedeckte ihr Gesicht mit den Händen. Ich legte ihr die Hand auf den Rücken und streichelte sie langsam, um sie zu beruhigen. »Was ist passiert?«

»Werden wir es schaffen, Mark?«, fragte sie.

»Was schaffen? Wie kommst du denn darauf?«

»Ich meine, wird unsere Beziehung es schaffen?«

Ich erstarrte. Wir hatten sechs Wochen unserer Reise und viele Monate zuvor jegliche Diskussion über unsere Beziehung vermieden. Mit einer einzigen Frage änderte sich der gesamte Grundton der Reise.

»Der Film war so traurig, aber es war wirklich ehrlich«, sagte Giulia. »Der Mann und seine Frau haben sich einfach nicht mehr geliebt. Das passiert Paaren ständig, aber dann tun sie so, als wäre es nicht passiert. In dem Film sind sie ehrlich mit sich gewesen, also haben sie sich getrennt.« Sie begann wieder zu weinen. »Lieben wir uns nicht mehr?«

Ich ließ den Kopf hängen. Es war so traurig, diese Frage stellen zu müssen, und noch trauriger, darauf eine Antwort zu suchen. Aber es ausgesprochen zu hören, fühlte sich trotzdem wie eine Erleichterung an.

Im Stillen hatte ich mich dasselbe gefragt. Die Art, wie wir einander behandelten, ließ vermuten, dass die Risse in unserer Beziehung in Wahrheit klaffende Abgründe waren. Vielleicht waren wir zu berauscht von unserer Kinderliebe gewesen, um sie zuvor zu bemerken, und die Feuerprobe von Psychose und selbstmörderischer Depression waren nötig gewesen, um uns unsere Beziehung vor Augen zu führen, wie sie wirklich war. Oder vielleicht war unsere junge Liebe auch einfach zu unerprobt gewesen.

»Was bringt dich darauf zu denken, dass wir uns nicht mehr lieben?«, fragte ich. Ich hatte Angst, ihre Frage zu beantworten, weil ich mir über dieselbe Sache Sorgen machen. Also wartete ich schweigend.

»Eine Menge Dinge. Wir mögen nicht dasselbe. Du liest deine Bücher und hörst dir deine Podcasts an, ich sehe gern romantische Komödien. Du liest die Nachrichten, und ich sehe die Oscar-Verleihung. Ich mag Wein, und du trinkst gar nichts. An manchen Abenden wünsche ich mir, wir könnten eine Flasche Wein teilen. Oder gehen und uns einen Kaffee holen. Du trinkst nicht mal Kaffee. Nicht einmal dieses Ritual haben wir.«

»Das sind doch Kleinigkeiten«, erwiderte ich. »Paare müssen nicht dieselben Dinge mögen, um sich gut zu verstehen.«

Giulia verzog skeptisch den Mund.

»Aber du hast recht, wir mögen nicht dieselben Dinge, und es wäre vermutlich leichter, wenn wir es täten«, sagte ich leise, wobei meine Worte sich in einem verlegenen Murmeln verloren. »Es wäre schön, wenn wir zusammen Kaffee trinken gehen könnten. Oder gemeinsam surfen. Oder Tennis spielen. Vielleicht wäre alles besser, wenn das, was jedem Einzelnen von uns hilft, sich gut zu fühlen, uns auch helfen würde, uns zusammen gut zu fühlen.«

Sie atmete tief ein, dann sah sie mir geradewegs in die Augen. Im College hatten wir oft im Bett gelegen und einander lange in die Augen gesehen, nachdem uns die Dinge, über die wir sprechen konnten, ausgegangen waren, und auf diese Weise waren wir eingeschlafen. Sie hatte mir seit Jahren nicht mehr so intensiv in die Augen gesehen.

Ich erwiderte ihren Blick und begann, mich schwindlig zu fühlen. Am Rand meines Gesichtsfeldes bemerkte ich, wie die Ecken des Zimmers sich auflösten, und wenig später war das ganze Zimmer verschwunden. Nur Giulia war noch da. Ihr Umriss hob sich hell von einem nichtexistenten Hintergrund ab. Sie war mir nahe genug, so dass ich die Hand ausstrecken und sie hätte berühren können, aber auch mein Körper war verschwunden. Ich war nichts mehr als ein Paar Augen, und ich sah sie unter einem Mikroskop, doch gleichzeitig von hoch oben am Himmel, aus zehntausend Kilometern Höhe.

Ich sah in Giulia all die Eindrücke, die ich im Laufe unserer zehn gemeinsamen Jahre von ihr gewonnen hatte: die glamouröse, ehrgeizige Star-Studentin; die geborene Geschäftsfrau; die fröhliche, abenteuerlustige Gefährtin; eine verletzte, verstörte Ehefrau; eine hilflose, zu Tode erschrockene Patientin auf einer psychiatrischen Station. Ich versuchte, durch die Schichten dieser Impressionen zu blicken, um Giulia so zu sehen, wie sie wirklich war, und nicht, wie ich es glauben wollte. Doch dann begann auch ihr Bild zu verblassen. Ich fragte mich, ob ich überhaupt je gewusst hatte, wer Giulia war. Hatte ich mir eine Reihe von Erwartungen zurechtgelegt, denen sie entsprechen sollte, und sie selbst in diesem Prozess ausgelöscht? Alles wurde verschwommen, in meinem Kopf drehte es sich, und ich fühlte mich, als würde ich das Bewusstsein verlieren.

»Mark, ist alles in Ordnung mit dir?«, fragte mich Giulia, und ich hörte die Sorge in ihrer Stimme.

Ihre Worte schleuderten mich zurück ins Zimmer, ich saß wieder mit ihr auf dem Bett, streckte die Hand aus und legte sie über die ihre.

»Ja, mir geht es gut. Es ist nur diese Frage – es ist die härteste Frage, die du in einer Beziehung stellen kannst. Mir ist davon schwindlig geworden, dich allein diese Frage stellen zu hören.«

»Das tut mir leid«, sagte sie.

»O nein, entschuldige dich nicht. Es ist ja wichtig. Wir müssen darüber sprechen. Wir können unsere Probleme nicht ignorieren, wie wir es in den letzten sechs Wochen in Indonesien gemacht haben. Es ist gut so.«

»Was glaubst du also? Werden wir es schaffen?«, fragte sie noch einmal.

»Ich weiß darauf keine direkte Antwort. Aber so wie ich jetzt hier sitze, ist mir klargeworden, dass ich all diese Erwartungen an dich habe. In unserer gemeinsamen Vergangenheit habe ich Schlüsse darüber gezogen, wer du bist und wie du auf Dinge reagieren wirst. Zum Beispiel diese Frage, die du gestellt hast, ob wir es schaffen werden – ich habe darüber Dutzende von Malen nachgedacht, aber ich habe es nie auf den Tisch gebracht, weil ich Angst hatte, du würdest auf mich losgehen, wenn ich es täte.

Ich habe genauso viel Angst wie du, dass unsere Ehe nicht halten könnte. Aber ich habe es niemandem, nicht einmal meiner Therapeutin gegenüber jemals erwähnt, weil ich Angst vor der Antwort habe.«

»Aber du musst mir die Chance geben, dieses Gespräch mit dir zu führen«, sagte sie.

»Ja, genau. Ich glaube, dich so gut zu kennen, dass ich dir in Wahrheit gar nicht erlaube, du selbst zu sein. Also sitzen wir jetzt hier und reden darüber, ob unsere Ehe halten wird, und du bist diejenige, die das Thema angeschnitten hat. Und wir sind gar nicht wütend. Das hätte ich so nie erwartet. Das zeigt mir, wie viel ich weiß.«

Wir saßen eine Minute in unbehaglichem Schweigen. »Was denkst du also? Du hast meine Frage noch immer nicht beantwortet«, sagte Giulia.

»Ich weiß es wirklich nicht. Ich denke einfach, es ist wichtig, sich klarzumachen, dass ich Erwartungen habe, wer du bist, und dass du Erwartungen hast, wer ich bin, und im Augenblick sind unsere Erwartungen in der Schlussfolgerung gefangen, dass wir einander nicht guttun. Ich stelle mir dich immer als die gehässige Giulia vor, noch bevor du entsprechend handelst, und deswegen werde ich dann wütend auf dich.«

»Aber die Wahrheit ist, dass ich wirklich ziemlich gehässig bin«, sagte Giulia. »Und du bist es auch. Wir sind nicht nett zueinander, Mark. Ich habe früher so viel Zeit damit verbracht, darüber nachzudenken, wie ich dich glücklich machen könnte. Und jetzt versuche ich es nicht einmal. Du bist bei mir, jeden Tag, aber ich versuche nicht, nett zu sein.«

»Ja, aber vielleicht agieren wir so, weil wir sozusagen schon in vorauseilendem Gehorsam reagieren, falls das einen Sinn ergibt. Es ist so, als würde ich wissen, dass du nicht nett zu mir sein würdest, also versuche ich gar nicht erst, nett zu dir zu sein, denn egal, was ich tue, du bist sowieso wütend auf mich, warum sich also Mühe geben?«

»Das ist möglich«, sagte sie.

»Ja, ich weiß auch nicht, ich bin nicht sicher, ob es irgendeinen Sinn ergibt. Ich wollte nur sagen – wir haben uns nicht immer auf solche Weise behandelt, was bedeutet, dass wir auch nicht für immer so weitermachen müssen. Wir waren nicht gehässig zueinander, als wir achtzehn waren.«

»Aber da war dieser Funke, als wir uns mit achtzehn ineinander verliebt haben«, erwiderte Giulia. »Das ist in einem einzigen Augenblick passiert. Und um ehrlich zu sein, ich hätte diesen Funken gern zurück.«

»Ein Funke ist nicht dasselbe wie jemanden zu lieben, das wissen wir beide.«

Sie nickte.

»Tatsächlich bedeutet Liebe in ihrer reinsten Form vielleicht wirklich, nett zu jemandem zu sein, ohne jegliche Erwartung daran zu haben, wie er reagiert. Der andere kann die Nettigkeit ignorieren, er kann sie ablehnen oder er kann sie zehnfach erwidern, aber man selbst ist einfach weiter nett, und das ist dann Liebe.«

Giulias Augen füllten sich mit Tränen. »Nun, dann sind wir beide nicht gerade sonderlich gut darin, uns zu lieben.«

»Nein, das sind wir nicht«, antwortete ich. »Aber wer sagt denn, dass wir das nicht ändern können?«

Unsere nächste Station war Kenia, wo wir sogar noch zurückgezogener lebten, als wir es in Indonesien getan hatten. Wir wohnten in der Daraja Academy, einer Mädchenschule, die unsere Freunde begründet haben, und das Schulgelände lag eine vierzig Kilometer lange Autofahrt über eine von Schlaglöchern durchsiebte Straße von der nächsten Stadt entfernt. Die Schule stand im kalkigen roten Vorgebirge des Mount-Kenya-Massivs, einer Landschaft, in der völlige Trockenheit und Überflutungen sich abwechselten. Elefanten und Zebras und sogar Löwen waren in dieser Gegend ein regelmäßiger Anblick, und der Zaun um den Schulhof galt in erster Linie den Tieren, nicht den Menschen.

Die Schule war anders als jeder Ort, an dem ich zuvor gewesen bin. Die Schülerinnen waren durch Partnerorganisationen mit Sorgfalt aus den Gemeinden ausgewählt worden. Daraja war als eine Schule für Mädchen errichtet worden, deren Familien sich andernfalls keine höhere Schulbildung für ihre Töchter leisten konnten, so dass diese entweder verheiratet wurden oder sich mit irgendeinem schlechtbezahlten Job zufriedengeben mussten. Stattdessen waren sie nun in Daraja. Die Energie einer Schule voller junger Frauen, die nach Bildung als nach ihrem Ausweg aus der Arbeit griffen, war ansteckend. Da war ein Stolz, ein Ehrgeiz, aber auch eine Zerbrechlichkeit, die man überall spüren konnte.

Giulia und ich halfen auf unterschiedliche Weise in der Schule aus: Unterrichten, Arbeiten im Büro, Kochen in der Küche, und sogar Aushelfen bei Arbeiten zum Erhalt des Gebäudes, wie der Reparatur der Müllanlage. Wir arbeiteten hart, aber wir hatten auch eine Menge Freizeit. Wir wohnten in einer Rundhütte auf dem Gelände und verbrachten Stunden damit, beieinander zu sitzen, zu lesen und uns behutsam zu unterhalten. Wir erzählten einander die Geschichten der Mädchen, die wir kennenlernten, und bewunderten ihren Mut und ihre Willensstärke. Uns war so viel gegeben worden im Vergleich zu dem wenigen, was sie hatten, und doch kämpften und kämpfen sie, also sollten wir auch kämpfen.

Es war die typische Kombination aus ehrenamtlicher Arbeit und Tourismus, die Begegnung mit echtem Leiden als Mittel, das eigene Leben aus anderer Perspektive zu sehen, aber die Dankbarkeit, mit der es uns erfüllte, war echt. Wir entwickelten großartige Beziehungen zu den Mädchen, besonders Giulia, die an einem Gesundheitskurs teilnahm und einigen von ihnen anvertraute, dass sie ein Jahr lang an einer seelischen Erkrankung gelitten hatte. Dadurch wurde sie sofort zur Vertrauensperson. Während unseres restlichen Aufenthalts in der Schule suchten sie immer wieder Mädchen auf, um über Gefühle zu sprechen, die wir »Angst« oder »Depression« genannt hätten, die sie aber voller Scham in sich verbargen.

Wir besuchten ein nahe gelegenes Waisenhaus, das von einer Schwesternorganisation geführt wurde, und verbrachten den größten Teil des Tages damit, uns hingebungsvoll um ein sechs Monate altes Mädchen namens Harriet zu kümmern. Wir hätten uns das Gelände ansehen und mit den Kindern im Schulalter arbeiten sollen, doch wir kehrten immer wieder in die Kinderkrippe zurück, um Harriet noch einmal zu sehen. Giulia half, sie zu füttern, und ich beobachtete Giulia dabei mit dem Gedanken an eine Elternschaft, wie ich sie nicht mehr in Erwägung gezogen hatte, seit wir vor fast zwei Jahren zur Hochzeit meiner Schwester gefahren waren. Als ich Harriets Windel wechselte, schaute Giulia mir zu, und ich konnte in ihrem Blick erkennen, dass sie für mich dieselbe Zukunft sah.

In unserer letzten Woche ließ ich mich in der Stadt Nanyuki absetzen und rannte die vierzig Kilometer über die von Schlaglöchern durchsiebten Straßen zurück. Ich wollte mich vor der enormen Größe dieser Landschaft klein fühlen. Ich wollte mich voller Energie und vor einem Leben voller Potential fühlen. Ich wollte mich allein fühlen und die ganze Zeit in dem Wunsch verbringen, zu Giulia zurückzukehren.

Bangkok war der Funke, aber Kenia war die langsam brennende Flamme, die tägliche, stündliche, Minute für Minute sich bietende Gelegenheit, unsere Bemühungen, nett zueinander zu sein, zu üben, und wir verließen das Land als veränderte Menschen.

Unseren letzten Tag unserer Reise, nach vier Monaten weg von Zuhause, verbrachten wir in Irland, in Dublin. Ich entdeckte auf der Landkarte des Hotels, dass sich am Ende einer Strandmauer, ein paar Kilometer Fußweg von unserem Hotel entfernt ein Leuchtturm befand. Wir waren der Besichtigungen inzwischen müde, es regnete leicht, aber es war unser letzter Tag, und wir wollten nicht im Hotel bleiben. Also packten wir uns warm ein und wanderten los.

Was mir auf der Karte wie höchstens ein paar Kilometer Weg erschienen war, erwies sich als deutlich länger. Es dauerte mehr als zwei Stunden, zu dem Leuchtturm zu gelangen. Wir gingen langsam und ruhig durch die Straßen, hielten uns mal bei den Händen und ließen uns dann wieder los. Wir kamen an einem riesigen Strand vorbei, wo das Meer sich während der Ebbe so weit zurückgezogen hatte, dass sich vor uns Hunderte von Metern weit nasser Sand erstreckte, und die Bucht außer Reichweite war.

Die Strandmauer reichte eine Meile weit in die Dublin Bay, und der Leuchtturm stand am äußersten Ende. Nach einem Monat in der trockenen Hitze von Kenia fühlte es sich wundervoll an, in der nebligen Kälte umgeben von Salzwasser zu sein, ehe wir zu unserem Strandleben in San Francisco zurückkehren würden.

Als wir von dem Leuchtturm zurückwanderten, holte Giulia

ihr iPhone heraus und begann, damit herumzuspielen. Sie beschäftigte sich den gesamten Rückweg über mit dem Handy. Ich war verärgert und ging voraus. Wer macht denn so etwas – missachtet die Schönheit des letzten Tages einer langen Reise, indem er sich mit seinem Handy abschottet?

Ein paar Straßenzüge von unserem Hotel entfernt, blieb ich endlich stehen, um auf sie zu warten. Sie war weit hinter mich zurückgefallen und ganz außer Sicht geraten und traf erst fünfzehn Minuten später ein.

»Hier, Mark, ich möchte gern, dass du das liest«, sagte sie. Ihre Augen glänzten und wirkten feucht, vom Nebel, aber auch von Tränen.

»Was ist das?«, fragte ich nervös.

»Lies es einfach. Ich musste das jetzt schreiben. Ich habe seit langer Zeit darüber nachgedacht, und ich musste es sofort hier und jetzt schreiben, auf unserer Wanderung.«

Ich nahm ihr das Handy ab und begann zu lesen. Es war ein Posting für den Reise-Blog, den wir während unserer Reise geführt hatten.

»Heute ist ein besonderer Tag. Es ist unser letzter Tag in Dublin, aber mehr als das, es ist unser letzter Tag in einer fremden Stadt. Morgen kehren wir in die Vereinigten Staaten zurück, bereit für ein neues Abenteuer: unser Leben zu Hause.

Ich weiß, Mark ist in diesem Blog der Spirituelle, der über Dinge reflektiert, während ich meist nur Bilder einstelle. Aber mein letztes Posting möchte ich in besonderer Weise meinem Mann widmen. Während wir zu einem Leuchtturm wanderten, ist mir bewusst geworden, dass ich in dieser Welt nicht mehr am Leben wäre ohne ihn und seine bedingungslose Liebe. Ich litt an einer schweren Depression, die mir meine Lebensfreude raubte, und über lange Zeit hegte ich Selbstmordgedanken. Ich habe 23 Tage auf der psychiatrischen Station eines Krankenhauses verbringen müssen. Ich beschreibe diese Periode in meinem Leben als ›Hölle auf Erden‹. Aber Mark. Ach, Mark. Er war an jedem einzelnen Tag an meiner Seite.

Wenn ich heute seine Hand halte, fühlt sich alles anders an. Wir sind zusammen, seit wir achtzehn Jahre alt waren, jetzt seit fast elf Jahren, aber die Liebe und Bewunderung, die ich für ihn empfinde, fühlt sich heute völlig neu an.

Dies hier war nie nur als spaßige Reise gedacht, um mal rauszukommen und die Welt kennenzulernen. Es war eine heilende Reise für uns beide. Dass ich krank gewesen bin, hat alles verändert … zum Besseren.

Ich bin ein besserer Mensch, seit ich eine seelische Erkrankung durchlitten habe. Ich bin eine liebevollere Tochter, eine liebevollere Ehefrau und ich weiß, ich werde eines Tages eine liebevollere Mutter sein. Ich würde nichts ändern wollen. Meine Vergangenheit hat mich zu diesem Tag geführt. Ich empfinde eine neuentdeckte Liebe und Anerkennung für mich selbst und für mein Leben. Eine neue Art, die Welt und die Menschen darin zu betrachte.

Dieses Posting, mein Liebling, ist also für dich. Danke, dass du durch Gesundheit und Krankheit an meiner Seite warst, in guten und in bösen Zeiten, ob wir an den Stränden von Indonesien lagen oder mit den wunderbaren Mädchen in Daraja zusammen waren … du bist mein Ein und Alles.

Ich freue mich auf so viele weitere Reisen in unserem Leben. Hand in Hand natürlich.

In anderen Worten: ›Junge, wir können zusammen so viel mehr machen.‹«

SIEBEN

SEPTEMBER 2011

WIR SCHOBEN UNSEREN MIT Lebensmitteln überladenen Einkaufswagen aus dem Trader Joe's hinaus in den nebligen Septembernachmittag. »Ich bin wirklich begeistert von der Location, die ich für die neuen Werbefotos ausgesucht habe«, sagte Giulia, während wir unsere Lebensmittel ausluden. »Die Genehmigungen einzuholen war eine Plage, aber wir werden die Bilder im Palace of Fine Arts Theater machen.«

»Wo ist das noch mal?«, fragte ich.

»Du weißt doch, dieser coole Park in der Marina, der diese Bögen und Säulen hat und aussieht, als stamme er aus einer europäischen Stadt.« Dies war Giulias zweiter Fototermin für die neue Firma, bei der sie ein paar Monate nach unserer Rückkehr aus Irland eine Anstellung gefunden hatte. Obwohl sie mehr als anderthalb Jahre lang nicht gearbeitet hatte, fand sie sich augenblicklich in die Routine ein, als hätte sie keinen einzigen Tag gefehlt.

»Das Model wird aus L. A. eingeflogen, und ich verbringe den Tag mit ihr bei dem Fototermin, aber eventuell muss ich dich bitten, sie zurück zum Flughafen zu bringen, wäre das in Ordnung?«

»Aber sicher, kein Problem«, erwiderte ich und freute mich, weil mir unser Leben wieder so fest in seiner Spur zu sein schien.

Giulia blühte durch ihre neue Rolle förmlich auf, und jetzt, wo sie wieder arbeitete, versuchte ich ernsthaft, mir eine Laufbahn mit dem Schreiben aufzubauen. Ich arbeitete von zu Hause aus an freiberuflichen Projekten und das mit wechselndem Erfolg. Manche Tage waren bis oben hin vollgestopft, andere völlig leer. Da ich noch nicht bereit war, wieder in Vollzeit als Lehrer zu arbeiten und all die Herausforderungen, die dies an meinen Zeitplan stellen würde, auf mich zu nehmen, suchte ich mir in jedem Bereich, der mir einfiel, Arbeit zusammen.

An den Wochenenden erledigten wir zusammen Einkäufe, wie wir es in den drei Jahren getan hatten, ehe sie an der Psychose erkrankt war. Unser Leben fühlte sich an, als hätten wir es wieder unter Kontrolle.

So sehr unter Kontrolle, dass wir nun versuchten, schwanger zu werden.

Während wir die letzte Tüte mit Lebensmitteln ausluden, wechselte Giulia abrupt das Thema. »Lass uns einen Schwangerschaftstest kaufen«, sagte sie mit einem erregten Lächeln auf dem Gesicht.

»Nein, nein, nein.« Ich schüttelte den Kopf. »Wir haben ja gerade erst angefangen, es zu versuchen, es ist noch keinen Monat her. Wir wollen uns nicht zu sehr unter Druck setzen. Noch besteht gar kein Anlass. Lass uns Geduld haben.«

Aber Giulia hörte mir gar nicht zu. Sie packte meine Hand und zog mich zu dem Drogeriemarkt neben dem Trader Joe's. Ich ließ mich zerren, aber mein Widerstand war nur gespielt. Ich hatte mich darauf gefreut, solange ich denken konnte. Ich stellte mir die Elternschaft als das höchste Ziel meines Lebens vor, etwas, das ich von meiner Mutter gelernt hatte, die immer sagte, dass ihre wahre Berufung darin bestand, Mutter zu sein. Schon als wir erst achtzehn und frisch verliebt waren, hatte ich mit Giulia darüber gesprochen, gemeinsam Kinder zu haben. Neun Jahre und eine psychotische Episode später erschien Giulias Arbeitsplatz gut genug, unsere Beziehung schien gut genug, ihr Schlaf schien gut genug, und wir beide fanden, es wäre endlich an der Zeit. Ihre psychotische Erkrankung hatte das Ganze hinausgezögert und sogar gedroht, es uns zu rauben, aber jetzt waren wir endlich dabei, und das »Versuchen« war ein grandioser Euphemismus für jede Menge aufregenden, erfreulichen Sex.

Aber ich spielte den Coolen. Ich musste. Die Aussicht auf Kinder und eine glückliche Zukunft fühlte sich gefährlich zerbrechlich an. Wir hatten uns mit Giulias Psychiater beraten, der zu dem Schluss gekommen war, dass es sich bei Giulias Erkrankung um eine einmalige Sache handelte. Giulias magische Medikamentenkombination bestand aus Lithium und Prozac, und die große Frage lautete: Sollte sie die Medikamente weiter einnehmen oder nicht? Wir lasen in Blogs und Foren und wandten uns an Spezialisten. Es gab keine eindeutigen Forschungsergebnisse darüber, welche Wirkung diese Präparate auf einen sich entwickelnden Fötus haben würden, also mussten wir danach gehen, was sich für uns richtig anfühlte. Giulia und ich waren beide der Ansicht, dass eine ideale Schwangerschaft eine Schwangerschaft frei von Medikamenten war, aber alle Präparate sofort abzusetzen, erschien Giulias Psychiater ein wenig leichtsinnig. Ein Rückfall in die Psychose während der Schwangerschaft wäre zweifellos verheerend für Giulia und unser Baby. Wir mussten eine Gratwanderung zwischen der Sorge um Giulias geistig-seelische Gesundheit und dem Schutz unseres Babys und seiner sich entwickelnden Gesundheit machen, und es stand nicht fest, ob die Medizin dem einen nützen und dem anderen schaden würde.

Letzten Endes entschieden wir uns, das Lithium auszuschleichen, vor allem, weil Giulia anderenfalls nicht in der Lage gewesen wäre zu stillen. Die Salze in ihrer Milch wären eine zu hohe Belastung für die kleinen Nieren unseres Babys gewesen. Prozac aber wurde unserer Recherche und den beiden Ärzten zufolge, mit denen wir gesprochen hatten, häufig von stillenden Müttern eingenommen. Zwar gab es keine Studie, die belegte, dass es völlig harmlos war, aber es ließen sich auch keine nachteiligen Wirkungen nachweisen. So beschlossen wir, nur das Lithium langsam auszuschleichen, das Prozac aber beizubehalten. Das Ausschleichen funktionierte wunderbar. Giulia konnte weiter arbeiten, sie fühlte keinen größeren Stress und hatte keine Probleme zu schlafen. Also hörte sie auf zu verhüten. Und einen Monat später zerrte sie mich in einen Drogeriemarkt, um einen Schwangerschaftstest zu kaufen.

Während wir uns um die Medikamente und einen möglichen Rückfall in die Psychose sorgten, versuchte ich, so weit wie möglich ruhig zu bleiben, denn ich wollte nicht, dass das »Versuchen« in Stress ausartete. Wir hatten Freunde, die zwei Jahre lang versucht hatten, schwanger zu werden, und sie gaben bereitwillig zu, dass die zwei Jahre hart gewesen waren. Das Letzte, was ich wollte, war ein weiteres Problem für unsere Ehe, das das Fundament unserer Beziehung erschüttern konnte. Ich wollte nicht, dass Giulia sich auf die Erfüllung eines Traumes freute, die sich nach mehreren qualvollen Jahren als unmöglich erweisen mochte. Also ließ ich mich nur widerstrebend mitziehen. Ich drängte auf eine konservative Vorgehensweise. Ich gab vor, keine Eile zu haben. Tief im Innern aber war ich bereit.

»Ich werde den Test nicht machen«, sagte Giulia und schnappte sich die Packung aus dem Regal. »Ich will nur ein paar zur Hand haben, einfach so.«

Wir bezahlten, fuhren nach Hause. Giulia verschwand im Schlafzimmer, während ich die Vorräte in Kühlschrank und Speisekammer verstaute.

Ich war gerade damit fertig geworden, alles wegzustellen, als Giulia triumphierend in die Küche zurückkam.

»Ich bin schwanger«, gab sie bekannt, verschränkte die Arme und hatte ein strahlendes Lächeln auf dem Gesicht.

»Nein, bist du nicht«, sagte ich.

»Bin ich doch«, beharrte sie. »Ich bin schwanger, ich habe gerade den Test gemacht.«

Ich konnte es nicht glauben. Sie zog den Test aus der hinteren Hosentasche, und da war es, das leuchtend rosafarbene Pluszeichen. »O mein Gott. Du bist schwanger.« Ich brachte kaum ein Flüstern heraus. Es war geschehen. Wir würden Eltern werden.

»Ja«, sagte sie. Ihre Augen standen voller Tränen und ihr Lächeln war so breit, wie ich es nie zuvor gesehen hatte. »Ich bin schwanger.«

Auf einmal erschien mir die Küche regelrecht voll. Es befanden sich nicht mehr nur wir beide darinnen. Eine dritte Person war mit uns hier. Ein neues Leben, eine zukünftige Sammlung von Erinnerungen, Passionen und Talenten befand sich nun mit uns in der Küche. Meine Gedanken rasten, produzierten Bilder von über den Boden verstreuten Legosteinen, Autositzen und Fußballpyjamas. Wir mussten unseren Civic gegen einen Wagen eintauschen, in den wir alle passen würden – Kind und Hund auf dem Rücksitz, Campingausrüstung im Kofferraum, Surfboards auf dem Dach.

Ich sprang vom Stuhl und rannte zu ihr, hob sie in die Höhe, hielt sie fest, legte meine Hände auf ihren Bauch, fand keine Worte, aber so viel Hoffnung. Beinahe auf den Tag genau zwei Jahre zuvor hatte ich Giulia auf die psychiatrische Station gebracht. Und jetzt war sie schwanger. Wir lachen und küssten uns und fühlten uns so wundervoll lebendig und verliebt.

Ich stellte sie wieder auf die Füße und begann, über die Details nachzudenken. Als Erstes machte ich mir Gedanken, wie wir es unseren Familien sagen würden, und überraschte mich mit dem Wunsch, es sollte unser Geheimnis bleiben, wenigstens für eine kleine Weile. Ich wollte diesen Glücksmoment für uns allein behalten.

»Lass es uns noch niemandem sagen«, bat ich.

»Okay«, stimmte Giulia mir zu, dann setzte sie sich an den Computer und loggte sich bei Skype ein. Sie hatte nicht aufgehört zu lächeln. Überwältigt vor Glück handelte sie automatisch, sagte das eine und tat dann trotzdem instinktiv, was sie immer hatte tun wollen, sobald sie schwanger war.

»Ich erzähle es jetzt meinen Eltern.«

»Bist du sicher? In Italien ist es doch mitten in der Nacht«, erinnerte ich sie. Ich wünschte eigentlich, sie würde warten, aber letzten Endes war es mir egal. Wenn sie es der ganzen Welt erzählen wollte, dann sollte sie es tun.

»Ich weiß«, antwortete Giulia und ihr Lächeln wurde noch breiter, während das Telefon klingelte. Nach zwölf Klingelzeichen meldete sich Suoc. »Mom, ich bin schwanger!«, stieß Giulia heraus, und augenblicklich war Suoc nicht länger verschlafen. Sie war hellwach und weinte und schüttelte Romeo wach, und wir alle weinten zusammen über dieses Geschenk, die Belohnung am Ende eines so langen und harten Weges.

Giulia hatte recht. Manches Glück ist so groß, dass es sofort geteilt werden muss. Nach ein paar Minuten des Feierns sagten wir Suoc und Romeo, sie sollten sich wieder schlafen legen, und dann riefen wir meine Eltern an und zelebrierten das Ganze noch einmal.

Giulia liebte ihre Schwangerschaft. Sie hatte häufig festgestellt, wie schön sie schwangere Frauen fand, und nun war sie selbst die schöne schwangere Frau. Ich hatte Jahre darauf gewartet, Vater zu werden, aber ich hatte keine Ahnung gehabt, dass die Schwangerschaft Giulia die Fähigkeit wiedergeben würde, sich selbst zu lieben. Giulia war verliebt in ihr Leben als schwangere Frau, und das sah man ihr an. Mehrere Male in der Woche machte sie ein Foto von sich vor dem Spiegel und stellte es bei Instagram ein, um ihren wachsenden Bauch vorzuzeigen, die Kleider, die sie gekauft hatte, um ihm zu schmeicheln, das Lächeln, das im Verhältnis mit unserem wachsenden Baby wuchs. Ich witzelte darüber, dass sie so viele Selfies machte, nannte es den »Gipfel der Selfie-Zeit«, aber das tat ich nur, weil ich wiederum den Drang verspürte, meine Gefühle ein wenig zu dämpfen.

Das Jahr ihrer Krankheit hatte mich vorsichtig in meinem Optimismus werden lassen, aber ihr Überschwang war ansteckend, und ich ließ meine Sorgen entgleiten. Sie schlief gut, blühte bei der Arbeit auf – die Veränderungen, die Giulia vorgeschlagen hatte, schafften spürbare Verbesserungen in der Struktur des Unternehmens – und, was das Wichtigste war, sie war verliebt in sich selbst.

Am Abend vor dem offiziellen Ultraschall, bei dem wir das Geschlecht unseres Kindes herausfinden sollten, gingen wir mit drei unserer Freunde, drei Brüdern, essen. Wir aßen in unserem ein wenig versteckt liegenden chinesischen Lieblingsrestaurant und fuhren dann noch zu Polly Ann Ice Cream, um uns den Bauch mit Milchshakes vollzuschlagen. Während wir den Brüdern beim Bestellen zusahen, beugte sich Giulia zu mir und sagte: »Es ist ein Junge. Jetzt, wo ich die drei sehe, weiß ich es. Wir bekommen einen Jungen, und wir werden eine Menge Jungen haben.«

Am nächsten Tag bestätigte die Arzthelferin Giulias Vermutung: Wir bekamen einen Jungen.

Ich lernte beim Surfen ein Paar namens Zach und Sachi kennen, die in der Nachbarschaft wohnten und ebenfalls seit kurzem ein Baby erwarteten. Zach und ich freundeten uns schnell an, und ich vertraute ihm nach einer unserer Surf-Sessions die Geschichte von Giulias Krankenhausaufenthalt an. Am Abend rief Sachi mich an. Wie sich herausstellte, war bei ihr mit Anfang zwanzig eine bipolare Störung festgestellt worden. Sie wollte Giulia kennenlernen. Sie hatte Fragen über die Schwangerschaft mit einer bipolaren Störung und wollte wissen, wie ihre Ärzte mit dem einen wie dem anderen umgehen würden. Sie kannte sonst keine Frau, die auf einer psychiatrischen Station gewesen und dann schwanger geworden war.

Wir trafen uns alle im Trouble Coffee in der Judah Street, einem schicken Lokal in unserem Viertel. Der Outer Sunset wurde unerwartet trendy, und das Trouble war eines der ersten Lokale, das eine coolere Note an den Tag legte.

Giulia und ich trafen als Erste ein und setzten uns in die kleine Parkanlage vor dem Café, um auf Sachi und Zach zu warten.

»Wie geht es dir dabei, Sachi kennenzulernen?«, fragte ich sie.

»Gut«, sagte Giulia. »Ich meine, ich denke, es wird mir gutgehen, ich weiß ja nicht, worüber wir reden werden.«

»Ihr werdet jede Menge zu reden haben«, sagte ich. »Sachi hofft, dass sie aus deinen Erfahrungen ein bisschen lernen kann.«

»Ja, aber ich kenne sie ja nicht einmal. Es ist ziemlich schwer, über diese Dinge zu reden, wenn man jemanden zum ersten Mal sieht.«

»Ja, das stimmt«, sagte ich. »Aber mit Marie redest du doch die ganze Zeit über diese Dinge.«

»Das ist etwas anderes. Marie habe ich im IOP kennengelernt. Dort mussten wir darüber reden. Sachi habe ich noch nie gesehen. Ich begegne ihr zum ersten Mal, und wir beide wissen, dass wir im Krankenhaus gewesen sind, aber das ist erst mal auch alles.«

»Wenn du dich nicht wohl dabei fühlst, brauchen wir auch nicht darüber zu reden.«

»Ich warte mal ab, wie es sich anfühlt, wenn sie da sind«, sagte Giulia.

Sie trafen ein, wir alle holten uns etwas zu trinken, und dann gingen wir ein Stück die Straßen hinunter zum Strand. Giulia und Sachi gingen scheu miteinander um, unsicher, wo sie beginnen sollten.

»Wie lange warst du denn im Krankenhaus?«, fragte Giulia endlich und brach damit das Eis.

»Ähh, ungefähr zwei Monate«, erwiderte Sachi. Sie war schüchtern, sprach mit dem Blick zu Boden. Es war offensichtlich, dass sie noch nicht mit allzu vielen Leuten darüber gesprochen hatte. »Und ich war einen Monat davon in einem gummierten Raum isoliert.«

»O Gott, dass kann ich mir gar nicht vorstellen«, sagte Giulia. »Ich war dreiundzwanzig Tage drinnen, und das kam mir schon vor wie die Ewigkeit. Wie lange ist es her?«

»Ich war neunzehn, als es passiert ist, also eine ganze Weile. Ich habe seither die ganze Zeit Medikamente genommen.«

»Wow«, sagte Giulia. »Und jetzt bist du schwanger. Herzlichen Glückwunsch. Wie aufregend.«

»Ja, genau wie du«, sagte Sachi. Sie begannen, einander näherzukommen. »Wie läuft die Schwangerschaft bei dir?«

»Toll. Ich liebe es.«

»Keine Probleme?«

»Keine Probleme.«

Zach und ich blieben während ihrer Unterhaltung ein Stück zurück, um ihnen Raum für ihre Annäherung zu geben, die auf einem gemeinsamen Trauma beruhte. Auf diesen ersten Morgen am Strand folgten regelmäßige Cafébesuche und Anrufe. Giulia und Sachi wurden fester Bestandteil des Unterstützungsnetzwerks der jeweils anderen. In den Jahren nach ihrer Diagnose hatte Sachi verschiedene Strategien entwickelt, um mit Stress und mit ihrer Krankheit fertigzuwerden. Dazu gehörten Medikamente, Therapie und Sport. Sachi hatte Giulia viel darüber zu erzählen, wie man die drei Bestandteile zu einem kompletten Plan, der Stabilität verschaffte, verbinden konnte. Und was Giulia betraf, so war sie Veteranin im bürokratischen System des Kaiser und half Sachi, mit einem phantastischen Gynäkologen und Geburtshelfer in Verbindung zu treten, mit dem sie die Entscheidungen, die ihre Schwangerschaft und ihre seelische Gesundheit betrafen, diskutieren konnte.

Giulias Vorstellung von Freundschaft erweiterte sich. Sie hatte sich bisher immer Freunde gesucht, die mit ihrer Arbeit in Verbindung standen, da diese den größten Teil ihres Lebens einnahm.

Jetzt aber verlor ihre Arbeit die zentrale Rolle in ihrer Identität, und damit verlagerte sich auch ihr Freundeskreis. Wesentlich bedeutsamer wurde, dass sie dreiundzwanzig Tage in einer psychiatrischen Abteilung verbracht, danach acht Monate lang Selbstmordgedanken gehegt und beides überlebt hatte. Es gab noch weit mehr Menschen dort draußen, die etwas ähnliches durchgemacht hatten, und Giulia konnte sie nur finden, wenn sie darüber sprach.

Giulia und ich verbrachten den Morgen gemeinsam, ehe sie den Bus nahm, um zur Arbeit zu fahren. Den Roller benutzte sie aufgrund ihrer Schwangerschaft nicht mehr. Es war die erste symbolische Geste, die zeigte, dass wir Dinge nicht länger nur für uns, sondern für eine dreiköpfige Familie taten, und solche Gesten setzten sich durch unser Leben fort. Vor allem unterstrich es die Bedeutung der Fürsorge füreinander. Wir taten das nicht nur füreinander, sondern um ein geborgenes, harmonisches Zuhause für unser Kind zu schaffen.

Außerdem übten wir, nett zueinander zu sein. Ich plauderte mit ihr, während sie sich ihren Morgenkaffee machte, fragte sie, wie ihr Tag aussah und wann sie nach Hause kommen würde. Sie fragte nach meinen Plänen und übte keine Kritik, wenn die Aufträge nur spärlich hereinkamen. Unsere kleinen Gesten waren unromantisch, aber sie fühlten sich wichtiger an als Romantik, weil sie uns tagtäglich zeigten, dass wir einander etwas bedeuteten.

Die unterschwellige Frage, der wir ins Auge sehen mussten, lautete, wie unsere Pläne aussehen würden, wenn das Baby erst einmal da war. Ich denke, wir wussten beide, worauf wir zusteuerten – Giulia machte sich jeden Tag auf den Weg ins Büro, während ich mich daheim mit Arbeit und dem Haushalt beschäftigte –, doch offiziell hatten wir noch nicht darüber gesprochen. Giulia liebte ihre Arbeit, und ich war noch nicht bereit, in Vollzeit an eine Schule zurückzukehren. Ich denke, mein Jahr als Pfleger hing mir noch immer ein bisschen nach, und ich war noch nicht so weit, dass ich wieder die Verantwortung für eine Gruppe von Teenagern übernehmen konnte.

Die Wiege traf ein, und wir gestalteten das Gästezimmer in ein Kinderzimmer um. Unser Gästebett ließen wir darin stehen, schoben es aber in eine Ecke, damit wir genug Platz für die Wiege und den grünen Schaukelstuhl, den Giulia über Craigslist gekauft hatte, bekamen. Es war eng, aber alles passte hinein. Goose beobachtete neugierig, was wir da machten.

Nun, da die Möbel an ihrem Platz standen, legten wir uns zusammen auf das Gästebett und beschlossen endgültig, was sich so oder so natürlich anfühlte: Giulia würde nach ihrer Mutterschutzzeit wieder zur Arbeit gehen, und ich würde Hausmann und Vater sein. Schreiben konnte ich, wenn das Baby schlief, doch das Baby würde meine Hauptaufgabe sein.

Goose sprang zwischen uns auf das Bett. Er legte seinen Kopf auf Giulias Bauch, und wir dösten in dem neugestalteten Zimmer ein wenig ein und verloren uns in erwartungsvollen Träumen von den Tagen, die vor uns lagen.

Mein Handy klingelte fünf Minuten, nachdem das Fußballspiel begonnen hatte. Ich spielte als Torwart für ein Fußballteam in der Stadt, und wir hatten um acht Uhr abends, zehn Tage vor Giulias Entbindungstermin, Anstoß gehabt. Ich hatte den Mannschaftskameraden erklärt, dass ich mein Handy für alle Fälle griffbereit haben musste, und hatte es in den Torpfosten gesteckt. Sobald es zu klingeln begann, rannte ich vom Spielfeld und schrie, dass das meine Frau wäre, und wir ein Baby bekommen würden. Ich ging nicht einmal an den Apparat, ich wusste einfach Bescheid, eilte zur Seitenlinie, schnappte mir meine Sporttasche und rannte weiter bis zum Auto, noch immer in Fußballmontur, samt Schienbeinschützern und Torwarthandschuhen. Giulia hatte getextet: »Meine Fruchtblase ist in der Badewanne geplatzt. Es geht los!!!«

Ich raste nach Hause, duschte, schnappte mir unsere Übernachtungstasche, überprüfte dreimal den neuen Autositz und brachte Goose zur Wohnung eines Freundes. Ich konnte es nicht erwarten, unseren Sohn endlich kennenzulernen.

Giulia lag siebenundzwanzig Stunden lang in den Wehen und mit der letzten Presswehe kam unser Sohn in die Welt. Ich hielt Giulia fest, und da war Jonas, öffnete und schloss seine Augen und hatte einen braunen Haarschopf auf dem Kopf. Er schrie hinaus in die Welt, und die Schwestern gaben ihn Giulia, er lag auf ihrer Brust und griff nach ihr. Ich beugte mich zu ihnen hinunter und schlang meine Arme um meine Familie.

Ich verliebte mich auf der Stelle. Ich hatte von diesem Menschen geträumt, seit ich Giulia im College kennengelernt hatte, aber diese Träume verschwanden und wurden ersetzt, als Jonas zur Realität, zu einer eigenen majestätischen Persönlichkeit wurde. Ich hatte mich gefragt, wer er wohl sein würde, und nun war er da, um es mir zu zeigen, und ich wusste, ich würde ihm folgen, wohin er mich auch führen würde.

In dieser ersten Nacht ruhte Giulia sich aus, und die Schwestern ließen uns allein, aber ich musste Jonas all die wichtigen Dinge sofort erzählen, also blieb ich wach und flüsterte ihm zu, dass die Welt schön war und »das ist so, weil du da bist, und für dich ist es so, und du musst dich um die Welt kümmern, wie die Welt sich um dich kümmern wird.«

Nichts war so wichtig für mich wie Jonas. Ich wollte alles über ihn wissen. Durch seine Schreie und sein Gähnen und Quieken gab es er uns Hinweise und Zeichen, und ich las jedes kleinste Detail, das ich über das Babyalter auftreiben konnte. Giulia und ich verbrachten Stunden damit, über einzelne Entscheidungen zu diskutieren, die uns lebenswichtig erschienen: Stoff- oder Wegwerfwindeln, Video- oder Audio-Babyphone, welche Babytrage, welcher Buggy, welcher Autositz, welche Geräusche-App, um ihm beim Einschlafen zu helfen – alles. Ich verlor alle anderen Prioritäten aus dem Blick. Ich gab all meine Schreibprojekte auf. Ich hörte auf zu surfen. Alles begann und endete mit Jonas.

Meine Besessenheit von Jonas machte es leichter, mir keine Sorgen um Giulia zu machen. Natürlich wurde sie in der Nacht mehrmals aus dem Schlaf gerissen, um ihn zu stillen, und ich stand mit ihr auf, um seine Windel zu wechseln und die beiden wieder in den Schlaf zu wiegen, doch Giulia zeigte keine Anzeichen von Angst. Mit Jonas zusammen zu sein war, als würde man Liebe durch die Nase schnupfen, und wir beide atmeten tief ein.

Die Lehrerin in unserem Geburtsvorbereitungskurs hatte uns erklärt, unser Baby würde seine Persönlichkeit sofort zu erkennen geben, und ich suchte nach Anzeichen, um zu begreifen, wer Jonas war. Er befreite sich aus seiner Puckdecke und war glücklicher, wenn wir ihn umhertrugen und hin- und herschwangen, als wenn er stillliegen sollte. Wir gaben ihm den Spitznamen »Man in Motion«, denn die einfachste Methode, ihn zu beruhigen, bestand einfach darin, ihn im Buggy spazieren zu fahren oder ihn zu schaukeln.

Ich war wild darauf, Jonas zu versorgen, und tat alles, was ich konnte, mit Ausnahme des Offensichtlichen: stillen. Aber selbst dabei war mein Wunsch, ihn zu umsorgen so groß, dass ich alles gab, um Giulia zu unterstützen – manchmal mit eigenartigen Ergebnissen. Giulia hatte mehrmals eine Brustentzündung, und ich lernte Techniken, um ihre Brüste vor, während und nach dem Stillen zu massieren. Wir entwickelten unsere Routine: Giulia machte es sich in dem grünen Schaukelstuhl bequem, Jonas in ihren Armen schmatzte fröhlich vor sich hin, und ich stand hinter ihr und mischte mit meinen Händen mit, um ihre Schmerzen zu lindern. Es war ein zärtlicher, schöner Moment und zugleich vollkommen lächerlich. Als Suoc zum ersten Mal dabei ins Zimmer kam, murmelte sie vor sich hin: »So wird es in Italien jedenfalls nicht gemacht.« Und damit verließ sie kopfschüttelnd den Raum.

Wenn Jonas in der Nacht aufwachte, zwang ich mich, aufzuwachen und seine Windel zu wechseln, ehe Giulia ihn stillte. Wir legten ihn zu uns ins Bett, und Giulia schmiegte sich an ihn und döste, während er trank. Ich liebte es, mit ihm zusammen zu schlafen. Wir kuschelten uns zusammen wie ein Tetris-Familienspiel, und auch Goose lag zu unseren Füßen. Der Tag und die Zeit entglitten mir, weil sie keine Rolle mehr spielten. Alles, was eine Rolle spielte, lag mit mir in meinem Bett.

Ich bemühte mich, von Jonas' Geräuschen noch vor Giulia wach zu werden, damit er und ich ein paar Minuten zum Kichern und Starren und Bewundern für uns allein hatten. Ich versprach ihm all die Dinge, die wir zusammen unternehmen würden, die Surfausflüge und Baseballspiele und naturwissenschaftlichen Versuche, aber er brachte mich wieder an den Punkt zurück, an dem er war, nur ein kleiner Kerl mit einer vollen Windel und einem leeren Magen. Es kam mir vor, als würde ich in etwas ertrinken, das zu perfekt war, um auch nur einen Namen zu haben.

Giulia hielt unseren vier Wochen alten Jonas in ihrem Schoß und umarmte ihn fest, damit er sich nicht zu sehr krümmte, wenn die Nadeln mit seiner Impfung zustachen. Die erste erschreckte ihn, die zweite und dritte sorgten für pures Entsetzen. Aber schon bald tröstete ihn die Krankenschwester: »Gut gemacht, Jonas, du warst ja so ein tapferer Junge. Und Sie beide haben Ihre Sache auch großartig gemacht«, fügte sie mit einem Lächeln in unsere Richtung hinzu.

Wir verbrachten den Rest des Nachmittags in der Wohnung und verzichteten auf unseren üblichen Spaziergang am Strand. Ich hatte gelesen, dass Babys nach ihren ersten Impfungen oft müde sind, aber Jonas schien es gutzugehen. Er trank herzhaft wie immer und war um sieben Uhr eingeschlafen.

Um elf Uhr nachts wachte Jonas jedoch schier hysterisch auf, und seine kleinen Ärmchen schlugen in Panik auf und ab. Ich öffnete seinen Pyjama, um seine Impfstellen zu prüfen und stellte fest, dass sie ein wenig rot und geschwollen waren, aber nur ein wenig. Giulia und ich hielten ihn gemeinsam, trösteten ihn und flüsterten und erzählten ihm, wie tapfer er war und dass alles wieder gut werden würde, dass die Einstiche ein bisschen weh taten, dass es ihm aber bald wieder besser gehen würde.

Er aber konnte sich nicht beruhigen. Er weinte immer weiter. Wir spielten die rauschenden Geräusche aus dem Lautsprecher, wir wiegten ihn, wir schwangen ihn vor und zurück, wie er es liebte, wir fütterten ihn, wir probierten alle Tricks, die normalerweise wirkten, aber er hörte nicht auf. Nie zuvor hatte er so geschrien. Wir fühlten uns hilflos. Es war nur ein bisschen Schmerz von den Impfungen, aber ich zitterte, als ich unseren Sohn in solchem Schrecken sah.

Nach fünfundvierzig Minuten fiel er endlich vor Erschöpfung in Schlaf. Völlig erledigt ließ ich mich auf die Couch fallen.

»Ich weiß nicht, ob ich das aushalte, Giulia«, sagte ich. »Ich liebe Jonas so sehr, aber es gibt so viel Schlimmes, das ihm passieren kann. Ich kann nicht aufhören, darüber nachzudenken. Ich kann einfach … nicht … ich weiß auch nicht.« Nun war ich derjenige, der hemmungslos weinte. Ich sprach nicht aus, was wir beide dachten. Die Psychose, die ihm bevorstehen mochte. Die selbstmörderische Depression. Wer wollte wissen, ob es ihm nicht bestimmt war, genauso zu leiden wie Giulia?

»Ich habe solche Angst, dass ich nicht stark genug für ihn sein kann«, sagte ich.

»Du kannst stark genug für ihn sein«, erwiderte Giulia. »Du liebst ihn. Das ist stark genug.«

Ich wollte ihr glauben, aber ich saß viele Stunden lang auf der Couch wach, nachdem sie schon lange wieder zu Bett gegangen war, und lauschte auf neues entsetztes Schreien. Dabei dachte ich an Giulias Eltern und an das, was sie während ihrer Krankheit empfunden haben mussten, noch dazu wo alles auf der anderen Seite der Welt in einer fremden Sprache geschah. Ich konnte den Gedanken nicht aus meinem Kopf drängen, dass das Klischee falsch sein mochte: Vielleicht machte das, was uns nicht umbrachte, uns schwächer.

Giulia nahm die sechs Wochen Mutterschutzurlaub, die ihr gesetzlich zustanden, war danach jedoch noch nicht bereit, wieder zur Arbeit zu gehen. Sie hatte den Job jetzt ein Jahr, sie liebte die Arbeit und die Leute, aber als sie in Mutterschutzurlaub gegangen war, waren in der Firma gerade interne Querelen ausgebrochen. Sie beantragte eine Verlängerung ihres Urlaubs, doch ihr Arbeitgeber verlangte, dass sie zurückkehren sollte.

Innerhalb von Stunden, nachdem sie erfahren hatte, dass die Firma ihr die Zeit, die sie brauchte, nicht gewähren wollte, sah sich Giulia bereits im Internet nach anderen Möglichkeiten um. Noch am selben Abend reichte sie ihre Bewerbung für ein paar Stellen ein. Sie wollte in einem Unternehmen arbeiten, wo sie sich als berufstätige Mutter unterstützt fühlte.

Zum dritten Mal in genauso vielen Jahren wurde Giulia eine vielversprechende Position in einem großen internationalen Modeunternehmen angeboten. Es würde die beste Stellung sein, die sie in ihrer Laufbahn je gehabt hatte, und dazu noch in der größten Firma. Sie wechselte zwischen Unsicherheit, ob sie wirklich wieder arbeiten sollte, und Ekstase hin und her. Jonas war gerade erst fünf Monate alt, als sie sich für einen weiteren ersten Arbeitstag anzog.

An ihrem ersten Arbeitstag klingelte ihr Wecker, ehe Jonas erwacht war. Giulia weckte ihn ein paar Minuten, ehe sie gehen musste, um ihn zu füttern. Sie zwang sich zu lächeln, als wir in der Tür standen und ihr nachwinkten. Ich drehte mich um und kehrte in die stille Wohnung zurück.

Und was nun?

Als Erstes würde ich das Mittagessen kochen. Ich verbrachte eine Stunde damit, Butternusskürbis zu dämpfen und zu pürieren, während Jonas in seinem Hopser in der Küche auf und ab hüpfte. Ich packte eine Tasche, um zu einem Strandspaziergang aufzubrechen, und als wir dort ankamen, entdeckte ich, dass ich das Essen vergessen hatte. Als seine Windel schmutzig war, musste ich feststellen, dass ich zwar fünf Ersatzwindeln mitgenommen hatte, aber keine Wischtücher.

Es war ein holpriger Start, aber bald hatte ich den Bogen raus. Wir entwickelten eine Reihe von regelmäßigen Aktivitäten – unsere Strandwanderungen natürlich, aber auch Ausflüge in die California Academy of Sciences im Golden Gate Park und die Vorlesezeit in der Bibliothek. Am Ocean Beach lernte ich einen weiteren Vollzeitvater kennen und schloss mich ihm an. Seine Tochter war ein Jahr älter als Jonas, aber wir beide hatten Hunde, die ihren Auslauf brauchten, und darüber hinaus brauchten wir beide Gesellschaft, um unserer Isolation als Väter und Hausmänner zu entfliehen. Selbst in einer so progressiven Stadt wie San Francisco winkten uns Mütter zwar manchmal aus der Ferne zu oder ließen sich ein paar Minuten lang auf ein Gespräch ein, aber keine kam uns zu nahe.

In den Momenten dazwischen langweilte ich mich, was ich nicht erwartet hatte. Ich hatte von Adrenalinstößen ohne Ende geträumt, ausgelöst von einem Lachen und der Freude, wenn ich ihn auf der Schaukel anstieß, doch diese Höhepunkte waren von ausgedehnten Zeiten der Langeweile unterbrochen. Jonas krabbelte oder sprach ja noch nicht, und ich führte den ganzen Tag über einen Monolog in Babysprache. Ich hatte mir vorgestellt, ihn mit zum Lebensmitteleinkauf zu nehmen, durch die Obstabteilung zu gehen und jede einzelne Frucht für ihn hochzuhalten, damit er sie riechen und berühren konnte, während ich sie ihm beschrieb. Stattdessen wurde der Lebensmitteleinkauf mehr zu einer lästigen Pflicht, als er es je gewesen war, und ich rannte mit dem an meine Brust geschnallten Jonas voller Ungeduld durch das Geschäft.

Die Zeit, in der ich mit Jonas zu Hause war, fühlte sich auf seltsame Weise so ähnlich an wie die, als ich so viele Monate lang mit Giulia zu Hause gewesen war. Natürlich gab es unzählige, offensichtliche Unterschiede zwischen der Versorgung eines Neugeborenen und der Pflege einer psychotischen, selbstmordgefährdeten Ehefrau, aber die Fürsorge hatte einen ähnlichen Unterton. Ich war oft gelangweilt. Ich dachte über alles, was ich tat, endlos nach. Ich füllte die Langeweile mit dem Lesen diverser Meinungen aus, woraufhin ich noch mehr nachdachte. Ich machte mir Sorgen. Ich gab mich hin. Ich feierte winzige Zeichen des Fortschritts. Ein einziges Lächeln machte einen ganzen Tag der hingebungsvollen Pflege lohnenswert.

Jonas zu betreuen war nicht voller lebensverändernder Momente der Verbindung, wie ich es mir vorgestellt hatte, aber ich gewöhnte mich daran, und versicherte mir, dass es genauso war, wie Elternschaft sein sollte. Ich machte eine ganze gewöhnliche Erfahrung. Und nach einem derart verstörten, untypischen Jahr mit Giulia war das Gewöhnliche etwas, das gefeiert werden musste.

Ich gab mir Mühe, meine erste hausgemachte Lasagne herzustellen, und eines Abends, als Giulia nach Hause kam, zeigte sie sich von dem Ergebnis begeistert. Sie überließ mir die Arbeit in der Küche, so dass sie die wenigen Momente, die die beiden zusammen hatten, in Jonas' Welt genießen konnte, und dann brachten wir ihn zusammen ins Bett. Wir aßen die Lasagne zusammen, nachdem er eingeschlafen war, und wir stellten beide fest, wie selbstverständlich und erfolgreich sich unsere neue Routine anfühlte. Giulia schien sich in der neuen Firma gut einzuleben. In ihrer Mittagspause beeilte sie sich, Jonas und mich über FaceTime anzurufen.

Mit gutem Appetit aßen wir die Lasagne nach unseren so unterschiedlichen und doch gleichermaßen angefüllten Tagen, doch vor allem genossen wir dieses wunderbare Gefühl der Normalität.

Nach einer längeren Diskussion entschieden wir uns, Jonas taufen zu lassen. Ich hatte eine feste Hinwendung zum Glauben immer anziehend gefunden, also war ich von Anfang an dafür, solange wir es richtig machten und die Zeremonie nicht nur als Show inszenierten. Wenn wir ihn taufen lassen würden, wollte ich, dass er in einem Heim aufwuchs, in dem Glauben eine Rolle spielte. Giulias Halluzinationen über den Teufel und Gott hatten bei ihr Gefühle der Unsicherheit hinsichtlich der katholischen Kirche hervorgerufen, aber die Kirche war tief mit ihren italienischen Wurzeln verwoben, und sie konnte diese Zugkraft der Tradition nicht ignorieren.

Wir riefen einen Priester von der Highschool an, die Giulia in New York City besucht hatte, und planten Jonas' Taufe einen Tag nach der Hochzeit eines Freundes, die uns ohnehin an die Ostküste führen würde. Ich kaufte mir einen neuen Anzug, den ersten seit der Highschool, der nicht aus einem Secondhandladen stammte.

Wir gingen durch die Straßen von New York, und Giulia sah wieder wie früher aus, wie die selbstbewusste, schicke Frau, die viel lachte und in die ich mich seinerzeit verliebt hatte. Es war acht Jahre her, seit sie so selbstbewusst die Lexington Avenue hinunter zu ihrer neuen Arbeitsstelle gegangen war, aber jetzt, als Mutter und Hauptverdienerin, hatte sie sich ihr strahlendes Lächeln hart verdient. Sie hatte durch das Stillen von Jonas all das durch die Medikamente angesammelte überflüssige Gewicht wieder abgenommen, und ihre wiedergewonnene Figur verlieh ihr noch mehr Selbstbewusstsein. Ich fühlte mich unglaublich heftig zu ihr hingezogen, die Art von schwindelerregender Faszination, die mich dazu brachte, schüchtern nach ihrer Hand zu tasten, wenn wir gemeinsam die Straße entlanggingen, etwas, das ich seit Jahren nicht mehr empfunden hatte.

Zu Jonas' Taufe bot New York einen wunderschönen Herbstmorgen auf, und die Stadt wirkte so glitzernd und vielversprechend wie Jonas und Giulia. Jonas hatte drei verschiedene Outfits für den Anlass, und wir zogen ihn im Laufe des Tages mehrmals um – zuerst kam der formale Taufanzug, den Suoc beigesteuert hatte, dann folgte der schicke Anzug, den Giulia ausgewählt hatte und zuletzt das bequeme Party-Outfit, das ich ausgesucht hatte. Mein Bruder Carl richtete uns die Tauffeier aus, und wir unterhielten uns, aßen gut und waren vor allem hingerissen von Jonas. Am Nachmittag zog ich mir stolz den Blazer aus, bedeckte Hemd und Krawatte mit einem ausgeleierten Sweatshirt und fütterte Jonas mit einem Brei aus Banane und Avocado.

In einem stillen Moment zog mich Suoc zur Seite. »Ich habe Giulia nicht mehr so glücklich gesehen, seit …« Sie sprach den Satz nicht zu Ende. Sie kämpfte noch immer darum, mit dem, was ihrer Tochter geschehen war, zurechtzukommen.

»Ich weiß«, sagte ich. »Ich auch nicht.«

»È bello«, sagte sie. Es ist schön. Hinter Suocs dunklen Brillengläsern konnte ich erkennen, dass sie mit den Tränen kämpfte.

»È molto bello«, stimmte ich ihr zu und legte den Arm um sie. Giulia ließ Jonas in ihrem Schoß hüpfen, und er lächelte sie an und kicherte.

Sehr schön.

ACHT

OKTOBER 2012

DAS ERSTE MAL HATTE es sechs Wochen gedauert, bis Giulia in die Psychose gefallen war. Das zweite Mal dauerte es nur vier Tage.

Am Montag nach Jonas' Taufe, einem Wochenende, das regelrecht geleuchtet hatte in seinem Versprechen, dass sich für uns von nun an alles zum Besten wenden würde, nahm Giulia an einem unternehmensweiten Meeting teil, das von dem Präsidenten geleitet wurde. Es dauerte drei Stunden. Giulia rief mich in der Minute, in der es zu Ende war, an. Ihr Arbeitsplatz sollte einer massiven Umstrukturierung unterzogen werden, und sie war erst seit drei Wochen in der Firma beschäftigt. Sie war in Panik. Da ich mit Jonas zu Hause blieb, war ihr Gehalt unsere einzige Einkommensquelle, und genauso wichtig war, dass ihr Arbeitsverhältnis uns mit einer Krankenversicherung versorgte. Dank unserer Ersparnisse war es uns gelungen, uns während der Zeit, in der sie nicht arbeiten konnte, finanziell über Wasser zu halten, und zu verreisen. Jetzt mussten wir aber wieder auf unsere Finanzen achten, vor allem da wir ja nun auch Jonas hatten. Der Druck, ihren Job zu behalten, war real, und unter dieser Last fühlte sie sich gestresst.

Am Abend nach dem Meeting war Giulia ein nervöses Wrack. Verzweifelt versuchte sie herauszufinden, was die Umstrukturierung bedeuten und welche Rolle sie dabei spielen würde. In dieser Nacht schlief sie kaum.

Am nächsten Abend war sie in der unentwegten Kreisbewegung ihrer Gedanken zu dem Schluss gekommen, dass die Umstrukturierung in erster Linie ihr Team betraf, und dass es sich dabei in Wahrheit um einen ausgeklügelten Test handelte, um festzustellen, ob sie der Arbeit in diesem neuen Unternehmen gewachsen war. Die einzige Möglichkeit, diesen Test zu bestehen, bestand darin, hinter den Vorhang zu blicken und sich klarzumachen, dass es sich um einen Test handelte.

Am nächsten Morgen schickte sie Mails an ihre Therapeutin und ihren Psychiater, die beide so schnell wie möglich einen Termin für sie buchen wollten. Giulia aber wollte weder auf der Arbeit fehlen, noch einen Augenblick zu Hause mit Jonas versäumen, also machte sie mit keinem von beiden einen Termin aus.

Das alles kam mir auf unheimliche Weise vertraut vor. Giulia war auf etwas vollkommen Unvernünftiges fixiert – eine unternehmensweite Sitzung, von der sie fälschlicherweise annahm, dass sie sich einzig und allein um sie drehte. Sie sorgte sich verzweifelt um den Eindruck, den sie am Arbeitsplatz machte, in Person und durch ihre E-Mails. Sie rief mich mehrmals am Tag an, nicht um sich nach Jonas zu erkundigen, sondern um durch die Linie der Gedanken zu brechen, die sie verfolgten.

Da bildete ich mir noch ein, wir würden mit diesen Ängsten fertigwerden. Wir wussten ja, worauf wir achten mussten. Schlafmangel war einer der übelsten Auslöser. In der dritten Nacht dieser neuen Krise, im mitternächtlichen Nebel, versuchte ich, Giulia davon zu überzeugen, dass sie dem Termin bei ihrem Psychiater oberste Priorität einräumen musste, und dass sie womöglich wieder mehr als nur das Prozac würde nehmen müssen, das sie zur Zeit einnahm. Vielleicht würde sie wieder mit dem Lithium anfangen müssen oder mit den antipsychotischen Mitteln.

Davon wollte sie nichts hören. Sie bestand darauf, dass dies keine Wiederholung des letzten Anfalls war und dass sie zu den glücklichen zehn Prozent gehörte, die niemals einen Rückfall erleiden. Aber je länger wir darüber redeten und je schneller sie sprach und je mehr sie agierte wie zwei Jahre zuvor, desto mehr fürchtete ich, dass sie vielleicht schon am Rand eines Rückschlags stand.

Wir konnten uns nicht einigen, was zu tun war. Wir wussten beide, dass ein Termin bei ihrem Arzt sie auf einen Weg führen würde, der mit orangefarbenen Pillen gepflastert war. Ich glaubte, dass das der Weg war, der ihr zu Schlaf verhelfen und so die Krise hindern würde, weiter zu eskalieren. Giulia zweifelte an der Wirksamkeit der Medikamente und fürchtete stattdessen, die Schläfrigkeit könnte zurückkehren, die ihr Selbstgefühl ausgelöscht hatte. Wir hatten nie darüber gesprochen, was wir tun würden, wenn sie wieder nicht schlafen konnte. Und jetzt in all ihrer Ruhelosigkeit und Erregung konnten wir uns nicht auf etwas einigen.

Ich schlief irgendwann ein, wie ich es immer tat, und Giulia blieb wach, doch am Morgen willigte sie ein, zu ihrem Arzt zu gehen. Sie machte einen Termin für Freitagnachmittag aus.

Ich mailte Giulias Eltern. Giulia hatte bereits über Skype mit ihnen gesprochen, und sie hatten sich über die Art, in der sie sprach, Sorgen gemacht. Doch ich blieb in all meiner Angst optimistisch. Der Prozess stand erst am Anfang. Giulia wurde nervös und konnte nicht schlafen, aber damit hatten wir ja Erfahrung. Wir wussten, was für Medikamente halfen und welche Dosen nötig waren. Schließlich hatte sie erst drei Nächte schlaflos verbracht.

An jenem Freitagmorgen, nach einer vierten schlaflosen Nacht, stand Giulia in unserem Schlafzimmer, als ich kurz nach der Morgendämmerung von Jonas' Geräuschen wach wurde.

»Ich habe es herausgefunden, Mark«, rief sie. »Ich weiß jetzt, was los ist. Der Himmel ist ein Ort auf der Erde. Das ist der Test. Deshalb machen sie die Umstrukturierung. Es ist, weil der Himmel ein Ort auf der Erde ist. Und ich habe es herausgefunden!

Ich muss allen erzählen, dass ich es herausgefunden habe, und ist es nicht großartig, dass ich es herausgefunden habe? Der Himmel ist ein Ort auf der Erde! Ich muss es ihnen allen erklären, dann werden sie mich behalten.«

In dem Moment wusste ich, dass wir auf ihren Termin am Nachmittag nicht warten konnten. Sie musste sofort zu ihrem Arzt. Ich wechselte Jonas' Windel und zog ihn an, und Giulia stillte ihn und erzählte ihm fröhlich von ihren Halluzinationen, während er trank. Ich kontaktierte ihre Eltern über Skype und teilte ihnen mit, dass wir ins Krankenhaus würden fahren müssen. Vor Angst hatten sie die Augen weit aufgerissen. »Mom, Dad, die Welt ist so wundervoll, weil der Himmel ein Ort auf der Erde ist«, rief Giulia ihnen über ihre Schulter hinweg zu. »Was haben wir nur für ein Glück!«

Ich wappnete mich, um Giulia ins Auto zu bekommen. Dieses Mal war Romeo nicht hier, um mir zu helfen, sie zu tragen. Ich hasste die Vorstellung, Jonas könnte sehen, wie seine Mutter schrie und um sich schlug, wie sie es damals getan hatte.

Zu meiner Überraschung stimmte Giulia mir aber zu, als ich ihr erklärte, wir müssten sofort zum Arzt fahren und die richtigen Medikamente für sie besorgen. Sie half mir, eine Tasche mit Flaschen und Windeln zu packen. Ich schnallte Jonas in seinen Autositz, und Giulia setzte sich in den Sitz neben ihm, wie sie es getan hatte, seit er geboren war. Sie lächelte und zog Babygesichter für ihn.

Wir sahen aus wie eine Familie, die zu einem Picknick aufbrach. Stattdessen waren wir unterwegs in die Notaufnahme.

Wir fuhren dieselbe Route – die 19th Avenue hinunter, durch den Park Presidio und dann bei Geary rechts, zur Notaufnahme des Kaiser – und ich konnte die Erinnerungen nicht abschütteln: Giulia und ihre Eltern im Auto, Giulia, die vor Angst vor dem Teufel zitterte und versuchte, aus dem Auto zu springen, während wir den Golden Gate Park durchquerten.

Dieses Mal war Giulia in Hochstimmung. Während der Fahrt spielte ich Wiegenlieder für Jonas, und Giulia sang mit. Zwischen den Liedern erzählte sie ihm wieder und wieder, wie gut diese Welt war, und was für ein Glück wir hatten. Ich blickte oft durch den Rückspiegel zu ihnen nach hinten und sah, wie Giulia mit ihm gurrte und seine Wangen kitzelte. Dies war kein bisschen wie die Psychose von damals.

Die Wartezeit, bis wir einen Arzt zu sehen bekamen, betrug nur fünf Minuten. Ich denke, die Aufnahmeschwester hatte uns – eine durchgedrehte, vor sich hin brabbelnde Mutter und ein fünf Monate altes Baby – ganz oben auf die Warteliste gesetzt.

Wie üblich fragte die diensthabende Psychiaterin Giulia, was los war.

»Ach, nichts ist los, abgesehen davon, dass alles großartig ist«, sagte Giulia. »Ich habe herausgefunden, dass der Himmel ein Ort auf der Erde ist, und ich bin so froh, dass ich das endlich verstanden habe. Es macht alles so viel besser. Was für ein wunderbarer Ort, in dem unser Sohn leben kann. Wir sind gesegnet und beschützt, weil dies hier der Himmel ist. Es ist alles so unglaublich!«

Die Ärztin sah mich mit erhobenen Augenbrauen an. »Gibt es etwas, das Sie gern hinzufügen würden?«

»Ja, bitte«, erwiderte ich. »Sie hat in den letzten paar Tagen nicht gut geschlafen und ich glaube, letzte Nacht hat sie überhaupt nicht geschlafen. Vor drei Jahren ist etwas Ähnliches passiert und sie hat eine Psychose erlitten und musste dreiundzwanzig Tage lang auf der psychiatrischen Station verbringen. Damals war sie die ganze Zeit über vom Teufel besessen, und danach hat sie fast neun Monate lang mit einer Depression gekämpft.«

»Ja, das ist mir bekannt, ich habe ihre Akte gelesen«, sagte die Ärztin.

»Okay, gut, dann kennen Sie ja ihre Geschichte. Ich bin sicher, Sie werden mir zustimmen, dass das hier viel besser aussieht.

Sehen Sie doch, wie positiv sie gestimmt ist. Außerdem sind erst vier Tage vergangen. Ich denke, sie beginnt vermutlich, in die Psychose abzugleiten, aber wir erwischen es diesmal früh, und es ist alles so positiv, wir müssen ihr nur wieder ihre antipsychotischen Medikamente geben, dann denke ich, wird alles wieder gut werden. Wir wissen, dass sie gut auf Risperdal und Lithium reagiert. Wir müssen ihr beides nur wieder geben, dann wird es ihr in ein paar Tagen wieder gutgehen, meinen Sie nicht auch?«

»Ich bin mir nicht sicher, aber ich danke Ihnen beiden für Ihre Erklärungen«, sagte die Ärztin. »Giulia, würde es Ihnen etwas ausmachen, wenn Mark und ich ein paar Minuten lang im Flur miteinander sprechen würden? Es wird wirklich schnell gehen.«

»Aber gerne«, stimmte Giulia zu. »Nehmen Sie sich so viel Zeit, wie Sie brauchen. Jonas und ich werden hier gut zurechtkommen.«

Wir traten in den Korridor und ich erwartete, dass wir über die Bedingungen sprechen würden, die Giulia zu Hause vorfinden musste, und über die Symptome, auf die wir zu achten hatten.

Im Korridor veränderte sich das Verhalten der Ärztin jedoch augenblicklich, wandelte sich von freundlich und sanft zu ernst und nüchtern.

»Giulia kann nicht wieder mit Ihnen nach Hause kommen«, sagte sie. »Sie muss auf eine psychiatrische Station.«

»Nein, nein, nein, auf keinen Fall«, sagte ich. »Wir haben das schon einmal durchgemacht. Ich weiß, was ich tue. Alles wird gut werden. Wir brauchen nur Risperdal.«

»Nein, Sie haben das nicht schon einmal durchgemacht«, sagte sie. Sie war nicht kalt, aber sie gab auch nicht nach. »Sie haben ein fünf Monate altes Baby zu Hause. Giulia kann nicht wieder mit Ihnen nach Hause kommen. Es könnte gefährlich sein.«

»Es ist nicht gefährlich, das verspreche ich Ihnen.« Ich geriet in Panik. »Giulia hat noch nie versucht, jemandem etwas anzutun, weder während der Psychose noch während der Depression. Und sie würde niemals Jonas etwas antun.«

»Wir dürfen hierbei kein Risiko eingehen«, erwiderte die Ärztin. »Und außerdem, sehen Sie sie doch an. Sie ist viel zu instabil, um mit Ihrem Sohn umzugehen.«

»Bitte nehmen Sie uns Giulia nicht weg«, bettelte ich. »Wir brauchen Sie. Bitte nehmen Sie sie uns nicht weg.«

Mein Gehirn wurde überflutet, ich konnte aber keinen Gedanken zum Festhalten finden. Sie stürmten alle auf einmal auf mich ein: die Traurigkeit, Jonas, die Logistik, die Angst, ihre Eltern, meine Eltern, meine weichen Knie, ihr Job, unsere Krankenversicherung. Ich hatte das Gefühl, ich müsste mich übergeben.

Ich hatte wahrhaftig und ganz naiv angenommen, sie würden mir erlauben, Giulia wieder mit nach Hause zu nehmen. Ich hatte mir so viel Mühe gegeben, mit den Medizinern zusammenzuarbeiten, dass ich mir vorstellen konnte, dass irgendwo in ihrer Akte vermerkt war: *Der Ehemann ist ein Verbündeter, ihm können Sie trauen, er macht, was immer Sie sagen.* Und dennoch würden sie sie von uns wegreißen. Dabei ging es ihr doch gar nicht so schlecht. Es kam mir vor, als würde die Ärztin mir erklären, dass ich mit der Situation nicht umgehen konnte und dass Giulia deshalb auf die psychiatrische Station musste. Es kam mir vor, als würde ich Giulia im Stich lassen.

Die Ärztin legte mir den Arm um die Schultern. Mittlerweile weinte ich laut und unkontrolliert.

»Ich bin auch eine Mutter, Mark«, sagte sie beinahe flüsternd zu mir. »Ich würde niemals eine Mutter von ihrem Kind trennen wollen. Aber ich kann Giulia in ihrem Zustand nicht nach Hause entlassen. Ich kann es als Ärztin nicht verantworten, und erst recht kann ich es als Mutter nicht verantworten. Es ist nicht gut für Ihr Baby.«

Es gab nichts, das ich hätte sagen können, um sie umzustimmen. Geschlagen sah ich ihr in die Augen. »Wie lange wird sie diesmal dort bleiben müssen?«, fragte ich und wusste, dass sie mir unmöglich antworten konnte.

»Das weiß ich nicht«, sagte sie. »Aber wir müssen gehen und es Giulia sagen.«

Ich nickte. Wir kehrten in das Zimmer zurück. Giulia lächelte noch immer. Sie hielt Jonas in den Armen, und die beiden waren voll Liebe ineinander verschlungen. »Geht es dir gut, Mark?«, fragte sie, als sie mich sah. »Weinst du?«

Ich zwang mich zu lächeln, während ich zu ihr und Jonas trat. »Mir geht es gut«, log ich.

»Giulia, Sie müssen wieder ins Krankenhaus«, sagte die Ärztin. »So wie vor ein paar Jahren. Ich weiß nicht, in welches Krankenhaus, ich muss erst telefonieren und ein Bett für Sie finden. Aber so sieht der Plan aus.«

Giulia sah erst sie, dann mich und dann wieder die Ärztin an. Bemerkenswerterweise machte die Nachricht sie weder wütend noch traurig.

»Okay, wenn das zu Gottes Plan gehört, dann ist das in Ordnung für mich«, sagte Giulia.

»Im Krankenhaus wird man Ihnen antipsychotische Mittel geben«, sagte die Ärztin. »Diese Medikamente sind nicht gut für Jonas, also werden Sie ihn nicht mehr stillen können, während Sie die Medikamente einnehmen.« Das war ein weiterer schmerzhafter Schlag.

Die Ärztin war selbst zu mitgenommen, um sich professionell zu geben. »Möchten Sie Jonas noch ein letztes Mal stillen?«, fragte sie mit zitternder Stimme.

»Ja natürlich möchte ich das«, antwortete Giulia. »Ich liebe Jonas.« Sie war völlig ruhig und zeigte keinerlei Angst. Ich begann wieder zu weinen. »Alles ist gut, Mark«, sagte sie zu mir. »Der Himmel ist ein Ort auf der Erde.«

Die Ärztin verließ leise das Zimmer und begann damit, einen Platz für Giulia zu suchen. Auf dem Weg nach draußen riet sie mir aufzubrechen, wenn Giulia Jonas zu Ende gestillt hatte. Er sei bereits lange genug im Krankenhaus gewesen, sagte sie, und hätte mit seinen Augen, die alles aufnahmen, schon genug gesehen. Jemand würde mich anrufen, sobald man wusste, wohin Giulia gebracht würde.

Giulia zog Jonas an ihre Brust und erzählte ihm, wie wundervoll alles war, während sie ihn stillte. Sie erklärte ihm, dass sie fortgehen musste, dass es ihm jedoch gutgehen würde, dass sie ihn liebte, und dass Daddy sich gut um ihn kümmern würde.

Als Giulia mit dem Stillen fertig war, war die Ärztin zurückgekehrt. Sie nahm Giulia Jonas aus den Armen, gab ihn mir, und wir fuhren davon.

Ich konnte es nicht ertragen, in der Wohnung herumzusitzen, also packte ich Goose, Jonas und unsere Strandausrüstung ein und ging zum Strand. Ich ging immer zum Strand, wenn ich nach Antworten suchte.

Ich stellte das zusammenklappbare Zelt auf, damit Jonas Schatten hatte, und legte ihn von Spielzeug umrundet auf eine Decke. Goose buddelte im flachen Wasser nach Steinen. Ich ging ein Stück weit von ihnen weg. Ich wollte nicht, dass Jonas mich noch mehr weinen hörte, als er es sowieso schon getan hatte. Also setzte ich mich in einiger Entfernung von ihm in den Sand und heulte, ein weiteres Mal in Trauer um Giulia.

Ein paar Minuten später nahm ich mich wieder zusammen und ging zurück zu Jonas. Als ich mich ihm näherte, konnte ich keinen Unterschied zwischen dem ausmachen, was Erinnerung war und dem, was jetzt geschah. Da war jener Strandtag vor drei Jahren, als ich Giulia fotografiert und ihr erklärt hatte, sie hätte diese Sache besiegt. Und erst vor ein paar Tagen war ich genau wie jetzt am Strand gewesen. Als ganz normaler Vater und Hausmann mit Jonas, der unter dem Zelt lag, und Goose, der nach

Steinen buddelte, hatte ich darauf gewartet, dass Giulia sich über FaceTime von der Arbeit meldete.

Und hier war ich auch jetzt. Giulia würde sich nicht über FaceTime melden und sie würde auch heute Abend nicht nach Hause kommen. Die Gegenwart jagte mir Angst ein, also versuchte ich, mir einzureden, ich würde mich irgendwo in der Vergangenheit befinden. Ich hatte Giulia unterstützt, als nur wir beide da gewesen waren. Ich hatte es geschafft, mich in die Elternschaft einzuleben. Aber ich wusste nicht, wie ich für beide, für Jonas und Giulia gleichzeitig sorgen sollte.

Ich glitt unter das Zelt und setzte mich neben Jonas. Ich sagte nichts zu ihm, denn ich wusste nicht, was ich sagen sollte. Er war fünf Monate alt. Was verstehen fünf Monate alte Babys überhaupt? Ich wollte ihm versichern, dass alles in Ordnung sein würde, aber wenn ich ehrlich war, wusste ich das gar nicht. Ich wollte ihm erklären, dass Mommy zurückkommen würde, aber ich wusste nicht einmal, wie lange sie fort sein würde. Ich wollte ihm erklären, dass ich ihn so sehr liebte, und ihm versprechen, dass ich ihn beschützen würde. Aber konnte ich ihn denn wirklich beschützen?

Jonas griff nach mir, rasselte mit seinen Spielsachen und kaute darauf herum, während ich ihm schweigend zusah.

Dann klingelte mein Handy. Es war Suoc. »Was ist passiert?«, fragte sie.

»Es ist vorbei«, sagte ich. »Sie haben sie da behalten. Sie kommt wieder in die Klinik.«

Suoc brach in Tränen aus. Wir blieben nicht lange in der Leitung. Sie sagte, sie würde nach Kalifornien kommen, so schnell sie konnte, und legte auf. Jonas und ich kehrten zu unserem Schweigen zurück. Ich vergaß die Zeit, wusste nicht, wie lange er nicht gegessen oder geschlafen hatte und wie lange ich nicht gegessen hatte.

Wieder klingelte mein Handy. Dieses Mal war es Jaimal, ein

Surfkumpel, der nur ein paar hundert Meter von der Stelle entfernt wohnte, an der Jonas und ich jetzt saßen. »Hast du Lust, ein paar Wellen zu erwischen?«, fragte er mich. Ich hatte die perfekten Surfbedingungen nicht einmal bemerkt. Ich erzählte ihm, dass ich Giulia in die Notaufnahme gebracht hatte.

Zehn Minuten später kam Jaimal durch die Dünen auf uns zugerannt. Er umarmte mich und setzte sich zu Jonas unter das Zelt. Ich stand auf, um draußen auf und ab zu gehen.

»Ich weiß noch immer nicht, in welchem Krankenhaus sie ist«, sagte ich nervös. Ich sah nach der Uhrzeit: vier Uhr nachmittags. Vor drei Stunden hatten wir Giulia im Krankenhaus allein gelassen.

»Sie werden dich anrufen, sobald sie es wissen«, sagte Jaimal.

»Ich hoffe, es ist nicht das Gleiche wie letztes Mal«, sagte ich. »Und ich hoffe, sie nimmt ihre Medikamente sofort, damit wir nicht diese zweiundsiebzig Stunden verlieren wie das letzte Mal.« Jaimal kannte viele Einzelheiten von Giulias erster psychotischer Episode aus unseren häufigen Gesprächen im Wasser.

Ich zählte meine Fragen auf: Welches Krankenhaus, wie lange würde sie dort sein, wer würde für ihren Fall verantwortlich sein? Ich wollte nicht all dieselben Komplikationen wie bei ihrem ersten Krankenhausaufenthalt noch einmal erleben.

Als ich eine Pause machte, fragte mich Jaimal: »Was ist mit Jonas, Mark? Ich weiß, dass du dir Sorgen um Giulia machst. Natürlich tust du das, wir alle tun es. Aber du hast auch noch diesen wunderbaren kleinen Jungen hier.«

Jaimal wandte seine Aufmerksamkeit Jonas zu. »Du bist so ein süßer kleiner Junge, Jonas, du bist von Liebe umgeben, oder nicht?« Ich hatte nicht direkt mit Jonas gesprochen, seit wir an den Strand gekommen waren. »Sprechen wir ein paar Minuten lang von ihm.«

Jaimal hatte recht. Das letzte Mal hatte ich mich mit ganzer

Kraft auf Giulia konzentriert und alle anderen Teile meiner Identität vernachlässigt. Ich hatte aufgehört, ein Bruder, ein Sohn, ein Freund und ein Lehrer zu sein – was in gewisser Weise auch in Ordnung gewesen ist. Aber ich konnte nicht aufhören, ein Vater zu sein.

Jaimal und ich besprachen die Einzelheiten. Für ein paar Tage hatte ich noch eingefrorene Muttermilch. Ich würde Jonas auf halb Muttermilch, halb Flaschenmilch umstellen, bis wir keine Muttermilch mehr hatten, dann würde er nur noch Flaschenmilch bekommen. Jaimals Schwiegermutter war gerade zu Besuch in der Stadt, und sein Sohn Kai war nur ein paar Monate älter als Jonas. Er bot mir an, Jonas zu ihnen bringen zu können, wann immer ich wollte. Sie würden sich gerne um ihn kümmern, während ich mich mit der Situation arrangieren konnte. Was für ein Glück, einen solchen Freund zu haben.

Endlich rief das Krankenhaus an. Sie hatten ein Bett für Giulia in einer Klinik südlich der Stadt gefunden, auf der Halbinsel, eine volle Stunde von unserer Wohnung entfernt. Ich ging mit Jonas nach Hause und packte seine Flaschen, Windeln und Strampelanzüge zusammen. Dann setzte ich ihn bei Jaimal ab.

Anschließend fuhr ich ins Krankenhaus.

Die Fahrt dauerte nicht sechzig, sondern fünfundsiebzig Minuten. Als ich ankam, schäumte ich vor Wut. Wie konnten sie sie in ein Krankenhaus schicken, das so weit entfernt lag?

Allerdings vergaß ich die lange Fahrt, sobald ich das Gelände betrat. Dies war ein schöneres Krankenhaus, ein viel schöneres. Es kam mir beinahe vor wie ein Country Club. Es gab auch hier eine verschlossene Tür, wo man sich melden und durch einen Summer eingelassen werden musste. Hatte man die Station erst einmal betreten, gab es eine weitere Anmeldung, wo geprüft wurde, dass man nichts mitgebracht hatte, das nicht erlaubt war. Diese Einzelheiten ließen sich nicht ändern, doch damit endeten die Ähnlichkeiten. Man meldete sich am Hauptempfang des

Krankenhauses, es gab also kein klaustrophobisches, von Glas umgebenes Wartezimmer. Stattdessen wurde man einfach eingelassen, wenn man an die Tür kam, und war am Ziel.

Die Haupttür führte in die Abteilung für nicht akute Fälle, wo die Patienten sich frei bewegten, Zeitschriften lasen, Brettspiele spielten und fernsahen. Große gläserne Schiebetüren führten auf einen weiten Hof, der sich zu einem großen grasbewachsenen Feld hin öffnete. Gegenüber vom Eingang befand sich ein langer Korridor mit sämtlichen Patientenzimmern. Das Krankenhaus hatte ausgezeichnete Arbeit geleistet, um das Gebäude einladend zu gestalten.

Giulia befand sich in der Abteilung für akute Fälle.

Die beiden Abteilungen waren durch eine gläserne Tür voneinander getrennt und Giulias Seite wirkte mehr wie ein Krankenhaus. Es gab einen großen zentralen Raum, der von Einzelzimmern für die Patienten umgeben war. Doch auch auf dieser Seite gab es eine Tür, die hinaus auf einen Garten führte und den ganzen Tag offen stand. Das Fenster in Giulias Zimmer, das nicht vergittert war, bot einen Ausblick auf Bäume und Blumen.

Die Besuchszeiten waren festgelegt: von sieben bis halb acht Uhr abends während der Woche und zusätzlich von zwölf bis eins am Wochenende genau wie im ersten Krankenhaus. Ich aber brauchte diese Regeln nie zu befolgen. Als ich mich das erste Mal anmeldete und unsere Situation erklärte – die stundenlange Anfahrt und das kleine Baby zu Hause – machte das Personal eine Notiz in Giulias Akte und gab mir die Freiheit, sie zu besuchen, wann immer ich wollte.

Sobald ich durch die Glastür eingelassen worden war, traf ich Giulia mit einer Krankenschwester an. »Mark, sie versuchen wieder, mich mit diesen Medikamenten umzubringen. Warum versuchen sie immer, mich umzubringen, wenn ich im Krankenhaus bin?«

»Sie versuchen nicht, dich umzubringen, Schatz«, sagte ich.

»Diese Medikamente werden dir helfen, wie sie dir schon einmal geholfen haben.«

Die Schwester lächelte, als Giulia uns einander vorstellte. »Sie müssen Mark sein«, sagte sie. »Und ich bin sicher, Jonas ist zu Hause in guten Händen«, fügte sie um Giulias willen hinzu. »Seit Giulia hier angekommen ist, hat sie ohne Unterlass von Ihnen beiden gesprochen.«

Über die Schulter der Schwester hinweg sah ich das vertraute Whiteboard, auf dem den Patienten Krankenschwestern zugeteilt waren. Giulias Name stand zusammen mit dem einer anderen Patientin unter dem Namen der Schwester. Nur zwei Patientinnen. In dem Krankenhaus, in dem sie zuvor gewesen war, hatte sich oft eine einzige Schwester gleichzeitig um zehn Patienten kümmern müssen.

Giulia zuckte die Schultern, um dem, was die Schwester gesagt hatte, zuzustimmen, dann aber kehrte sie zu ihrer Sorge wegen der Medikamente zurück. »Mark, ich bitte dich, du weißt doch, dass diese Medikamente mich fett und faul und schläfrig machen. Sie versuchen, mich umzubringen. Bitte – ich will das nicht nehmen.«

Wir waren also wieder am gleichen Punkt. Es war furchteinflößend, erschreckend und überwältigend, aber es war auch vertraut. Eine Entschlossenheit erfasste mich, die ich nur allzu gut kannte. Zwar war das Jahr mit Giulias Psychose und ihrer Depression schlimm gewesen, aber in dieser Zeit hatten wir uns kaum gestritten. Wir hatten uns so sehr aufs Überleben konzentriert, dass es nur die Möglichkeit gab, es durch die Krise zu schaffen. Und jetzt standen wir wieder an diesem Punkt und es fühlte sich unerwartet sinnvoll an, sich der Herausforderung zu stellen und wieder als ihr Beschützer aufzutreten.

»Was passiert, wenn sie die Medikamente nicht nimmt?«, fragte ich die Schwester.

»Ach, dann kommen wir einfach nach einer Weile noch einmal wieder und schauen nach, ob sie dann dazu bereit ist«, erwiderte die Schwester. »Wir verstehen ja, dass sie die Medikamente nicht mag, aber sie sind so wichtig, um ihr zu helfen, möglichst schnell zu Ihnen beiden zurück nach Hause zu kommen. Deshalb werde ich einfach immer wieder fragen, bis sie irgendwann bereit ist.«

Sie erwähnte nicht, dass Giulia zweiundsiebzig Stunden lang das Recht hatte, alle Medikamente zurückzuweisen. Das würde später nur dann zur Sprache kommen, wenn es nötig war, deshalb konzentrierte ich mich im Moment einzig und allein darauf, sie dazu zu bringen, die Medikamente zu nehmen. Giulia hatte erst vier Nächte gehabt, in denen sie schlecht geschlafen hatte. Weitere drei Nächte Schlaflosigkeit ohne Medikamente kamen mir vor wie eine verlorene Ewigkeit, in der sie tiefer in die Psychose treiben würde.

Ich blieb bei Giulia und half ihr, sich einzurichten. Ich redete mit ihr und versuchte geduldig, sie davon zu überzeugen, ihre Medikamente zu nehmen. Es dauerte fast zwei Stunden. Schließlich aber nahm sie sowohl das Risperdal als auch das Lithium. Sie hatte jetzt wieder die magische Kombination im Blut, die das erste Mal geholfen hatte.

Ich blieb mehrere Stunden lang, viel länger, als ich geplant hatte. Es war schon dunkel, als ich in mein Auto stieg, um nach Hause zu fahren, und fast elf Uhr, als ich eine Stunde später bei Jaimal eintraf. Ich hatte seit dem vorigen Abend nichts gegessen. Er und seine Frau schliefen bereits. Sie hatten die Tür für mich offen gelassen und etwas zu essen auf den Tisch gestellt. Ich verschlang meine erste Mahlzeit des Tages, und dann hob ich Jonas behutsam aus dem tragbaren Laufstall, in den sie ihn gelegt hatten, um ihn nicht zu wecken, trug ihn hinunter zum Auto, schnallte ihn in seinen Sitz und brachte ihn nach Hause, in sein eigenes Bett.

Giulias Ärztin Dr. Franklin war erreichbar und bereit, lange

Telefongespräche mit mir zu führen. Am ersten Tag hatte sie auch mit Giulias Arzt beim IOP gesprochen, der mich nach ihrer Beratung anrief. Beide waren sich einig, dass wir durch die Medikation von Lithium und Risperdal gute Chancen hatten, Giulias Abgleiten aufzuhalten.

Aber die Psychose ebbte nicht ab. Stattdessen glitt Giulia tiefer und tiefer in ihre Sinnestäuschungen ab. Sie fuhr fort, endlos zu wiederholen, der Himmel sei »ein Ort auf der Erde«, aber es tröstete sie nicht länger. Stattdessen war sie verwirrt, wer nun am Leben war und wer tot.

Ihr Mantra war bald überall auf der psychiatrischen Station zu finden. Auf dem abwischbaren Whiteboard war jeder freie Flecken mit dieser Phrase gefüllt. Die Schwester erzählte mir, dass sie jeden Tag Stunden damit verbrachte, die Lücken auf dem Whiteboard damit zu beschriften. Sie schrieb es auf all ihre Kunstprojekte, die sie während der Malstunden in der Gruppentherapie anfertigte.

Während meiner Besuche an den ersten paar Tagen ging Giulia, sobald ich eintraf, mit mir hinaus in den Garten. Sie legte sich auf den Rücken und streichelte mit ihren Armen das Gras, wie um sich zu versichern, dass sich noch immer fester Boden unter ihr befand. Sie war ruhig und nachdenklich, aber völlig verwirrt, erfüllt von Fragen, die sie nur selten aussprach, auf die sie aber verzweifelt Antworten suchte. Wir sprachen nur wenig. Sie wusste, dass ich ihr die Antworten, die sie brauchte, nicht geben konnte.

Sie sammelte im Garten Blätter und verstreute sie in ihrem Zimmer. Als ich eintrat, knirschten sie unter meinen Füßen. Giulia stapelte auch Blätter auf den freien Flächen in ihrem Zimmer – auf dem Bett, auf dem Regal für ihre Kleider und dem kleinen Nachttisch, in dem sie Dinge aufbewahren konnte. Oft nahm sie einen Haufen Blätter in die Hände und atmete ihren Duft ein, als ob dieser Duft ihren Gedanken Halt gab, damit sie ihr nicht davonflogen.

Auf Anweisung der Ärzte brachte ich Giulia ihre Milchpumpe ins Krankenhaus, und Giulia begann mit dem langsamen Prozess, ihrem Körper beizubringen, keine Milch mehr zu produzieren. Sie musste abpumpen und ihre Milch wegwerfen, da sie für Jonas nicht länger geeignet war, aber sie sprach darüber nie ein Wort zu mir. Sie fragte mich auch nur selten nach Jonas, wenn ich sie besuchte. Er war eigentlich alles, worüber ich sprechen wollte und konnte, aber sooft ich es versuchte, zeigte Giulia kein Interesse.

Zu den zahlreichen Verbesserungen dieses Krankenhauses gehörte eine weitere, die mich verblüffte: Die Abteilung für akute Fälle der psychiatrischen Station hatte einen Computer mit Internetzugang. In ihrer ersten Nacht loggte sich Giulia in ihre Arbeits-E-Mail ein und mailte ihrer Chefin, wie sehr sie sie liebte und sie solle sich keine Sorgen machen, denn der Himmel sei ein Ort auf der Erde. Prompt besorgte Giulias Chefin sich meine E-Mail-Adresse aus Giulias Notfallkontaktkarte und leitete die Nachricht zusammen mit einer Litanei von Fragen an mich weiter.

Giulia nahm mir noch immer übel, dass ich vor drei Jahren ihre Stellung für sie gekündigt hatte, also rief ich diesmal ihre Sozialarbeiterin an, die mir erklärte, sie würde sämtlichen Verkehr mit Giulias Arbeitsstelle erledigen, um sicherzustellen, dass Giulias Privatsphäre geschützt wurde und dass sie die Unterstützung des Unternehmens bekam. Das entband mich von der Pflicht, mit ihrem Arbeitgeber umzugehen. Das Krankenhaus, die Ärztin und nun noch die Sozialarbeiterin – das alles gab mir einen Hoffnungsschimmer: Vielleicht würde dieses Mal ja alles ganz anders sein.

Suoc traf drei Tage, nachdem Giulia ins Krankenhaus eingeliefert worden war, ein, und einen Tag später kam meine Mutter. Eine Woche lang verbrachten wir alle vier zusammen in der Wohnung – die beiden Großmütter teilten sich unser Schlafzimmer, und ich schlief in Jonas' Zimmer auf dem Gästebett. Sie kümmerten sich gemeinsam um ihn, während ich meine täglichen Pilgerfahrten ins Krankenhaus unternahm, aber ich bestand darauf, nachts in seinem Zimmer zu schlafen, so dass ich derjenige war, der da war, wenn er schreiend zu seiner Nachtmahlzeit aufwachte.

Nach einer Woche, die wir alle gemeinsam in der Wohnung verbracht hatten, stellten wir einen Zeitplan auf, nach dem jede Mutter jeweils abwechselnd eine Woche lang in unserer Wohnung bleiben würde, während die andere nach Hause fuhr. Suoc würde nicht den ganzen Weg bis nach Italien zurückfliegen, sondern stattdessen wieder nach New York gehen. Meine Mutter würde wöchentlich zwischen San Francisco und Japan hin- und herpendeln. Es war ein riesiger Gefallen, den sie uns damit taten, ein teurer Gefallen, aber sie waren beide dazu bereit.

Nur ein paar Straßen von dem Krankenhaus in Mountain View entfernt entdeckte ich einen phantastischen Spielplatz, also begann ich, Jonas und die Mutter, die sich gerade in der Stadt befand, zum Krankenhaus mitzunehmen. Ich wünschte mir verzweifelt, dass Giulia Jonas zu sehen bekam. Wir teilten die Fahrten seinen Schlafzeiten entsprechend ein. Wenn Giulia nicht in Stimmung für einen Besuch war, konnte er mit seiner Großmutter in den Park gehen. Es wurde unser täglicher Ausflug – eine lange Fahrt die I-280 hinunter, während Jonas sein Vormittagsschläfchen hielt, ein paar Stunden mit einem Picknick auf dem Spielplatz in der Sonne und dann wieder zurück, wobei er unterwegs sein Nachmittagsschläfchen hielt.

Giulia wusste, dass Jonas nur ein paar Straßen von ihr entfernt in einem Park war und sie liebend gern gesehen hätte, aber sie sagte jedes Mal nein. Sie erklärte mir nicht, warum. Es machte mich fix und fertig. Jonas brauchte seine Mutter, und sie brauchte ihn. Das schien mir offensichtlich. Ich hoffte sogar, dass ein Wiedersehen der beiden ihren Weg aus der Psychose beschleunigen würde.

Nach einer Woche im Krankenhaus mischte die Ärztin sich ein. Sie nahm an, dass Giulia an einer postnatalen Psychose litt, und dass, als Teil des Genesungsprozesses, Giulia und Jonas einander sehen mussten.

Der Plan, um Giulia und Jonas in denselben Raum zu bekommen, war von beeindruckender Komplexität. Kinder waren auf der Akutabteilung der psychiatrischen Station nicht zugelassen. Giulia aber durfte die Akutabteilung der psychiatrischen Station nicht verlassen. Es gab aber einen kleinen Büroraum, der durch die Hintertür der Schwesternstation erreichbar war und sich somit technisch gesehen auf beiden Abteilungen der psychiatrischen Station befand, da er Türen hatte, die sich zu beiden Seiten hin öffneten. Giulias Ärztin reservierte diesen Raum für unseren Besuch, damit keine Regel gebrochen wurde, Mutter und Kind aber trotzdem zusammen sein konnten.

Ich ging zuerst allein ins Krankenhaus, um sicherzustellen, dass alles an Ort und Stelle war, und Giulia mit der Idee einverstanden war. Sie ging in ihrem Zimmer auf und ab und lächelte mir kurz zu. In ihrer linken Hand hielt sie ein paar Blätter und in der rechten eine Collage aus Familienbildern, die sie aus einem Stapel ausgeschnitten hatte, den ich ausgedruckt und ihr in den ersten paar Tagen ihres Aufenthalts gebracht hatte. Ich textete Suoc, die mit Jonas im Auto wartete.

Dann kam Giulia zusammen mit zwei Schwestern, der Ärztin und einem kräftig gebauten Ordner, falls die Lage außer Kontrolle geraten sollte. Ich wartete. Man konnte nirgendwo sitzen. Nach ein paar Minuten klopfte Suoc an und rollte Jonas in seinem Buggy langsam in den Raum.

Ich stand neben Giulia und sah, wie Jonas' Gesicht aufleuchtete, als er seine Mutter erblickte. Er streckte die Arme nach ihr aus und lächelte, als sie durch das Zimmer kam, um ihn zu begrüßen. Sie ließ die Blätter und die Collage fallen, griff nach dem Buggy, um ihn abzuschnallen, und dann hob sie ihn in ihre Arme. Sie hatte Tränen in den Augen – so wie jeder im Raum.

Jonas wusste nicht, wo er war. Er wusste nicht, dass mit Giulia etwas nicht in Ordnung war. Er wusste nur, dass er wieder bei seiner Mutter war, wo er sein wollte, und ich fühlte mich so erleichtert.

Giulia hockte sich nieder, um die Collage aufzuheben, die sie für Jonas gemacht hatte – mehrere Bilder von ihm zusammen mit einem bunten Bild von unserer Familie, das Giulia gezeichnet hatte –, und gab sie ihm.

»Ich liebe dich, Jonas«, sagte sie zu ihm. »Ich bin bald wieder zu Hause. Ich werde hier ganz stark sein, dann bin ich bald wieder zu Hause.« Er gurrte zur Antwort. Es war der traurigste glückliche Moment meines Lebens.

Ich fühlte mich, als wäre mir eine immense Last abgenommen worden, nun, da ich Giulia und Jonas zusammen sah, aber das Gefühl währte kaum eine Minute. Dann sah Giulia mich mit Panik im Gesicht an. Sie hielt Jonas von sich weg, wollte ihn wieder meiner Obhut übergeben, aber ich wollte nicht, dass dieser Moment schon zu Ende war. Es war zu schnell. Ich zögerte, versuchte, das Wiedersehen zu verlängern. Wenn wir schon auf einer psychiatrischen Station sein mussten, sollten wir wenigstens hier zusammen sein. Giulia aber hielt Jonas noch weiter von sich weg. Nun verspürte ich selbst Panik, also riss ich Jonas in meine Arme, wo er es sich bequem machte.

»Das ist genug für heute«, sagte Giulia, sammelte ihre Blätter auf und verließ den Raum. Der Besuch war vorüber.

Auf unserer ersten Angehörigensitzung gab es hinsichtlich Giulias Diagnose nicht den geringsten Zweifel. »Bipolare Störung«, erklärte die Ärztin. »Das ist klar. Deshalb hat das Lithium gewirkt. Sie wird vermutlich für den Rest ihres Lebens Lithium einnehmen müssen.«

Die bipolare Störung I, um genau zu sein, zeichnet sich durch enorme Hochs und niederschmetternde Tiefs aus. Giulia erlebte aus irgendwelchen Gründen beide negativ. Ihre Hochs waren nicht geprägt von gedankenlosen Geldausgaben und wilden Partys, die viele Betroffene während ihrer manischen Phasen erlebten. Ihre Manie führte auf direktem Wege in die Psychose samt ihrer Paranoia und ihren Halluzinationen.

Der einzige Vorteil von Giulias Manie bestand darin, dass sie es leichter machte, die Behandlung der Krankheit zu planen. Die Patienten, die ihre manischen Phasen als euphorisch erlebten, hassten es, sie behandeln zu lassen. Ja, sie hassten auch die Depression, aber häufig setzten sie trotzdem eigenständig ihre Medikamente ab, weil sie das Hochgefühl der Manie vermissten. Giulias Manie war furchterregend, was beide Manifestationen der bipolaren Störung unangenehm machte. Dr. Franklin ging davon aus, dass es nicht schwer sein würde, Giulia davon zu überzeugen, dass sie ihre Medikamente dauerhaft einnehmen musste, um sowohl Hochs wie auch Tiefs zu vermeiden.

Das Ärzteteam vermutete, dass Giulias Rückfall in die Manie durch das Prozac verstärkt worden war. Solange sie das Lithium eingenommen hatte, war das Prozac ein Segen gewesen, aber ohne Lithium hatte das Prozac das Einsetzen der Manie möglicherweise beschleunigt.

Dieses Mal einigten sich die Ärzte auf ein wesentlich traditionelleres antipsychotisches Medikament namens Haldol, ein Präparat, das weit weniger sanft wirkte als Risperdal, das aber dafür bekannt war, besonders effektiv in der Behandlung von postnatalen Psychosen zu sein. Das Ärzteteam wollte Giulias Psychose so schnell wie möglich beseitigen, damit sie zu Jonas nach Hause konnte, also fuhren sie die schweren Geschütze auf.

Die zweite Angehörigensitzung fand an Halloween statt. Dr. Franklin war wie eines der Schulmädchen aus dem Film *Grease* angezogen, was mich daran erinnerte, dass ich überhaupt nichts für diesen Abend für Jonas geplant hatte. Natürlich war er erst sechs Monate alt und hatte keine Ahnung, was da vor sich ging, aber es war sein erstes Halloween, und ich würde es mir nicht nehmen lassen, mit ihm auf seine erste Trick-or-treat-Tour zu gehen. Ich traf mich mit Dr. Franklin in dem kleinen Konferenzraum, wo Giulia Jonas begegnet war, und dort warteten wir darauf, dass die Schwester Giulia brachte.

Als Giulia in den Raum schlurfte, war ich schockiert. Ihre Augen waren kaum geöffnet. Ihr Mund stand offen, und aus den Mundwinkeln tropfte Speichel.

Ich streckte die Hand nach ihr aus und drehte ihr Gesicht langsam zu mir. »Wie schön, dich zu sehen, Giulia.« Ich lächelte und kehrte in meine antrainierte Rolle für die Besuche auf der psychiatrischen Station zurück. Sie gab keine Antwort.

Sie setzte sich auf einen Stuhl. Das alles war entsetzlich. Unmenschlich. Giulia war kaum richtig bei sich. Dr. Franklin stellte ihr Fragen. Giulia gab keine Antwort. Ihre Augen blinzelten nicht und suchten nach nichts. Sie blieb fünf Minuten lang in dem Raum, dann stand sie auf, um zu gehen. Ich folgte ihr, während sie in ihr Zimmer stolperte und sich auf ihr Bett legte. Dann kehrte ich schäumend vor Wut in den Raum zurück.

»Was zum Teufel haben Sie gemacht?«, fragte ich. »Giulia sieht schrecklich aus. Kommt das von dem verdammten Haldol?«

»Das könnte sein«, erwiderte die Ärztin und wand sich. Sie schien schockiert und sogar ein wenig verlegen. Zweifellos hatte sie Giulia an diesem Tag noch nicht zu Gesicht bekommen und hatte keine Ahnung gehabt, dass sie sich in diesem Zustand befand. »Ich vermute, sie bekommt eine zu hohe Dosis. Wir werden die Dosis auf der Stelle reduzieren. Aber ich bin noch immer der Ansicht, dass dieses Medikament für ihre Situation das richtige ist.«

»Sind Sie sich wirklich sicher? Sie sah grauenhaft aus.«

»Ja, ich bin mir sicher.«

Ich ging noch einmal in Giulias Zimmer, um mich zu verabschieden. Sie war auf dem Bett eingeschlafen. Ich setzte mich neben sie und sah ihren Atemzügen zu. Einerseits wollte ich nach Hause, aber andererseits wollte ich bleiben. Wenn ich bei Jonas war, machte ich mir Sorgen um Giulia, und wenn ich bei Giulia im Krankenhaus war, machte ich mir Sorgen um Jonas. Meine beiden Rollen als Ehemann und Vater zerrten mich in unterschiedliche Richtungen, und ich wusste nicht, wie ich gleichzeitig an beiden Orten sein konnte, ohne mich in zwei Hälften zu zerreißen.

Wir nahmen wieder unsere Regel auf, dass Giulia mich anrufen und einladen sollte, wenn sie wollte, dass ich sie besuchte. An einem Samstagmorgen rief sie an und erklärte, dass sie an diesem Tag keinen Besuch haben wollte.

»Bist du dir sicher?«, fragte ich sie.

»Ja, ich bin mir sicher«, antwortete sie.

»Ganz sicher?«, fragte ich noch einmal. Bisher hatte es keinen Tag gegeben, an dem ich nicht bei ihr gewesen war.

»Ja, ganz sicher, Mark. Ich möchte nicht, dass du mich heute besuchst.«

Ich hielt mich daran. Es war ein klarer Herbsttag, und der ganze Tag lag vor uns, der erste Tag in mehr als zwei Wochen, der sich nicht um meinen Besuch bei Giulia drehen würde. Ich rief Cas und Leslie an und fragte, ob wir kommen und bei ihnen übernachten könnten. Sie ließen alles stehen und liegen und sagten, wir sollten unbedingt kommen. Meine Mutter war gerade in der Stadt, und es würde das erste Mal sein, dass sie in ihrem Haus übernachtete.

Wir kamen bei ihnen in Point Reyes an und gingen wie immer als Erstes zu den Hühnern, die Jonas liebte. Wir beschäftigten uns eine Weile in ihrem Garten, zogen uns dann kniehohe Gummistiefel an und brachen zu einer Wanderung durch die sumpfigen Marschen hinter dem Haus auf. Ich schnallte mir Jonas in seinem BabyBjörn vor die Brust, und so wateten wir durch das hohe Gras. Zum ersten Mal, seit Giulia ins Krankenhaus eingeliefert worden war, konzentrierte ich mich auf das, was direkt vor mir lag: Jonas, meine Mutter, meine besten Freunde und die Natur. Mit jedem Schritt spürte ich, wie meine rasenden Gedanken langsamer wurden und sich entwirrten.

Dann klingelte mein Handy. Es war Giulia.

»Mark, kannst du bitte doch kommen und mich besuchen? Ich muss dich wirklich sehen«, sagte sie.

»Ähh, ich dachte, du willst nicht, dass ich dich heute besuche«, erwiderte ich nervös.

»Doch, ich muss dich heute unbedingt sehen, Mark«, sagte sie. »Bitte, ich muss dich sehen.«

Ich blieb stehen, und alle anderen blieben ebenfalls stehen, um meine Seite des Gesprächs mitzuhören. »Aber Giulia, du hast doch gesagt, du willst nicht, dass ich dich heute besuche«, wiederholte ich. Point Reyes lag neunzig Minuten nördlich von der Stadt, und das Krankenhaus eine Stunde südlich. Ich war zweieinhalb Stunden von ihr entfernt.

»Bitte, Mark, bitte komm mich besuchen«, bettelte sie. »Bitte besuch mich heute.«

Augenblicklich begann ich über meine Optionen nachzudenken. Vielleicht konnte ich Jonas und meine Mutter hier lassen, damit sie den Tag mit Cas und Leslie verbrachten. Oder ich konnte zum Krankenhaus fahren, um Giulia zu besuchen, und dann wieder zurück, um zum Abendessen wieder in Point Reyes sein, wie geplant übernachten und dann am Morgen nach Hause fahren.

Cas blieb neben mir stehen. Er konnte an meinem Gesicht erkennen, dass ich nach einem Weg suchte, aufzubrechen und Giulia zu besuchen, auch wenn das bedeutete, dass ich mehr als fünf Stunden im Auto verbringen musste.

»Nein«, sagte er. »Nein.«

Leslie tat dasselbe. Meine Mutter war noch konkreter. »Du

brauchst eine Pause«, sagte sie. »Sie hat gesagt keine Besucher. Du hast dich daran gehalten.«

Voller Scham sah ich sie an. Es war mir so peinlich, dass sie unsere Familie so erlebten, auch wenn es sich um meine eigene Mutter und meine besten Freunde handelte.

»Giulia, es tut mir leid, aber ich kann dich heute nicht besuchen kommen.« Ich wollte ihr nicht sagen, dass wir in Point Reyes waren, einem unserer gemeinsamen Lieblingsorte, während sie in der Welt der Psychiatrie gefangen war. »Du hast gesagt, du willst nicht, dass ich heute komme, und jetzt habe ich mich schon mit Jonas zum Spielen verabredet«, log ich. »Das kann ich jetzt nicht mehr ändern.«

Giulia begann am anderen Ende der Leitung zu weinen. »Bitte, Mark, bitte komm mich besuchen.«

»Es tut mir so leid, Giulia, aber heute kann ich nicht. Du hast gesagt, ich soll dich heute nicht besuchen, also besuche ich dich nicht.«

»Na gut. Vielen Dank, Mark«, erwiderte sie wütend und legte auf.

Cas sah mich an und holte tief Luft. Dann legte er mir den Arm um die Schultern. »Es wird alles gut, Mark.«

Er langte in die hintere Tasche seiner Jeans, zog ein kleines Taschenbuch heraus und hielt es mir hin. »Vielleicht gibt es einen anderen Weg«, sagte er.

Das Buch, R.D. Laings *Das geteilte Selbst: Eine existentielle Studie über geistige Gesundheit und Wahnsinn* war meine Einführung in die Antipsychiatrie.

Ich las das Buch nicht an diesem Tag, sondern wartete, bis wir am nächsten Tag nach Hause kamen. Während Jonas schlief und meine Mutter die Wohnung saubermachte, ging ich mit Goose zum Strand.

Das Buch war 1960 erschienen, als Laing gerade dreiunddreißig Jahre alt gewesen war. Zu diesem Zeitpunkt hatte sich das psychiatrische Gesundheitswesen entschieden von der Psychotherapie ab und dem Einsatz von Medikamenten in der Behandlung von geistig-seelischen Erkrankungen zugewandt. Laing verurteilte diesen Wechsel. Er widersprach der Annahme, dass es sich bei einer Psychose um eine Krankheit handelte, die geheilt werden musste. Er schrieb: »Der Sprung im Geist eines Schizophrenen lässt womöglich Licht ein, das in den Geist der meisten gesunden Menschen gar nicht eindringt, weil ihr Geist verschlossen ist.«

Bei diesem Gedanken zog ich eine Grimasse. Was für Licht ließ Giulias Geist denn ein? Dass sie der Teufel war? Dass der Himmel ein Ort auf der Erde war?

Ich blätterte durch ein paar Seiten, um zu sehen, wie Laing argumentierte, dass die Konstruktion der Geisteskrankheit abwertete, ja sogar entmenschlichte, und dass dies alles zu einem Streben nach Macht der sogenannten normalen Menschen gehörte, die psychotische Menschen unter Kontrolle halten wollten. Als ich den Satz las: »Ich habe noch nie einen Schizophrenen gekannt, der von sich behaupten konnte, dass er geliebt wurde«, warf ich das Buch angewidert von mir. Wie konnte irgendwer behaupten, dass ich Giulia nicht liebte? Ich hatte alles getan, was mir möglich war, um sie zu unterstützen.

Laing aber hätte mich nicht auf diese Weise betrachtet. In seiner Konstruktion waren die Patienten gut, die Ärzte böse und die Angehörigen verpfuschten alles, indem sie auf die Ärzte hörten und so zu stümperhaften Komplizen beim Verbrechen der Psychiatrie wurden. In seinen Augen war ich ein Mittel zum Zweck, eine verschworene Kraft, die Giulia dazu brachte, Medikamente zu nehmen, die sie distanziert, unglücklich und schläfrig machten. Ich rechtfertigte mich damit, dass die Medikamente sie am Leben hielten, also war alles andere zweitrangig. Ich hatte die Rechtschaffenheit meiner Motive nie angezweifelt. Ich hatte mich voller Selbstaufopferung auf die Rolle als Giulias Pfleger geworfen – nicht als Heiliger, aber definitiv als ein Mann, der auf der Seite der Guten arbeitete. Laing gab mir das Gefühl, ein Folterknecht zu sein.

Noch von den Dünen aus rief ich Cas an.

»Cas, was zum Teufel hast du dir dabei gedacht, mir dieses Buch zu geben? Hast du eine Ahnung, wie es sich anfühlt, diesen Dreck zu lesen? Das Letzte, was ich jetzt brauche, ist jemanden, der mir erzählt, dass ich alles vermassele und schlimmer mache, indem ich Giulia ins Krankenhaus bringe. Hast du eine Ahnung, wie anstrengend das alles ist?«

Cas wartete geduldig. Er kannte mich gut und hatte diese Reaktion erwartet. »Mark, ich versuche nur, dir zu zeigen, dass es noch einen anderen Weg geben könnte«, sagte er.

»Was soll das denn heißen, einen anderen Weg?«, fragte ich.

»Es soll heißen, dass das Krankenhaus vielleicht nicht der beste Ort für Giulia ist«, sagte er und wählte seine Worte sorgfältig. »Vielleicht ist die Einnahme von all diesen Medikamenten nicht die beste Methode, damit es ihr bessergeht. Du solltest wenigstens in Erwägung ziehen, dass es andere Möglichkeiten geben könnte.«

»Was bitte schön soll ich denn sonst machen, wenn sie nicht im Krankenhaus ist?«, schrie ich. »Glaubst du, ich kann mich allein um sie kümmern, während ich Jonas in der Wohnung habe? Wenn sie die ganze Nacht wach bleibt und vor sich hinbrabbelt, dass der Himmel ein Ort auf der Erde ist? Willst du mich verdammt nochmal auf den Arm nehmen?«

Cas unterbrach mich an dieser Stelle und sagte in äußerst festem Ton: »Mark, wenn du am Rand einer Klippe stündest und alles, was du zum Festhalten hättest, wäre ein Zweig, dann würdest du dich mit aller Kraft an diesem Zweig festhalten. Aber dabei ignorierst du vielleicht die anderen Dinge, nach denen du greifen könntest, Dinge, die für dich außer Sichtweite sind, Dinge, die andere dir erst zeigen müssen.«

»Was zum Teufel soll das denn heißen?« Für gewöhnlich

liebte ich Cas' Parabeln, aber heute war ich nicht in der Stimmung dafür. »Was soll ich denn Laings Ansicht nach tun, Cas? Wenn ich alles so falsch mache und unfähig bin, Giulia zu lieben, was soll ich also stattdessen tun?«

Cas kehrte zu seinem anfänglichen sanften Ton zurück. »Ich weiß auch keine Antwort auf diese Frage«, sagte er. »Und ich werde auch nie eine wissen, denn die Antwort hat mit mir nichts zu tun. Sie hat mit dir und Giulia zu tun.«

»Nun, mit Giulia kann ich im Augenblick wohl kaum darüber sprechen.« Damit beendete ich das Gespräch.

Giulias Tage auf der psychiatrischen Station summierten sich. Ehe ich mich versah, hatten wir die dreiundzwanzig Tage überschritten und befanden uns nun in unbekannten Gewässern. Giulia sah besser aus, aber sie war höchst reizbar und glitt noch immer von Zeit zu Zeit in halluzinatorisches Denken ab. Am fünfundzwanzigsten Tag wurde sie aus der Akutabteilung in die für nicht akute Fälle verlegt. Auf der anderen Seite hatte sie mehr Bewegungsfreiheit, mehr Zugang nach draußen, mehr Aktivitäten und deutlich mehr Patienten, mit denen sie sprechen konnte. Sie schloss ein paar Freundschaften, vor allem mit einer Frau namens Violet. Giulia und Violet verbrachten Stunden damit, gemeinsam über die Flure zu wandern und die ganze Zeit über auf einem alten iPod, den das Krankenhaus ihnen geborgt hatte, jede mit einem Ohrstöpsel im Ohr, Coldplays *Yellow* in Endlosschleife zu hören.

Da Jonas in der Abteilung für nicht akute Fälle zugelassen war, stellte sich erneut die Frage, ob er Guilia besuchen sollte. Giulias Ärztin war sehr dafür. Sie ließ sogar eigens ein Hinterzimmer aufräumen, damit wir drei ein wenig Privatsphäre hätten. Ich fragte Giulia ununterbrochen, ob ich Jonas mit ins Krankenhaus bringen konnte. »Ich will ihn nicht an diesem Ort sehen«, antwortete sie Tag für Tag. »Ich will verdammt nochmal hier rauskommen, und dann sehe ich ihn zu Hause wieder.«

Dr. Franklin und ich drängten weiter, und schließlich gab Giulia nach. Mit zwei Taschen voller Spielzeug stiegen Jonas und ich ins Auto und brachen auf, um Giulia zu besuchen.

In dem Hinterzimmer angekommen, breiteten wir eine Decke aus, legten Jonas darauf und verstreuten das Spielzeug um ihn herum , um ihn zum Krabbeln zu ermuntern. Er war inzwischen sehr aktiv mit seinem Umherrollen und Aufsetzen, und ich ging davon aus, dass er jeden Moment zu krabbeln anfangen würde. Ich hoffte so sehr, dass er es hier tun würde, im Krankenhaus, vor Giulias Augen.

Der erste Besuch verlief gut und schon ein paar Tage später stimmte Giulia einem weiteren Besuch zu. Die Besuche mit Jonas waren für mich eine willkommene Abwechslung zu denen, die ich allein machte. Giulia und mir waren genau wie beim ersten Mal die Themen ausgegangen, über die wir sprechen konnten. Glücklicherweise versuchte sie während meiner Besuche nicht länger, mir ihre Halluzinationen zu erklären. Stattdessen konzentrierte sie sich ganz und gar auf den Wunsch, nach Hause zu kommen. Es wurde das Einzige, über das sie sprechen wollte, als obläge es meiner Kontrolle. Ich aber konnte ihr keine konkreten Antworten geben, was sie noch ungeduldiger machte. Meine Besuche allein verliefen oft in unerträglicher Anspannung.

»Ich will hier raus«, sagte sie zum Beispiel. »Wann kann ich nach Hause kommen?«

»Wenn der Arzt sagt, dass du bereit ist«, gab ich darauf zur Antwort.

»Und warum muss ich auf deren Erlaubnis warten? Ich will nach Hause, ich sollte selbst bestimmen können, wann ich nach Hause gehe. Das ist alles lächerlich.«

»Ich will doch auch, dass du nach Hause kommst. Aber wir müssen die Erlaubnis der Ärztin abwarten.«

Durch Jonas' Gegenwart änderte sich jedoch alles. Er wurde zur Unterhaltung und zum Gesprächsthema. Wir sahen ihm zu und spielten mit ihm, forderten ihn auf, auf ein Spielzeug, das außer Reichweite lag, zuzukrabbeln, feuerten ihn an und bestaunten diesen unglaublichen kleinen Menschen, den wir zusammen gemacht hatten.

Ich liebte meine Besuche mit Jonas, aber ich hasste sie auch. Ich hasste es, dass unser Sohn an dem Tag, an dem er sechs Monate alt wurde, ein Besucher auf einer psychiatrischen Station sein musste. Ich hasste es, dass Giulia so vorsichtig und ängstlich war und nicht wusste, wie sie mit unserem Sohn umgehen sollte. Ich hasste es, dass diese Besuche die einzigen Gelegenheiten waren, an denen ich meine Familie beisammen haben konnte.

Jonas lernte nicht im Krankenhaus krabbeln. Er lernte es in Ocean Beach. Er entdeckte einen Sanddollar und krabbelte auf ihn zu. Suoc und ich jubelten und johlten und machten Fotos und Videos.

Giulia aber erzählte ich nichts davon. Bis zu Thanksgiving waren es nur noch ein paar Tage. Ich dachte, gegen eine kleine Notlüge wäre nichts einzuwenden, warum sollte ich also nicht so tun, als wäre Jonas das erste Mal dort bei ihr im Krankenhaus gekrabbelt, damit sie denselben Stolz erleben konnte, den ich empfand?

Ich rief im Krankenhaus an und fragte, ob es in Ordnung ging, wenn wir für Thanksgiving etwas zu essen mitbrachten, und zwar eine ganze Menge, damit wir es mit den anderen Patienten und dem Personal teilen konnten, und sie waren damit einverstanden.

Suoc und ich verbrachten also den Tag vor Thanksgiving damit, Jambalaya mit Krabben, Huhn und Wurst zu kochen und Focaccia und Kekse zu backen.

Ich musste dreimal vom Auto auf die psychiatrische Abteilung laufen, um all das Essen auszuladen, und jedes Mal musste ich auf die Klingel drücken, um eingelassen zu werden, und die Schwestern mussten jedes Mal überprüfen, dass ich nichts mitgebracht hatte, das gefährlich sein konnte. Wir bauten das Essen in unserem Hinterzimmer auf, und Giulia ging durch die Gänge und lud alle zum Essen ein.

Giulia saß mit Jonas auf dem Schoß da, während ihre Mitpatienten kamen und gingen. Ich versuchte, mich den Leuten vorzustellen, aber niemand wollte reden. Sie wollten sich alle nur den Teller mit Essen vollladen und dann wieder gehen.

Als wir mit dem Essen fertig waren, schlug ich vor, dass wir reihum sagen sollten, wofür wir dankbar waren.

»Ich bin dankbar für Giulia, Jonas und Suoc«, sagte ich. »Ich weiß, keiner von uns möchte Thanksgiving gern hier feiern, aber wir sind wenigstens zusammen. Familie ist das, was am meisten zählt.«

Suoc kam als Nächste an die Reihe. »Ich bin dankbar für Giulia, Jonas und Mark«, sagte sie.

Dann war die Reihe an Giulia. »Mir fällt nichts ein, wofür ich dankbar bin«, sagte sie.

»Gar nichts?«, fragte ich.

»Gar nichts«, wiederholte sie.

Wir saßen schweigend da, die Luft im Raum wurde stickig, und dann begann Jonas auf einmal blitzschnell über den Boden zu krabbeln, um ein Spielzeug zu erwischen, wie ich es so begeistert geplant hatte.

»Seht euch das an«, sagte Giulia ausdruckslos. »Jonas krabbelt.« Sie bewegte sich kaum, da war nichts von dem Jubel oder den Freudentänzen, die Suoc und ich zuvor an den Tag gelegt hatten.

Also gab ich meinen Plan auf. Sie war noch immer zu stark von den Medikamenten benebelt, um diese Meilensteine mit Jonas zu genießen. »Ja«, sagte ich, »er hat vor ein paar Tagen damit angefangen. Und jetzt ist er schon so schnell, unser kleiner ›Man in Motion‹.«

Wir sahen zu, wie er sich von Spielzeug zu Spielzeug bewegte, und sein perlendes Lachen entlockte uns gelegentlich ein Lächeln, doch das Ganze fühlte sich falsch an. Das Jambalaya war zu scharf gewesen, das Brot am Boden verbrannt. Wir sollten nicht hier sein. Es war alles falsch. Wir alle spürten es, bis auf Jonas, der schneller und schneller krabbelte und vor Begeisterung über sich selbst quiekte.

NEUN

NOVEMBER 2012

AM ZWEIUNDDREISSIGSTEN TAG, DEN Giulia im Krankenhaus verbrachte, hatten wir unsere letzte Angehörigensitzung. Das gesamte Team war versammelt – Giulia, Dr. Franklin, zwei Schwestern, ihr Fallmanager und ich. Giulia sollte als Erste sprechen.

»Ich möchte zu meinem Sohn und meinem Leben nach Hause. Ich habe genug von alledem. Lassen Sie mich hier raus.« Es war eine kurze, kraftvolle Erklärung. Sie lehnte sich zurück, verschränkte die Arme und wartete auf eine Antwort.

»Wir verstehen das, Giulia«, sagte Dr. Franklin. »Wir verstehen es schon seit einer Woche, denn es ist das Einzige, das Sie noch von sich geben.«

»Natürlich ist es das«, antwortete Giulia. »Sie können jeden Abend nach Hause gehen. Ich nicht.«

Während ich dasaß und zuhörte, dachte ich an Cas' »anderen Weg.« Wie würde ich mich fühlen, wenn ich so lange von meiner Familie getrennt und eingesperrt worden wäre, unfähig, auf meinen eigenen Wunsch hin zu gehen? Vielleicht war Giulias Zorn ja eine verständliche Reaktion auf ihre Situation und kein Zeichen dafür, dass sie »verrückt« war.

»Sie haben recht, wir gehen jeden Abend nach Hause«, sagte Dr. Franklin. »Aber wir machen uns Sorgen darüber, wie reizbar Sie deswegen sind. Sie sind so ungeduldig, nach Hause zu kommen, und legen dabei eine Menge Zorn an den Tag. Das macht uns Sorge.«

»Ich bin nicht reizbar«, sagte Giulia hörbar gereizt.

Eine der Schwestern mischte sich ein. »Giulia, Sie haben mich heute angeschrien, weil ich gesagt habe, ich wisse nicht, wann Sie nach Hause kommen dürfen. Das ist keine nette Art, mit Menschen umzugehen.«

Dr. Franklin fügte hinzu: »Diese Art von Erregung bereitet uns Sorge im Hinblick auf Jonas. Was geschieht, wenn er etwas tut, das Ihnen nicht richtig erscheint, wenn er zum Beispiel mitten in der Nacht aufwacht und schreit? Werden Sie dann wütend auf ihn sein?«

Schmollend saß Giulia da und weigerte sich zu antworten, also mischte ich mich ein, nachdem ich eine gefühlte Ewigkeit lang geschwiegen hatte.

»Haben wir uns schon einmal überlegt, ob Giulias Erregung vielleicht gar kein Bestandteil ihrer Psychose oder ihrer Manie ist? Sie ist seit sehr langer Zeit hier. Vielleicht ist es ja verständlich, dass sie so frustriert ist.«

Ich hatte mich nie zuvor gegen die Ärzte aufgelehnt, und ich hatte Angst, es jetzt zu tun, aber Laing war mir unter die Haut gegangen.

Dr. Franklin seufzte. Sie konnte erkennen, wie unsere seit langem bestehende Allianz zu bröckeln begann.

»Ja, ich habe gehört, was Sie beide sagen.« Sie klang geschlagen. »Was uns zu dem Grund für diese Zusammenkunft bringt. Wir sind hier, um über Ihre Entlassung zu reden.«

Giulia quiekte vor Freude.

»Wir glauben, dass Giulia nach Hause gehen kann«, sagte Dr. Franklin. In ihrer Stimme lag keine Freude. Fast klang sie, als würde sie die Worte bereuen, noch während sie sie aussprach. »Morgen.«

Giulia sprang von ihrem Stuhl auf und auf meinen Schoß, um mich zu umarmen.

»Aber wir entlassen Sie gegen ärztlichen Rat, Giulia«, sagte

Dr. Franklin und unterbrach damit unseren Jubel. »Dies wird in Ihrer Akte vermerkt werden. Wir lassen Sie nach Hause gehen, aber wir sind nicht der Ansicht, dass Sie schon ganz und gar bereit dafür sind. Wir erkennen schlicht an, dass das Krankenhaus Ihnen nicht länger guttut, aber wir machen uns Sorgen um die Belastung, denen Ihr Mann und Ihr Sohn durch diese Umstände ausgesetzt sind.«

»Gegen ärztlichen Rat … bedeutet das, dass Sie sich um Jonas' Sicherheit sorgen oder etwas in der Art?«, fragte ich. »Denn Sie dürfen ja nicht vergessen, dass ich nicht berufstätig bin. Ich werde den ganzen Tag bei Giulia und Jonas zu Hause sein. Und wir haben auch noch Hilfe. Giulias Mutter ist in der Stadt, und meine Mutter kommt morgen dazu.«

»Ja, das weiß ich«, sagte Dr. Franklin. »Wir machen uns keine Sorgen um seine Sicherheit. Giulia dürfte nicht nach Hause gehen, wenn es um eine Frage der Sicherheit ginge. Wir kennen Giulia gut genug, um sie nicht als eine Bedrohung für andere Menschen zu empfinden. Aber trotzdem. Sie ist in einem zerbrechlichen Zustand und es ist viel von ihr verlangt, sich um ein kleines Kind zu kümmern. Wir sind der Ansicht, sie würde mehr Zeit brauchen, damit ihr Zustand sich stabilisieren kann, aber wir sehen, dass sie diesen Rat nicht annehmen wird. Deshalb ist dies eine Entlassung gegen ärztlichen Rat.« Sie war damit sichtlich unglücklich.

Es war eine unglaubliche Erleichterung, dass Giulia nach Hause kam. Ich hatte es gründlich satt, eine Stunde lang hin und zurück zu fahren, um Giulia zu besuchen, nur um mich dort eine Stunde lang beschimpfen zu lassen, dass ich nicht dafür kämpfen würde, dass sie nach Hause kam. Aber bei Dr. Franklins Bedenken fühlte ich mich unwohl, als würde ich die Ärztin und womöglich sogar Giulia im Stich lassen, indem ich Giulias Forderungen nachgab, nur weil ich ihr Klagen satthatte, und nicht, weil sie wirklich bereit war, nach Hause zu kommen. Und dann hörte ich die nagende Stimme von Laing und fragte mich, ob die Ärztin oder ich überhaupt irgendein Recht hatten, diese Entscheidungen zu treffen.

»Es gibt ein paar Bedingungen für Ihre Entlassung«, sagte Dr. Franklin.

»Ich tue alles«, erklärte Giulia.

»Als Erstes müssen Sie als ambulante Patientin ein Programm beim UCSF anfangen, und zwar an dem Tag, an dem Sie entlassen werden. Sie gehen morgen nach Hause, und wir haben vereinbart, dass Sie am nächsten Tag mit Ihrem Programm beginnen. Es findet fünf Tage in der Woche jeweils von neun bis drei statt, ist also ein Ganztagsprogramm.«

»In Ordnung«, antwortete Giulia halbherzig.

Das half meinem Unwohlsein ab. Giulia würde den größten Teil des Tages über an einem Programm teilnehmen, also deutlich mehr Zeit, als sie beim letzten Mal gehabt hatte. Es war nicht so, dass ich sie nicht ganz und gar zu Hause haben wollte, aber es machte die Aussicht, Giulia und Jonas gemeinsam zu Hause zu haben, leichter handhabbar.

»Und Sie müssen Ihre Medikamente nehmen, und zwar unter allen Umständen«, sagte Dr. Franklin. »Wenn Sie Ihre Medikamente nicht nehmen, gibt es nichts, das Mark für Sie tun kann, und Sie müssen zurück in die Notaufnahme.«

»In Ordnung, was immer Sie wollen«, sagte Giulia.

Und so kam Giulia also nach Hause.

Meine Behauptung, dass wir zu Hause Hilfe haben würden, war eine Übertreibung gewesen. Suoc würde am Tag von Giulias Entlassung zurück nach Italien fahren. Sie hatte fünf Wochen in den Vereinigten Staaten verbracht und war zwischen San Francisco und New York hin- und hergependelt. Sie war so erschöpft, wie ich es war.

Meine Mutter sollte am Tag von Giulias Entlassung eintreffen, aber dies würde auch für sie die letzte Woche bei uns sein. Zu Weihnachten wurde mein Vater von seinem Arbeitgeber zurück nach Delaware versetzt, und meine Mutter musste nach Japan, um ihm mit dem Umzug zu helfen. Wir hatten die letzten fünf Wochen lang Hilfe gehabt, aber jetzt, wo Giulia nach Hause kam, würde das Großmütterteam nur noch eine Woche lang zur Verfügung stehen.

Ich nahm Jonas und Suoc mit zum Krankenhaus, um Giulia abzuholen, damit sie noch so viel Zeit wie möglich miteinander verbringen konnten. Giulia hatte ihre Mutter in diesen fünf Wochen höchstens ein halbes Dutzend Mal zu Gesicht bekommen.

Es regnete in Strömen. Ich ließ Jonas und Suoc im Auto. Auch wenn Suoc und ich uns weiterhin weder darüber einig waren, wie Giulias Pflege auszusehen hatte, noch darüber, wie Jonas aufgezogen werden sollte, hatte ich Mitleid mit ihr. Sie hatte fünf Wochen lang darauf gewartet, dass es ihrer Tochter bessergìng, dass sie nach Hause kam und wieder bei ihrer Familie war, und jetzt, wo es endlich so weit war, musste Suoc aufbrechen.

Ich ging in Giulias Zimmer. Die Sitzung am vergangenen Abend hatte mich erschüttert. Ich konnte Dr. Franklins Hinweis, dass die Entlassung »gegen ärztlichen Rat« geschehe, nicht so einfach abschütteln. Es schien, als würde die Ärztin am Horizont einen Sturm wahrnehmen, den ich nicht sah. Giulia hatte bereits ihre Sachen gepackt und die Formulare unterzeichnet, also brachen wir auf.

Wir rannten durch Regen und Pfützen zusammen zum Auto. Ehe sie einstieg, drehte Giulia sich noch einmal um und warf einen Blick auf das Gebäude. Sie musste sich ansehen, wie es von außen aussah. Sie hatte einen Monat ihres Lebens in diesem Gebäude verloren, aber sie wusste nicht einmal, wie es von außen aussah. Suoc klopfte ans Fenster, aber Giulia ignorierte sie und stand still wie eine Statue im Regen, nahm den Anblick des Gebäudes und das Gefühl der Freiheit in sich auf. Dann sprang sie endlich ins Auto.

Auf der Heimfahrt sprach Giulia mit ihrer Mutter und Jonas, aber sie verlor sich auch darin, aus dem Fenster zu sehen. Auf halber Strecke fragte sie, wie lange wir noch zu fahren hätten, und staunte, wie weit das Krankenhaus von unserem Zuhause entfernt lag und was für ein Aufwand die Fahrt jeden Tag für mich gewesen sein musste.

Meine Mutter war gelandet und hatte sich ein Taxi zu uns nach Hause genommen, während wir noch unterwegs gewesen waren. Sie hatte etwas zum Lunch zubereitet, so dass wir alle zusammen essen konnten. Traurig erinnerte Suoc Giulia daran, dass sie bald würde aufbrechen müssen. Giulia, die unter der Wirkung der Medikamente stand und von ihrer Heimkehr sichtlich überwältigt war, zeigte kaum eine Reaktion.

Das machte Suoc noch trauriger. Sie brach kurz nach dem Mittagessen auf und verschloss sich in ihre beklemmende Traurigkeit.

Wir verbrachten den Rest des Tages zu Hause. Als Jonas gewickelt werden musste, ergriff Giulia die Gelegenheit zu helfen. Sie trug ihn zum Wickeltisch, legte ihn dort ab und betrachtete ihn mehr oder weniger nur. Ich setzte mich in den Schaukelstuhl und wollte ihr Zeit geben, doch nach ein paar Minuten des erfolglosen Versuchens, die Knöpfe zu öffnen und die Wischtücher zu finden, wechselten wir die Plätze.

Giulia schaukelte in dem Schaukelstuhl und sah mir zu, wie um sich an die Handgriffe der Kinderpflege zu erinnern. Sie strich über die weichen Lehnen des Stuhls und fragte mit gesenktem Kopf. »Wie kommt Jonas mit der Flaschenernährung zurecht? Vermisst er meine Milch?«

Ich blickte auf, aber sie wich meinem Blick aus, und mein Herz tat mir weh. »Er kommt gut mit der Flasche zurecht, Schatz«, sagte ich und übergab ihr den nun gesäuberten Jonas. Sie saßen zusammen und schaukelten langsam, während der Regen weiter gegen die Scheibe fiel.

Die Probleme begannen beim Abendessen, nachdem wir Jonas schlafen gelegt hatten. Ich hatte Lasagne gekocht, unser Lieblingsessen aus jener kurzen Zeit der Normalität, als Giulia gearbeitet hatte und ich zu Hause gewesen war. Giulia stocherte in ihrem Essen herum und legte schließlich die Gabel nieder.

»Warum isst du denn nicht?«, fragte ich sie.

»Weil ich nervös bin«, sagte Giulia.

»Weshalb bist du nervös, Giulia?«, fragte meine Mutter.

»Wegen allem«, sagte Giulia.

Nach dem Abendessen war es Zeit für Giulias Medikamente.

Im Krankenhaus hatte Giulia große Tabletten geschluckt. Um ihre 900 mg Lithium aufzunehmen, hatte sie drei Tabletten von je 300 mg genommen. Aus welchem Grund auch immer hatte das Krankenhaus sie jedoch mit einem Dreitagevorrat an kleinen Pillen entlassen.

Um ihre tägliche Dosis von 900 mg Lithium zu bekommen, musste sie nun neun Pillen von je 100 mg einnehmen. Beim Haldol war es dasselbe. Giulia und ich drückten alle Pillen aus ihren Packungen aus Aluminium und Plastik heraus und legten sie auf dem Tisch vor ihr aus. Es waren wenigstens fünfzehn Stück.

»Ich will die nicht alle nehmen«, sagte sie. »Im Krankenhaus habe ich nicht so viele genommen.«

»Aber insgesamt ist es dieselbe Menge«, sagte ich. »Dies sind kleinere Dosen, also musst du mehr Pillen nehmen.«

Sie runzelte die Stirn und nahm die ersten paar in die Hand. Sie steckte sie sich in den Mund und schluckte sie mit Wasser hinunter. Nach ein paar Sekunden nahm sie sich noch ein paar. Bei der dritten Dosis versuchte sie, sie zu schlucken, aber eine blieb ihr in der Kehle stecken. Sie trank mehr Wasser, trank noch mehr, und dann, bevor ich erfasste, was vor sich ging, erbrach sie alles über die Lasagne, die noch immer unberührt auf ihrem Teller lag.

Ich sah die halbaufgelösten Tabletten in dem wässrigen Erbrochenen schwimmen. Sie würgte noch einmal, und mehr Wasser und Medikamente kamen zum Vorschein. Meine Mutter und ich sahen voll Entsetzen zu.

Giulia schämte sich, und ohne nachzudenken, griff sie mitten in die Bescherung und versuchte, sie mit den bloßen Händen zu beseitigen. Dabei beschmierte sie sich mit Erbrochenem. Ich unterbrach sie und führte sie hinüber ins Badezimmer, damit sie sich saubermachen konnte, während meine Mutter Ordnung auf dem Tisch schaffte.

Als ich zurück in die Küche kam, flüsterte meine Mutter mir zu: »Bist du sicher, dass wir schon bereit sind, Giulia zu Hause zu haben?«

»Natürlich sind wir das«, blaffte ich und wischte ihre Bedenken beiseite.

Was sollten wir nun tun? Musste ich Giulia mehr Medikamente geben? Was, wenn ich es versuchte, und sie diese auch erbrach? Ich rief das Krankenhaus an, bekam eine vertraute Krankenschwester an den Apparat und erklärte die Situation. Sie riet mir, Giulia heute Nacht keine Medikamente mehr zu verabreichen, und die Routine am folgenden Tag wieder aufzunehmen.

Nachdem meine Mutter und ich die Küche saubergemacht hatten, ging Giulia ins Badezimmer, um sich die Zähne zu putzen. Sie lächelte kurz, als sie den Raum betrat, war endlich wieder in ihren eigenen vier Wänden, wo sie ihre Privatsphäre haben konnte, ohne dass ihr erzählt wurde, was sie wann und wie zu tun hatte.

Für die Nacht hatten wir geplant, dass Giulia mit mir in Jonas' Zimmer schlafen sollte, während meine Mutter in unserem Schlafzimmer schlief. Noch immer wollte ich der Erste sein, der auf Jonas' Schreien in der Nacht reagierte.

Minuten nachdem sie sich niedergelegt hatte, war Giulia eingeschlafen, ich aber brauchte viel länger. Ich lauschte auf ihren Atem neben meinem und auf Jonas' Atem, der vom anderen Ende des Zimmers aus seiner Wiege drang. Giulias Atem war langsam, tief und erschöpft, Jonas' Atem war flach, frisch und leicht.

Endlich schlief ich ein, aber ein paar Stunden später schreckte ich mit dem Gefühl aus dem Schlaf, dass etwas fehlte. Giulia war nicht mehr im Bett. Die Zimmertür stand weit offen. Ich sprang aus dem Bett und fand Giulia im Flur, wie sie auf die Wohnungstür zuging.

»Wo willst du hin?«, fragte ich sie flüsternd.

»Nirgendwohin«, sagte Giulia, stieß mich zur Seite und ging weiter auf die Wohnungstür zu.

»Giulia, wo gehst du hin? Bitte komm zurück«, zischte ich zwischen zusammengebissenen Zähnen und versuchte, meine Stimme ruhig zu halten. Das Letzte was ich wollte, war meine Mutter aufwecken und ihre Sorge darum, dass Giulia zu Hause war, noch vergrößern. »Was ist denn los?«

»Nichts«, sagte sie. »Ich kann einfach nicht schlafen.«

Die Tür des Schlafzimmers schwang auf, und meine Mutter steckte ihren Kopf hinaus. »Was ist passiert?«, fragte sie. Der Flur war dunkel, erhellt nur durch ein Nachtlicht, das wir für Jonas brennen ließen, aber den Schrecken auf dem Gesicht meiner Mutter erkannte ich dennoch.

»Nichts«, sagte Giulia. »Ich konnte nur nicht schlafen. Ich gehe wieder ins Bett.«

Sie drehte sich um und ging zurück ins Kinderzimmer, legte sich wieder ins Bett und war beinahe auf der Stelle eingeschlafen.

Meine Mutter und ich blieben verblüfft im Korridor stehen. Ich schlotterte und vermied es, ihr in die Augen zu sehen. Als ich mich umdrehte, um in Jonas' Zimmer zurückzukehren, packte sie mich am Handgelenk.

»Wir sind dem noch nicht gewachsen«, sagte sie.

Ich weckte Giulia um acht zum Frühstück und um ihr ihre Medikamente zu geben, und dann fuhren wir ins Langley Porter Psychiatrische Institut der Universität von Kalifornien, San Francisco. Das Langley Porter war einer der angesehensten psychiatrischen Abteilungen des Landes angeschlossen, aber vom Aussehen her hätte man das nicht vermutet. Das Gebäude bestand nur aus rohem Beton und scharfen Kanten. Im Innern befand sich das gleiche schäbige Mobiliar wie in jeder anderen psychiatrischen Fakultät.

Giulias ambulantes Programm fand im vierten Stock statt, und die Leiterin des Programms, eine zierliche, ergrauende Frau, erwartete uns bereits. Sie besaß eine Ruhe und eine Offenheit, die ich gelernt hatte, in vielen Bewohnern San Franciscos ihrer Generation zu erkennen – sie waren in die Jahre gekommene Hippies, die den Sommer der Liebe im Golden Gate Park gefeiert hatten, nicht weit von diesem Krankenhaus entfernt.

»Willkommen im Langley Porter, Giulia«, sagte sie herzlich und schüttelte erst Giuila die Hand und dann mir.

Giulia gab keine Antwort, also sagte ich: »Danke.«

»Giulia«, sagte die Direktorin noch einmal und konzentrierte sich voll und ganz auf sie, »bevor wir mit irgendetwas beginnen, möchte ich, dass Sie wissen, dass dies hier ein freiwilliges Programm ist. Sie müssen nicht herkommen. Wir glauben, dass es Ihnen helfen kann, aber ob Sie kommen wollen oder nicht, liegt bei Ihnen.«

»Wirklich?«, fragte Giulia ungläubig. Auch ich war schockiert, das zu hören. So war das nicht geplant gewesen.

»Wirklich«, erwiderte die Direktorin.

»Nun, wenn das so ist, bin ich hier weg.« Giulia drückte sich aus ihrem Stuhl in die Höhe und ging auf die Tür zu.

»Warte, warte, warte!«, rief ich. »Lass uns doch erst mal eine Minute lang darüber reden.« Giulia blieb in der Tür des Büros stehen. »Weißt du nicht mehr, was Dr. Franklin gesagt hat? Du musst an diesem Programm teilnehmen. Es ist der Grund, warum sie dich entlassen haben.«

»Tatsächlich muss sie nicht«, berichtigte mich die Direktorin. »Giulia, es ist Ihre Entscheidung.«

»Gut, dann möchte ich nicht«, sagte Giulia. »Ich will nach Hause fahren, um mein Leben wieder aufzunehmen.«

Ich konnte es nicht fassen. Am Tag zuvor hatte eine Ärztin Giulia gegen ärztlichen Rat aus dem Krankenhaus entlassen und ihr einen festen Plan für ihre Genesung mitgegeben, und jetzt erlaubte eine Direktorin im Langley Porter Giulia, diesen Plan zunichtezumachen. Ich verspürte denselben trotzigen Zorn, der mich erfasst hatte, als ich Laing gelesen hatte. Warum überließ diese Direktorin Giulia so viel Kontrolle? Glaubte sie nicht, dass Giulia behandelt werden musste? War ihr klar, dass sie damit Giulias Krankheit – die erbrochenen Pillen, das Herumwandern in der Nacht, die skeptischen Fragen von Familienmitgliedern – allein mir auflud? Meine Mutter würde außer sich vor Wut sein, wenn ich mit Giulia zurückkam und keinen Plan zur ambulanten Behandlung mehr hatte.

»Giulia, wir wollen auch, dass Sie Ihr Leben wieder aufnehmen können«, versicherte ihr die Direktorin. »Ich habe Ihre Akte gelesen, bevor Sie hergekommen sind. Ich glaube, wir können Ihnen dabei helfen, Ihr Leben wieder aufzunehmen. Es wird ein bisschen mehr Zeit brauchen, aber ich glaube, wir können helfen.«

Verunsichert sah Giulia die Direktorin an. »Aber was ist, wenn ich Ihre Hilfe nicht will?«, fragte sie.

»Dann kommen Sie nicht mehr her«, antwortete die Direktorin. Schweigend saßen wir alle da. Ich konnte nicht aufhören, den Kopf zu schütteln. »Sie haben einen Sohn, nicht wahr, Giulia?«, fragte die Direktorin.

»Das ist richtig«, sagte Giulia und lächelte. »Ich habe ihn

im Krankenhaus so vermisst, und ich möchte Zeit mit ihm verbringen.«

»Das wollen wir auch«, erwiderte die Direktorin. »Fühlen Sie sich bereit, zu Hause als Mutter für ihn zu sorgen?«

Giulia legte eine lange Pause ein. »Ich bin nicht sicher«, gab sie dann zu. »Ich muss immer noch all diese Pillen einnehmen, die mich so schläfrig machen, ich hatte gerade einen weiteren psychiatrischen Zusammenbruch, und ich kann einfach nicht fassen, dass das hier mein Leben ist.« Sie begann zu weinen. »Ich will wieder arbeiten gehen und Zeit mit meinem Sohn verbringen, und stattdessen habe ich gerade einen Monat im Krankenhaus verbracht und jetzt habe ich hier dieses Programm und ich muss für immer diese Pillen nehmen.«

Die Direktorin gab Giulia Zeit, sich auszuweinen, und wartete, bis sie sich wieder beruhigt hatte, ehe sie antwortete. »An der Stelle können wir helfen«, versicherte ihr die Direktorin. »Wir wollen auch, dass Sie all diese Dinge zurückbekommen.«

Wieder entstand eine lange Pause, ehe die Direktorin die entscheidende Frage stellte: »Wollen Sie, dass wir Ihnen helfen?«

Giulia dachte eine Minute lang nach, dann antwortete sie leise: »Ja, das will ich.«

Giulia und ich umschlichen uns regelrecht, wenn sie ins Langley Porter ging. Sie hatte Angst, Mark, der Medizin-Nazi, würde zurückkommen, der Mann, der ihre Stellung gekündigt und sie für dümmliche Kunstkurse angemeldet hatte. Und ich machte mir Sorgen, was Giulia tun würde, wenn sie ihre eigenen Entscheidungen treffen durfte – eine Überdosis nehmen, von der Golden Gate Brücke springen, den ganzen Tag im Bett verbringen, ihre Medikamente wegwerfen.

Ich lernte, das Langley Porter zu respektieren und ihm zu vertrauen. Die Direktorin verfügte offensichtlich über große Fähigkeiten, mit denen sie psychisch kranke Patienten zur Selbstbestimmung ermutigte und dennoch gute Ergebnisse erzielte. Ich wurde Laing gegenüber milder. Ich fühlte mich nicht mehr gezwungen, Giulias Medikamenteneinnahme zu überwachen oder unentwegt ihre Ärzte anzurufen.

Die Psychose verebbte mehr oder minder auf die gleiche Weise wie das letzte Mal – allmählich, ohne Paukenschlag und ohne einen Anlass zum Feiern zu geben, weil sofort darauf der tiefe Abgrund der Depression folgte. Giulias Ärztin am Langley Porter ersetzte das Haldol durch Risperdal, und die Einwortantworten und die verzögerten Reaktionen kehrten ebenfalls zurück.

Ich zog eine unverrückbare Grenze, wenn es um Jonas ging. Ich konnte Giulia mehr Autonomie zugestehen, aber ich musste dafür sorgen, dass es Jonas gutging, womit ich die unangenehme Möglichkeit in Betracht zog, zwischen Giulia und Jonas intervenieren zu müssen.

Ich ließ ihnen Zeit für sich allein. Ich ging in die Küche, um irgendeine erdachte Hausarbeit zu erledigen, und ließ die beiden zusammen im Wohnzimmer. Von dort aus konnte ich alles mithören. Es war eine Qual. Jonas gurrte Giulia an, die zur Antwort still dasaß. Eine echte Gemeinsamkeit gab es nicht. Jonas spielte alleine, und Giulia saß passiv auf der Couch, als wäre das Zimmer leer. Giulias Gedanken waren anderswo, spielten das Leiden noch einmal durch, das sie in ihrem Wahn durchgemacht hatte, und sie fragte sich, warum dieser Albtraum sie noch einmal heimgesucht hatte. Jonas hatte darauf keine Antworten, also sah Giulia ihm die meiste Zeit über schweigend zu.

Ich zwang mich, ihnen wenigstens fünf Minuten Zeit zu lassen, doch für gewöhnlich hielt ich es nach ein oder zwei Minuten nicht länger aus und stürmte mit der überwältigenden Fröhlichkeit von Tigger zurück ins Zimmer.

Die Dynamik zwischen Giulia und Jonas verstörte jeden, der

zu Besuch kam. Freunde riefen hinterher grundsätzlich an oder schrieben in Textnachrichten, wie sehr es ihnen das Herz brach, Giulia und Jonas im selben Raum zu sehen und doch ohne Verbindung. Ich schämte mich und es machte mich trotzig, diese Nachrichten zu lesen, weil ich darin ein Urteil über unsere Situation las. Also hörten wir auf, Freunde zu uns einzuladen, obwohl wir es dringend nötig hatten, Zeit mit anderen Menschen zu verbringen. Ich sprach mit Bewerberinnen für die Stellung einer Kinderfrau, die uns beim Zusammenleben in der Wohnung helfen sollte. Die Erste, die wir auswählten, lehnte die Stelle ab. Sie erklärte, die Traurigkeit wäre zu viel für sie, sie könne sie nicht ertragen.

Mittags fütterte Giulia Jonas mit seinem Gemüsebrei. Sie tat es mechanisch, löffelte und fütterte, als hielte sie dabei den Takt eines Metronoms ein, und Jonas hatte Probleme, mit ihrem Tempo mitzuhalten.

»Schatz, mach ein bisschen langsamer«, sagte ich. »Warte, bis er das Essen, das er im Mund hat, heruntergeschluckt hat.«

Giulia agierte, als hätte sie mich nicht gehört, und fuhr fort, den grünen Brei aufzulöffeln und ihm in den Mund zu schieben.

»Schatz, bitte mach ein bisschen langsamer«, sagte ich noch einmal. »Gib ihm Zeit mitzuhalten.«

Wieder agierte sie, als hätte ich nichts gesagt, und fuhr fort, während Jonas' Wangen von der überschüssigen Menge Essen schwollen.

Ich legte ihr die Hand auf den Arm. »Giulia, warte doch eine Sekunde und lass ihn kauen, was er im Mund hat.« Die Freundlichkeit war aus meiner Stimme verschwunden.

»Ich komme klar, lass mich in Ruhe«, sagte sie und schüttelte meine Hand ab, lud wieder den Löffel voll und fütterte, löffelte und fütterte.

»Verdammt nochmal, Giulia, sieh ihn dir doch an«, schrie ich. »Hör auf, ihn zu füttern! Er hat keinen Platz mehr!« Ich riss ihr den Löffel aus der Hand. Jonas spuckte das Essen aus. Giulia saß da und ließ den Kopf hängen, beschämt und wütend über meinen Tadel.

Schließlich begann ich, Giulia in Bezug auf Jonas wie einen Besucher zu behandeln – ohne Erwartungen, dass sie ihm die Windel wechseln, etwas kochen, saubermachen oder einkaufen würde. Ich tat mein Bestes, um ihre Erfahrungen mit der Elternschaft auf die unterhaltsamen Dinge zu beschränken und alles Anstrengende, Frustrierende und Geistlose von ihr fernzuhalten. Mir wurde klar, dass die Sorge des Arztes, Giulia könne den unvorhergesehenen Herausforderungen, die ein Baby mit sich brachte, nicht gewachsen sein, gerechtfertigt sein könnte, also schirmte ich Giulia und Jonas von der Notwendigkeit ab, dieses gefährliche Gelände je zu betreten. Unaufhörlich redete ich mir ein, dass dies nur vorübergehend so war, dass diese Depression vorbeigehen würde, wie sie das erste Mal vorbeigegangen war, dass Giulia keine schlechte Mutter, sondern nur krank war. Nicht immer gelang es mir, mich zu überzeugen.

Eines Abends, nachdem Giulia und Jonas zu Bett gegangen waren, erwischte mich ein Magen-Darm-Virus, und ich verbrachte die gesamte Nacht auf der Toilette. Ich schlotterte am ganzen Körper und hatte solche Schmerzen, dass ich auf dem Boden entlangkriechen musste, um von einem Zimmer ins nächste zu gelangen.

Um drei Uhr morgens begann Jonas zu schreien, weil er Hunger auf seine Nachtflasche hatte. Giulia rührte sich nicht. Wir schliefen jetzt, wo meine Mutter abgereist war, wieder in unserem Schlafzimmer, Jonas dagegen in seinem, und durch den Flur hörte Giulia in ihrem von Medikamenten betäubten Schlaf nicht, wie Jonas nach Nahrung schrie. Sie hörte es nie. Ich war derjenige, der reagierte, und ich war froh darüber, weil es bedeutete, dass ich unserem Zimmer entfliehen und hinüber in seines gehen konnte. Sein Zimmer fühlte sich so viel wärmer und hoffnungsvoller an als unseres, das von Giulias Depression erfüllt war. Die Fütterungen in der Nacht bedeuteten eine reine, ungefilterte Stunde Zärtlichkeit. Für gewöhnlich wiegte ich ihn beim Füttern und sang ihm leise Lieder vor, und wenn er seine Flasche geleert hatte, legte ich mich mit ihm auf das Gästebett, wo er wieder in den Schlaf sank. Meist schlief ich dort mit ihm weiter. Es war mir lieber, als zu meiner Frau in unser Bett zurückzukehren.

In dieser Nacht aber würde es kein sanftes Wiegen und Einschlafen geben. Ich konnte mich kaum auf den Beinen halten, und ich geriet in Panik, als ich ihn schreien hörte. Ich war furchtbar ausgetrocknet und wurde von Fieber geschüttelt. Ich kroch von der Toilette in die Küche, stützte mich auf der Arbeitsfläche auf, schrubbte mir die Hände mit Seife sauber und bereitete mit Milchpulver eine Flasche zu. Dann schleppte ich mich in Jonas' Zimmer, hob ihn aus seinem Bettchen und legte ihn auf den Boden, um ihm dort auf Decken die Windeln zu wechseln und ihn zu füttern. Ich legte mich neben ihn und versuchte, das Zittern und die bohrenden Schmerzen in meinem Bauch zu beruhigen. Normalerweise sprach ich während des Fütterns mit Jonas, aber heute hatte ich ihm nichts zu sagen, denn alles, was ich denken konnte, war: Wie konnte ich nur diese beiden Leben auf meinen Schultern tragen? Was würde werden, wenn mir etwas zustieß, was würde dann aus den beiden werden?

Giulia beendete das Programm im UCSF nach einem Monat und wurde an ihr ursprüngliches IOP-Programm überwiesen, das montags, mittwochs und freitags von neun bis zwölf stattfand. Das bedeutete mehr gemeinsame Zeit, an die wir uns erst gewöhnen mussten. Jonas und ich hatten uns gut damit eingespielt, dass wir Giulia jeden Morgen absetzten und sie am Nachmittag wieder abholten. Ich erklärte Jonas, dass wir Mommy zur Arbeit brachten, und für den Rest des Tages kehrte ich in meine Phantasiewelt zurück, in der ich Vater und Hausmann war, während Giulia einfach ihrer Arbeit nachging.

Jetzt waren wir die ganze Zeit über zusammen zu Hause. Ausbrüche wie der wegen der Fütterung häuften sich, und ich erreichte den Punkt, an dem ich nicht mehr konnte. Ich hatte völlig aufgehört zu surfen und zu laufen. Ich traf keinen meiner Freunde mehr. Ich kümmerte mich so gut wie gar nicht um mich selbst, und das zeigte sich in meiner wachsenden Ungeduld. Zweifellos stellte das Leben auch an zwei normale berufstätige Eltern Forderungen, die für strapazierte Nerven sorgten, aber unsere Situation war anders. Ich verbrachte den ganzen Tag damit, mich auf Giulias Depression, auf Jonas' Wohlbefinden und sogar auf Gooses Bedürfnisse zu konzentrieren. Die Unterstützung, nach der ich mich sehnte, gab es nicht, denn Giulia brauchte so viel Fürsorge und Aufmerksamkeit wie unser Kind. Es fiel mir immer schwieriger, im Umgang mit Giulia die Geduld zu bewahren, und immer häufiger geriet ich ihr gegenüber in Wut.

Ich hatte es endlich geschafft, eine Kinderfrau einzustellen, und unsere Ersparnisse schrumpften immer mehr zusammen. Wir würden uns nun ganz gewiss kein eigenes Haus mehr leisten können und vermutlich für den Rest unseres Lebens zur Miete leben. Giulia hatte Invalidenrente beantragt, und ihr Arbeitgeber bezahlte weiterhin die Versicherung für uns, es gab also etwas Einkommen, mit dem wir rechnen konnten, doch um unsere Finanzen machte ich mir mehr und mehr Sorgen.

Schließlich begann ich, Giulia mehr Freiheit zu lassen. Es ging einfach nicht anders. Als Erstes musste ich aufhören, sie überall hinzufahren, auch wenn ich es zu gefährlich fand, dass sie selbst fuhr. Sie konnte sich ja nicht einmal auf etwas so Einfaches wie Jonas' Fütterung konzentrieren. Wochenlang hatten Jonas und ich Giulia gefahren, wohin sie wollte, ob es zu ihrem IOP oder zu einem Treffen mit einer Freundin war. Und Giulia hasste es. Es war eine unserer Hauptquellen für Spannungen. Sie kämpfte um ihre Freiheit, selbst zu fahren, so sehr, wie sie darum gekämpft hatte, nach Hause zu kommen, während sie im Krankenhaus war. Sie fahren zu lassen, kam mir derart verantwortungslos vor, dass ich mich nicht dazu durchringen konnte. Ich brauchte einen Fachmann, um mich zu überzeugen. Ich rief ihre Ärztin an, die mir erklärte, es gäbe keinen medizinischen Grund, warum Giulia nicht fahren sollte, aber sicher erschien es mir dennoch nicht. Trotzdem gab ich schließlich nach.

Ohne meine ständige Aufsicht wandte Giulia sich mehr ihren Freunden zu, vor allem denen, die sie im IOP kennengelernt hatte, so zum Beispiel Marie. Marie war eine hervorragende Künstlerin mit einer bipolaren Störung, die bereits zehnmal deswegen im Krankenhaus gewesen war. Während der ersten acht Monate, die Giulia im IOP verbracht hatte, war Marie zu drei verschiedenen Gelegenheiten dort eingeschrieben worden. Marie gehörte zu jenen bipolaren Patienten, die ihre Medikamente regelmäßig selbst absetzten, weil sie es hassten, wie sie ihr die Kreativität absaugten. Wenn sie keine Medikamente nahm, erlitt sie häufig Rückschläge, weshalb sie ständig wieder ins Krankenhaus und ins IOP musste. Sie wohnte im Outer Sunset, nur ein paar Straßenzüge nördlich von uns. Die beiden hatten schon viel miteinander geredet, nachdem Giulia ihre erste Episode überwunden hatte, aber jetzt, wo sie ihren Rückschlag erlitten hatte, wurden sie unzertrennlich. Sie riefen sich ständig an und schickten sich Textnachrichten. Sobald Giulia Jonas mit einem Kuss gute Nacht gesagt und ihn mir übergeben hatte, damit ich ihn ins Bett brachte, ging sie mit ihrem Handy ins Badezimmer und rief Marie an. Die beiden sprachen mit gedämpften Stimmen darüber, was sie gerade machten und wie sie mit der Depression fertigwurden, gegen die sie gerade kämpften. Eine gehörte zum Unterstützungssystem der anderen. Wenn Giulia einen schlechten Tag gehabt hatte, konnte Marie ihr helfen, es zu begreifen, und umgekehrt genauso.

Es war eine Erleichterung für Giulia, sich mit einer Freundin auszutauschen, die sie bis ins Innerste verstand. Ich hatte meine

Fähigkeit, über Selbstmord zu reden, vor drei Jahren aufgebraucht, aber Marie war immer zur Stelle und hörte Giulia zu, wenn sie mal wieder daran dachte. Marie konnte durch ihre eigene Erfahrung Giulias Gefühle und Ängste in einer Weise verstehen, zu der ich nicht fähig war, so viel Mitgefühl ich auch empfand.

Aber ihre Freundschaft machte mir auch Angst. Beide hatten es gründlich satt, dass ihnen Ärzte und Therapeuten erklärten, was sie zu tun hatten, und sie förderten den rebellischen Geist in einander. Nicht umsonst hatten sich Giulia und Marie gemeinsam den Spitznahmen Medizin-Nazi für mich ausgedacht. Es gab Zeiten, da steckten sie beide im Sumpf der Depression fest und redeten sich gegenseitig noch tiefer hinein. Sie sprachen über Strategien, wie man sich am besten umbringen konnte. Es war Marie, die Giulia erzählt hatte, dass eine Überdosis nur selten zum Erfolg führt.

Ihre Freundschaft aber war genau das, was Laing wollte: Eine Patientin, die die andere unterstützte und sie ermutigte, die Entscheidungen zu treffen, die ihr selbst am sinnvollsten erschienen. Und sosehr ich sie darin unterstützen wollte, konnte ich mich doch nicht daran hindern, stets auf der Hut zu sein.

Fünf Monate nach ihrer Entlassung ging Giulia mit mir und Jonas zum Ocean Beach. Obwohl keiner von uns arbeitete und Giulia nur ein paar Stunden jeden zweiten Tag ihr IOP absolvierte, verbrachten wir überraschend wenig Zeit miteinander. Während ihres ersten Anfalls von Depression waren wir unzertrennlich gewesen. Dieses Mal, wo sie die Freiheit hatte, mit ihrem Roller zu fahren, war Giulia viel häufiger nicht zu Hause und ließ mich und Jonas zurück. Dieser gemeinsame Strandspaziergang war einer der ersten, die wir in diesen Wochen unternahmen.

Mir fiel auf, dass in ihrem Schritt mehr Sicherheit und Entschlossenheit lagen. Sie schlich nicht länger apathisch vor sich hin. Auch ihr geistesabwesender, ausdrucksloser Blick war dabei zu verschwinden, und wurde durch einen Funken und einen Glanz aus gesunden Zeiten ersetzt. Auch mit Jonas sprach sie mehr, spielte Kuckuck mit ihm und machte Formen aus Sand für ihn, durch die er hindurchkrabbeln und die er kaputtmachen konnte.

Es war wunderbar, sie so zu sehen. »Du siehst aus, als würde es dir viel bessergehen, Giulia.«

Giulia sah hinunter auf Jonas, der auf ihre Sandburg zukrabbelte. Sie war bis zu den Ellenbogen mit Sand bedeckt, und ihre Stirn war vom Buddeln schweißbedeckt.

»Es geht mir besser, weil ich das Risperdal abgesetzt habe«, sagt sie und wandte sich wieder ihrem Werk zu.

»Wie bitte?«, fragte ich.

»Ich habe gesagt, ich habe das Risperdal abgesetzt.«

»Hat dir die Ärztin gesagt, dass du es absetzen sollst?«

»Nein«, antwortete Giulia. »Ich habe es einfach gemacht.«

»*Was?!?!*«, schrie ich. »Du hast dein verdammtes Risperdal abgesetzt? Hast du eine Ahnung, wie gefährlich das ist?«

Ich hatte mir versichert, dass es wichtig war, Giulia mehr Freiraum zu lassen, dass Cas und Laing und Marie und die Direktorin des Langley Porter womöglich recht hatten: Ich hatte Giulia mit meiner völligen Kontrolle ihrer Pflege erstickt. Ich hatte mich aber nie damit wohl gefühlt, die Kontrolle aufzugeben, weil ich Angst hatte, sie könnte eine leichtsinnige Entscheidung treffen, und genau das hatte sie getan. Ich wusste nicht, wie ich damit umgehen sollte.

»Gefährlich?«, fragte sie spöttisch. »Sieh mich doch an. Es geht mir besser, das hast du doch selbst gesagt.«

Ich sprang auf und begann, in einiger Entfernung zu Giulia hin und her zu laufen, so wütend, dass ich sie nicht einmal ansehen konnte. Ich boxte mir wieder und wieder auf die Brust, weil ich auf irgendetwas einschlagen musste.

»Giulia, du wirst nicht deine eigene Ärztin spielen!«, schrie ich sie an. »Das letzte Mal, als du das Risperdal abgesetzt hast, ist es dir total elend gegangen, du hast so viel an Selbstmord gedacht und geweint, wie ich es noch nie bei dir erlebt habe. Was ist, wenn das wieder passiert? Und wenn du dann allein bist? Oder mit Jonas zusammen?«

Sobald ich Jonas erwähnte, stürmte ich zurück, hob ihn auf und ging davon. Ich zitterte vor Zorn.

Nachdem ich eine Viertelmeile weit den Strand hinuntergegangen war, fühlte ich mich etwas besser. Ich setzte mich mit Jonas in den Sand und sprach mit künstlich heiterer Stimme mit ihm, um den Zorn, der mir in den Ohren rauschte, zum Schweigen zu bringen.

Ein paar Minuten später kam Giulia zu uns. Noch aus der Entfernung rief sie mir zu: »Ich mag diese Pillen nicht, Mark. Ich brauche sie nicht mehr. Sie helfen mir, wenn ich psychotisch bin, aber ich bin seit Monaten nicht mehr psychotisch gewesen. Sie helfen mir jetzt nicht mehr, sondern sorgen nur dafür, dass ich mich schlecht fühle.«

»Das ist mir egal«, sagte ich ruhig. Ich wollte nicht noch einmal vor Jonas aus der Haut fahren. »Erzähl das deinem Arzt. Die Familien verlieren, wenn man Geisteskrankheiten behandelt, als wäre nur eine Person davon betroffen. Ja, es ist deine Krankheit, aber um die Wahrheit zu sagen, es ist unser aller Krankheit. Deine, meine, die von Jonas und sogar die von Goose. Wir alle müssen dies durchleben. Du kannst nicht einfach solche Entscheidungen treffen, die so vielen von uns schaden könnten. Was ist, wenn du eine schlimme Phase durchlebst, während du mit Jonas spazieren gehst, und du plötzlich beschließt, dich vor den fließenden Verkehr zu werfen? Es ist so gefährlich, dich dieser Medikamente zu berauben. Du musst sie wenigstens ausschleichen. Du darfst nicht deine eigene Ärztin spielen.«

»Du versuchst, meinen Arzt zu spielen«, sagte sie.

Darauf gab ich keine Antwort, auch wenn sie recht hatte. Ich war so wütend, dass ich ihr nicht erlauben konnte, recht zu haben. Ich zwang mich, Jonas anzulächeln, und so zu tun, als wäre ich nicht wütend.

»Hast du alle Medikamente abgesetzt oder nur das Risperdal?«

»Nur das Risperdal«, erwiderte sie. »Das Lithium nehme ich weiter. Und sieh mich doch an: Es geht mir besser.«

»Du musst deinen Arzt anrufen und ihm sagen, dass du dein Medikament abgesetzt hast«, sagte ich.

»In Ordnung«, erwiderte sie. »Mark, ich hasse dieses Medikament. Es geht mir besser, und ich glaube nicht, dass ich es noch brauche. Du darfst das nicht so persönlich nehmen.«

Inzwischen stand Giulia neben uns. Es war undenkbar, es nicht persönlich zu nehmen. Ich war in einer unmöglichen Situation gefangen. Ich traute Giulia nicht zu, ihre eigenen Entscheidungen zu treffen. Ich wollte sie für sie treffen, was dazu führte, dass sie mich ablehnte, weil ich ihr nicht traute. Ich wollte nicht, dass Giulia mich ablehnte, aber ich konnte das nur verhindern, wenn ich ihr erlaubte, ihre eigenen Entscheidungen zu treffen, auch wenn dazu Schritte gehörten, die ihr schaden oder sie sogar umbringen konnten. Es würde nicht funktionieren, wenn ich die Verantwortung behielt, und es war zu riskant, wenn sie sie übernahm.

»Giulia«, flehte ich sie an. »Wie kann ich dir denn in Bezug auf deine Medikamente je wieder vertrauen?«

»Vertrau mir einfach.«

ZEHN

APRIL 2013

GIULIAS ARZT UND THERAPEUT machten sich weit weniger Sorgen darüber, dass Giulia ihr Medikament abgesetzt hatte, als ich es tat. Der Arzt hatte ohnehin geplant, das Risperdal in absehbarer Zeit auszuschleichen, und da sie so positiv darauf reagierte, kam es ihm nicht wie eine große Sache vor, dass sie selbst entschieden hatte, das Medikament abzusetzen. Er entließ sie aus dem IOP und ermutigte sie, ihr Leben wieder aufzunehmen. Auf der letzten IOP-Sitzung verschrieb er Giulia eine volle Flasche Risperdal, die sie für den Notfall im Arzneischrank aufbewahren sollte. Sie schob sie hinter ihre Schminkutensilien, und wir sprachen nie wieder davon.

Diesmal gab es keine feierliche Ansprache beim Abschluss des IOP, kein Abendessen im vietnamesischen Restaurant. Stattdessen kehrten wir einfach ins Leben zurück. Obwohl Giulia so abrupt gezeigt hatte, dass es ihr »besserging«, konnte ich mich und meine Bedürfnisse noch immer nicht von Giulias Wunsch, mit ihrer psychischen Erkrankung auf eigene Weise umzugehen, trennen. Ich bestand darauf, dass wir Giulias Krankheit als eine gemeinsame Erfahrung unserer ganzen Familie behandelten, was bedeutete, dass wir offen und ehrlich damit umgehen mussten. Als ich das Giulia gegenüber ansprach, erinnerte sie mich daran, wie oft ich mit ihrem Arzt, ihrem Therapeuten oder ihren Eltern gesprochen hatte, ohne ihr gegenüber ehrlich wiederzugeben, was ich gesagt hatte. Die Unehrlichkeit und der Betrug hatten gegenseitig stattgefunden, und einmal mehr befanden wir uns in einem gefährlichen Zustand des Misstrauens und sogar der Ablehnung.

Dem Rat folgend, unser Leben wiederaufzunehmen, sahen Giulia und ich uns beide nach Jobs um. Drei Jahre waren vergangen, seit ich zuletzt als vollbezahlter Lehrer gearbeitet hatte. Ich hatte die freiberufliche Arbeit und die Pflege von Jonas geliebt, aber ich konnte die Erinnerungen daran nicht abschütteln, wie viel Druck Giulia als Alleinverdienerin unseres Einkommens vor ihrem zweiten psychotischen Zusammenbruch verspürt hatte.

Also polierte ich meinen Lebenslauf auf, fügte ein paar meiner Textproben hinzu und schickte das ganze an die progressivsten Schulen der Region. Ich war selig, als mir eine Stelle als Geschichtslehrer in einer tollen Schule in der East Bay angeboten wurde, aber ich wusste, wenn ich die Stelle annahm, würden wir umziehen müssen. Die Fahrt über die Bay Bridge und dann durch den Caldecott Tunnel war einfach zu lang.

Giulia und ich hatten sieben Jahre lang am Ocean Beach gelebt. Dieser Ort bedeutete uns viel. Hier hatten wir uns unser erstes Zuhause als verheiratetes Paar eingerichtet. All unsere besten Freunde wohnten hier. Am Strand hatte Jonas krabbeln gelernt. Gooses Lieblingsbeschäftigung bestand darin, am Strand Steine auszubuddeln. Beim Surfen gab das Meer mir Nahrung für den Geist. Unser Leben war durch Ocean Beach bestimmt.

Aber Ocean Beach war auch ein kalter, nebliger Ort. Auf der anderen Seite der San Francisco Bay verbrachten die Menschen ihre Sommer damit, auf der Terrasse zu Abend zu essen und in Shorts und T-Shirts durch Rasensprenger zu laufen, während sich die Einwohner von Outer Sunset in Kapuzenpullover und Cordhosen einwickelten. In einem Sommer hatte ich volle fünfundvierzig Tage lang die Sonne nicht zu sehen bekommen. Davon abgesehen könnten wir uns in der East Bay eine größere

Wohnung mit einem Garten leisten und brauchten uns auch über die öffentlichen Kindergärten keine Sorge zu machen, wenn Jonas in dem Alter war.

Vor allem aber war Ocean Beach der Ort, an dem Giulia krank geworden war. Nicht einmal, sondern zweimal. All unsere liebsten Straßen und Restaurants schienen den Schatten von Psychose und Depression über sich zu tragen.

Ich nahm die angebotene Stelle an, und wir packten unsere Sachen. Mein Herz war schwer, aber gleichzeitig fühlte ich mich optimistisch und erleichtert. Ich ließ meine Surfboards gut gewachst. Schließlich zogen wir nur fünfundvierzig Minuten weit vom Strand weg.

Wir badeten nun in der Gegend von Martinez, Kalifornien, in der Sonne. Wir hängten eine Hängematte in den Hinterhof, aus dem wir sofort einen Garten mit Tomaten, Zucchini, Paprika und Kräutern gestalteten. Das Haus, das wir gemietet hatten, war umgeben von Obstbäumen, und Jonas liebte es, mir zuzusehen, wenn ich hinaufkletterte, um Äpfel, Aprikosen und Pfirsiche zu pflücken.

Wir hatten nicht länger den Strand vor der Haustür, aber unser neues Zuhause lag dem Briones Regional Park gegenüber, einer tausendfünfhundert Hektar umfassenden, offenen Parklandschaft, von der ich noch nicht einmal gehört hatte, bis wir direkt vor seine Tore zogen. Wir ersetzten unsere Strandspaziergänge durch Wanderungen durch die goldenen Hügel. Ich war überwältigt von der unerwarteten Schönheit des Ortes. John Muir hatte seiner Familie in Martinez ein Heim geschaffen. Was gut genug für John Muir war, war auch gut genug für mich.

In unserem neuen Vorgarten machte Jonas seine ersten Schritte. Als er anfing herumzustolpern, waren Giulia und ich gehüpft und hatten geschrien vor Begeisterung. Die Nachbarn waren von dem Lärm angezogen aus ihren Häusern gekommen und wohlwollend lächelnd wieder zurückgekehrt. Was für ein

Geschenk war es, einen solchen Meilenstein gemeinsam zu erleben wie normale Eltern.

Wir vermissten unsere Freunde, aber ich war überrascht, wie wenig ich das Surfen vermisste. Stattdessen entdeckte ich den Traillauf für mich. Ich war immer gelaufen, um meine Kondition zu stärken, aber als Langstreckenläufer hatte ich mich nie definiert und bemühte mich immer, Hügel zu vermeiden. Ich erwog nicht einmal, die Trails in den Briones- Hügeln entlangzulaufen, bis ich auf einem Spaziergang mit Jonas und Goose einen pensionierten Feuerwehrmann kennenlernte. Er lud mich ein, mit ihm auf einen Traillauf zu kommen, und ich nahm die Einladung an. Der Feuerwehrmann erwies sich als der fitteste Fünfzigjährige, der mir je begegnet war.

Mit ihm rannte ich in das verrückte, unbeschreibliche Glück eines Läuferhochs. Ich war angefixt.

Laufen wurde für mich zur Meditation, ein hitziger, schweißtriefender Ersatz für das nun in der Ferne liegende Surfen. Ich lief in der Frühe, ehe Jonas aufwachte, oder in der Abenddämmerung, nachdem er eingeschlafen war. Nachdem das Schuljahr begonnen hatte, lief ich sogar in meiner Mittagspause. Die fünftausend Hektar des Mount Diablo State Park lagen nur ein paar hundert Meter von der Tür meines Klassenzimmers entfernt.

Es lag eine primitive Art von Schönheit darin, seine Kleider bis auf ein Paar Shorts und Schuhe abzuwerfen, und durch Gras und Wald zu laufen. Es fühlte sich an, als täte ich das, wofür wir Menschen gemacht waren, eine angenehme Abwechslung zu meinem ansonsten durch und durch modernisierten Leben. Das Tempo meiner Gedanken verlangsamte sich mit dem Rhythmus meiner Füße. Ich konnte auf meinen Läufen sogar meinen Unterricht planen, doch die meiste Zeit verbrachte ich damit, über Giulia und Jonas nachzudenken.

Ich fand keine Antworten auf die Fragen, die Giulias Krankheit betrafen, und löste auch das Rätsel meiner Ehe nicht. Aber ich fand die Geduld und die Perspektive, damit umzugehen, und genug Optimismus, um zu glauben, dass wir damit schon fertigwerden würden.

Je mehr ich lief, desto mehr lernte ich meine Umgebung und das Laufen zu schätzen. Das Läuferhoch ist ein so viel direkteres, verlässlicheres Glücksgefühl als die viel schwerer fassbare vergleichbare Erfahrung, die Surfer machen. Eine Surf-Session kann durch die Gezeiten, den Wind oder das Verhalten anderer Surfer ruiniert werden. Beim Laufen aber gibt es nur dich und die Landschaft. Gelegentlich lief ich mit anderen Leuten zusammen, aber die meiste Zeit über blieb ich für mich allein, setzte selbst meine Geschwindigkeit fest, so dass ich allein entscheiden konnte, wann ich vor Glück schweben und wann ich leiden wollte. Laufen verschafft einem für beides reichlich Gelegenheit.

An einem quälend heißen Samstagnachmittag, als keine andere Zeit als Jonas' Nachmittagsschläfchen zur Verfügung stand, rannte ich hinaus in die Sonne und war nach den ersten Minuten von Schweiß bedeckt. Nachdem ich eine Meile gelaufen war, drehte sich alles in meinem Kopf, und am Rand meines Sichtfeldes sah ich Punkte tanzen, aber ich lief weiter. Ich liebte es, mich bis an meine Grenzen zu treiben. Ich wusste, das konnte gefährlich werden – es war heiß, ich konnte das Bewusstsein verlieren, und niemand wusste genau, wo ich war. Aber das Risiko und der Adrenalinstoß, der damit einherging, stellten weitere Gründe dafür dar, warum ich in dieser Wildnis lief.

Während ich über Wurzeln stolperte und mich die Hügel hinaufkämpfte, verschwanden die Punkte irgendwie, und mein Kopf schien wieder fest auf meinen Schultern zu sitzen. Es war mehr als das: Ich fühlte mich unbesiegbar. Ich jagte in atemberaubender Geschwindigkeit durch das hohe Gras, scheuchte Grashüpfer auf, die vor mir flüchteten, holte sie ein paar Schritte weiter jedoch wieder ein, und wir lieferten uns schließlich ein

Rennen auf dem einspurigen Pfad. Es fühlte sich so richtig an, mit diesen Insekten hier draußen in der Hitze zu sein, mich in einen hallizunatorischen Glückszustand zu laufen, über meine Frau und meinen Sohn nachzudenken und zu wissen, dass diese Punkte vor den Augen und das, was sich im Kopf drehte, nur ein Teil unseres gemeinsamen Lebens als Familie waren, und dass wir zusammen durch sie hindurchlaufen würden.

Die Schule begann im August, und ich war aufgeregt bei dem Gedanken, wieder in einem Klassenzimmer zu stehen. Doch ich rief mir in Erinnerung, was mich einst am Unterrichten angezogen hatte: die Neugier, die Energie, die beständige Stimulation und das frenetische, mitreißende Tempo.

Kurz nachdem das Schuljahr begonnen hatte, fand auch Giulia einen Job, den dritten innerhalb von drei Jahren und den fünften, seit wir nach Kalifornien gezogen waren. In ihrem Bewerbungsgespräch gab ihr neuer Arbeitgeber zu, dass ihm an Giulias Lebenslauf und ihrer Art, sich zu präsentieren, eine Menge gefiel, dass es ihm jedoch Sorge bereitete, dass sie in der Vergangenheit kaum je länger als ein Jahr für ein Unternehmen gearbeitet hatte. Giulia setzte sich deshalb das Ziel, fünf Jahre dort zu bleiben. Der Verlauf ihrer Karriere glich nicht im mindesten dem, was sie sich einst vorgenommen hatte.

So war aus uns also eine Familie mit zwei berufstätigen Eltern geworden, was bedeutete, dass wir eine Tagesbetreuung für Jonas finden mussten. Die Suche brach uns das Herz, da er während der ersten fünfzehn Monate seines Lebens stets mit einem von uns, zumeist aber mit uns beiden, zu Hause gewesen war. Wir besuchten ein paar Kinderkrippen und sahen neugierig zu, wie Jonas mit den Lehrern und den anderen Kindern in der Gruppe interagierte. Wir wussten, dass wir die richtige Einrichtung gefunden hatten, als wir eine besuchten, deren Motto lautete: »Die Arbeit eines Kindes besteht darin, zu spielen.«

Als Giulia Mitte September zu arbeiten begann, startete Jonas mit seiner neuen Routine in der Kinderkrippe. Am ersten Tag blieb ich noch kurz im Zimmer, nachdem ich ihn niedergesetzt hatte. Er wollte mich nicht gehen lassen und weinte, als ihm klarwurde, dass ich nicht bleiben würde. Ich weinte auf dem ganzen Weg zur Schule. Als ich ihn an diesem Nachmittag abholte, sprang er mir in die Arme, und wir hatten uns nie zuvor so fest umarmt.

Innerhalb einer Woche aber hatten wir uns an unsere neuen Tagesabläufe gewohnt. Dieser Neustart half uns, über den zweiten Ausbruch von Giulias Krankheit hinwegzukommen.

Wir hatten in dieser Zeit hart gearbeitet, wir hatten kein Wort, um Normalität zu beschreiben, wie wir »krank« benutzten, um die Zeit der Krise zu benennen. Gesundheit? Stabilität? Zurechtkommen mit der bipolaren Störung? Was immer es war, wir wussten jetzt, dass diese guten Zeiten von einem weiteren Ausbruch der Krankheit unterbrochen werden konnten. Giulia gehörte zu den neunzig Prozent, die Rückfälle erlitten. Niemand wusste, wann und ob die Psychose wieder auftreten würde.

Eines Abends blieb Giulia lange auf, beinahe bis Mitternacht, und strich Möbel an. Für gewöhnlich ging sie früh zu Bett, höchstens ein oder zwei Stunden, nachdem Jonas eingeschlafen war. Schlaf war wichtig für sie, das wussten wir beide. Also riet ich ihr, ins Bett zu gehen.

»Aber es macht mir Spaß«, sagte Giulia.

»Das ist schön«, sagte ich. »Aber es ist fast Mitternacht. Geh ins Bett.«

»Nein«, erwiderte sie.

»Dir ist klar, wonach es aussieht, oder?«, fragte ich sie.

»Nein, das ist mir nicht klar. Wovon redest du?«

»Ich sage nicht, du bist manisch, aber oberflächlich betrachtet sieht es manisch aus. Du bleibst lange auf, malst, fühlst dich voller Energie …«

Giulia explodierte. »Wie kannst du es wagen, mir vorzuschreiben, was ich zu tun habe? Hör auf, über mein Leben zu bestimmen! Dafür bist du nicht zuständig.«

Der Streit dauerte Tage.

Alles, was im entferntesten unseren Handlungen während ihrer Krankheit glich, wurde zum wunden Punkt für uns. Vor Jonas nahmen wir uns zusammen, doch zwischen uns rief jeder kleinste Fehltritt gewaltige Reaktionen hervor.

Dann, eine Woche später hatte Giulia einen harten Tag am Arbeitsplatz gehabt. Als wir zu Bett gingen, sagte sie: »Es macht mir Angst, wie gestresst ich mich fühle.«

Zutiefst erschrocken antwortete ich: »Was meinst du? Was ist los? Lass uns darüber reden.«

Sie verschloss sich. »Ich will nicht darüber reden, weil ich schlafen muss, aber es macht mir Angst.«

Und das bereitete im Gegenzug mir höllische Angst. Sie machte sich Sorgen um ihre geistige Gesundheit. Ich bemühte mich, meine Wut und meine Furcht, sie würde nicht gut für sich sorgen, herunterzuschlucken, aber ich konnte mich nicht beruhigen. In dieser Nacht fand ich keinen Schlaf. Ich gab ihr die Schuld dafür, und wir stritten uns wieder tagelang.

Sosehr ich das Laufen liebte, prüfte ich doch regelmäßig die App mit der Wettervorhersage für Surfer auf meinem Handy, um doch auch noch mal eine Gelegenheit zu erwischen, eine Surf-Session einzuschieben. Ich fand einen Samstagmorgen, der vielversprechend aussah und besprach es rechtzeitig mit Giulia. Sie war einverstanden, doch ich konnte ihre Anspannung spüren. Sie und Jonas verbrachten noch immer nicht sonderlich viel Zeit allein miteinander, und während sie zustimmte, mich surfen gehen zu lassen, hing die unausgesprochene Frage in der Luft: Was würde Giulia mit Jonas machen, während ich nicht da war?

Ich stand um halb fünf Uhr morgens auf, so dass ich eine volle halbe Stunde, bevor überhaupt die Sonne aufging, im Wasser sein konnte und um neun zurück sein würde. Ich legte Kleidung für Jonas bereit, bereitete sein Frühstück vor, sowie Puzzlespiele, Bücher und Gooses Leine zusammen mit einer Karte der Briones. Ich stellte mir vor, die drei könnten gemeinsam frühstücken und dann zu einer Wanderung aufbrechen. So ein Morgen wäre leicht zu bestehen.

Das Surfen machte Spaß, aber es war kein herausragendes Erlebnis, was völlig in Ordnung war, solange man ein paar Straßen weit weg wohnt, doch da ich extra um Viertel vor fünf aufgestanden und im Dunkeln gesurft war, um überhaupt Wellen zu bekommen, war ich ein bisschen enttäuscht.

Ich kam nach Hause und erwartete, dass Giulia und Jonas entweder draußen unterwegs sein oder ein Puzzle legen würden. Stattdessen hatten sie sich auf der Couch zusammengekuschelt und sahen einen Film. Goose begrüßte mich an der Tür und wedelte ungeduldig mit dem Schwanz, typisch für einen Hund, der seinen morgendlichen Auslauf nicht bekommen hatte.

»Was ist denn hier los?«, fragte ich und gab mir Mühe, meine Frage nicht wie einen Vorwurf klingen zu lassen, scheiterte aber.

»Wir schauen uns *Cars* an«, sagte Giulia. Jonas jubelte zustimmend.

»Und was ist mit den Büchern?«, fragte ich.

»Die haben wir nicht gelesen.«

»Wart ihr draußen spazieren?« Ich hätte nicht zu fragen brauchen. Sie hatten noch ihre Schlafanzüge an.

»Nein«, sagte Giulia und kroch unter Jonas hervor. »Du kannst mit den beiden spazieren gehen. Ich gehe und mache ein paar Besorgungen, jetzt wo du wieder zu Hause bist.«

»Okay …«, sagte ich, und mein Ton klang schon wieder vorwurfsvoll, obwohl ich nur ein einziges Wort gesprochen hatte. Ich hatte nicht gewusst, dass Giulia plante, an diesem Vormittag unterwegs zu sein.

»Du durftest vier Stunden surfen gehen, während ich mich um Jonas gekümmert habe, und jetzt darf ich vier Stunden weggehen.« Sie wirbelte durch das Haus in unser Schlafzimmer, um sich anzuziehen. Ich folgte ihr.

»Aber ihr habt euch einfach einen Film angesehen. Du hast Goose nicht ausgeführt. Du hast Jonas nicht einmal seinen Schlafanzug ausgezogen oder die Windel gewechselt, die er die ganze Nacht umgehabt hat. Wenn du also sagst, du hast dich um ihn gekümmert …«

Ich hatte noch nicht einmal zu Ende gesprochen, als Giulia explodierte: »Wie kannst du es wagen, mir vorzuschreiben, wie ich meine Zeit mit meinem Sohn verbringe?«, schrie sie. »Ich schreibe dir doch auch nicht vor, wie du deine Zeit verbringst. Lass mich meine eigenen Entscheidungen treffen. Ich habe es satt, mir von dir erzählen zu lassen, wie ich mein gottverdammtes Leben zu führen habe.«

Sie zog sich an und war innerhalb von wenigen Minuten aus der Tür. Genau vier Stunden später kam sie nach Hause, wie sie es versprochen hatte.

Unsere alten Muster hatten uns also doch wieder eingeholt.

Je weiter der Ausbruch von Giulias Krankheit in der Vergangenheit verblich, desto öfter dachte ich über Laing nach. Ich reagierte inzwischen nicht mehr innerlich verärgert und mit verwundetem Stolz auf ihn. Stattdessen sah ich mir einige seiner Konzepte genauer an, insbesondere die vertrackte Dynamik der Macht, die in unserer Familie ohne Frage existierte. Laing reduzierte die Behandlung von Psychosen auf Macht. Wer darf entscheiden, welche Art von Verhalten toleriert wird? Wer wählt aus, wie und wann die Einhaltung von Regeln erzwungen wird? Sogar jetzt, da Giulias Psychose abgeklungen war, trugen wir über diese Fragen Kämpfe aus.

Cas und ich hatten die Spannungen, die entstanden waren, als er mir Laings Buch gegeben hatte, längst beigelegt. Behutsam begann ich ihn zu fragen, was genau dieser »andere Weg« enthalten mochte. Er beschrieb sich selbst als einen »psychischen Abenteurer«, der persönlich mit Identitätsproblemen gekämpft und diese intensiv recherchiert hatte, während er an seiner Doktorarbeit geschrieben hatte – die Fragmentierung der Seele und die Macht in Beziehungen. Also dachte ich, dass er wohl jede Menge dazu zu sagen hatte. Wir besuchten Cas und Leslie nun häufiger, und Cas und ich reservierten uns Sonntagvormittage nur für uns beide. Er sprang auf sein Mountainbike, ich zog mir meine Laufschuhe an, und wir fuhren und liefen zusammen zum Arch Rock auf Point Reyes, wobei wir unterwegs die ganze Zeit redeten. Unser Weg verlief meistenteils flach, und Cas trat geduldig in meinem Lauftempo in die Pedale seines Rades, was zur Folge hatte, dass er den größten Teil des Redens übernahm, während ich zustimmend schnaubte, während ich mich bemühte, mit ihm Schritt zu halten. Unsere Gespräche wirkten zuweilen wie Philosophievorlesungen, gespickt mit Ratschlägen von einem guten Freund.

»Ich hatte eine glühende Liebesaffäre mit Nietzsche«, erzählte er mir auf einem unserer Ausflüge. »Ich verfiel Nietzsche tief und auf jede erdenkliche Weise, aber dann hat er mich zerdrückt wie eine leere Cola-Dose und zerstört liegen lassen«, fuhr Cas fort. »Du musst *Also sprach Zarathustra* lesen, weil ich denke, du wirst eine Menge von dir selbst und dem, was du mit deiner Fürsorge für Giulia versucht hast, in seinem Konzept des Übermenschen wiedererkennen. Aber vorher solltest du Jungs *Der Mensch und seine Symbole* lesen. Das wird dich sehr ansprechen. Es wird dir wirklich eine neue Sichtweise auf Giulias Halluzinationen und auf das, was sie andeuten könnten, geben.«

Zwar empfahl mir Cas Dutzende von Büchern und Theorien, über die ich nachdenken sollte, aber er überließ es stets mir, wie ich weitermachen wollte. »Es steht keinem anderen zu, die Bedingungen in deiner Beziehung zu Giulia festzulegen, nur dir und Giulia selbst.«

Trotz dieser Ermutigung scheute ich mich, Fragen zu Giulias Gesundheit und unserer Art, damit umzugehen, direkt mit ihr zu besprechen. Also las und recherchierte ich allein und bohrte in den unbequemen Fragen herum, die ich zu Giulias Zeit im Krankenhaus und zu ihren Medikamenten hatte. Ich hatte die Möglichkeiten des Internets bereits ausgeschöpft, um mir erklären zu lassen, wie Nebenwirkungen aussehen konnten. Ich musste mit Menschen sprechen, die genauso frustriert über ihre Behandlung waren wie Giulia. Ich war von ihrer Genesung emotional derart absorbiert, dass es mir schwerfiel, ihr zuzuhören, ohne die Dinge persönlich zu nehmen. Aber wenn ich mit Fremden reden würde, könnte ich zuhören, ohne mich verurteilt zu fühlen, und mich von der Bürde, das Ergebnis kontrollieren zu müssen, befreien.

Unter der Vorgabe, für einen Artikel in einer Zeitschrift zu recherchieren, kontaktierte ich telefonisch oder per Mail verschiedene Leute, die die Psychiatrie offen kritisierten. Ich sprach mit Robert Whitaker, dem Autor von *Verrückt in Amerika* und *Anatomie einer Epidemie*, der mich freundlicherweise in die Geschichte der Antipsychiatrie in ihren zahlreichen Erscheinungsformen einführte. Laing war einer der Ersten, viele andere folgten in seinen Fußstapfen und schufen die Mad Pride-Bewegung, die sich an Gay Pride orientierte und das Wort *mad – verrückt* nicht als Beleidigung, sondern als positives Erkennungszeichen für sich beanspruchte. Mad Pride entstand aus der Initiative von Überlebenden der Psychiatrie, die das Ziel hatte, Entscheidungen über die Behandlung von psychischen Erkrankungen den Ärzten und wohlmeinenden Angehörigen aus den Händen zu nehmen und sie zurück in die Hände der Patienten zu legen.

Auch wenn ich meine Kritikpunkte an Giulias beiden Krankenhausaufenthalten und ihren ambulanten Behandlungsprogrammen hatte, hatte ich nie einem der medizinischen Fachleute einen Vorwurf gemacht. Niemand war Giulia mit böser Absicht begegnet, nicht einmal die Krankenschwestern und Pfleger im ersten Krankenhaus, die einfach nur überarbeitet waren. Es hatte dort nur einen Psychiater mit einer ständig wechselnden Gruppe von dreißig Patienten gegeben. Kein Wunder, dass er sich auf meine Anrufe nie gemeldet hatte. Sie alle taten das Beste, was sie konnten, häufig unter Bedingungen der Überfüllung und Überforderung und noch dazu in einem medizinischen Feld, von dem die Allgemeinheit erwartete, objektiv und wissenschaftlich fundiert zu sein, von dem Eingeweihte jedoch wussten, dass es davon weit entfernt war.

Ich sprach auch mit Sascha Altman DuBrul, einem der Gründer des Icarus Projects, einer alternativmedizinischen Gesundheitsorganisation, die Geisteskrankheiten als »den Raum zwischen Genie und Wahnsinn« bezeichnete. Ich war nervös, als ich mit Sascha sprach. Ich wollte seine Geschichten hören, aber ich war auch auf seinen Rat aus, aber ich hatte Angst vor dem, was er sagen mochte. Machte ich alles falsch? War ich ein Teil des Problems?

Sascha beruhigte mich im Handumdrehen. Er begann damit darzulegen, dass die Erfahrung, die jeder Mensch mit psychischen Erkrankungen macht, einzigartig ist. Das mag offensichtlich klingen, aber bis zu einem gewissen Ausmaß ist die Psychiatrie auf Verallgemeinerungen aufgebaut. Es gefiel Sascha nicht, wie die Psychiatrie die einmaligen Erfahrungen von Patienten in eine Handvoll verfügbarer Kisten stopfte.

»Ich habe die Diagnose bipolare Störung bekommen«, erzählte mir Sascha. »Dieser Begriff kann zwar wirklich nützlich sein, um bestimmte Dinge zu erklären, aber ihm fehlen eine Menge Nuancen.« Er erklärte, er finde das Etikett »irgendwie befremdlich.« All das stieß in mir auf Widerhall. Auch für Giulia schien keine der Diagnosen richtig zu passen. Während ihrer ersten psychotischen Episode hatten die Psychiater eine bipolare Störung ausgeschlossen. Bei der zweiten waren sie sich sicher, dass es sich um eine bipolare Störung handelte. Und davon abgesehen lieferte die Psychiatrie, wie Sascha es ausdrückte, uns »grauenhafte Worte, um uns selbst zu definieren«, ganz egal, wie die Diagnose aussah.

Was die Medikamente betraf, eine Quelle ständiger Spannungen zwischen Giulia und mir, dem Medizin-Nazi, so glaubte Sascha, dass die Frage, ob man Pharmazeutika einnahm oder nicht, nuancierter und nicht nur einfach mit Ja oder Nein beantwortet werden musste. Die beste Antwort mochte *vielleicht* lauten, *manchmal* oder *nur bestimmte Medikamente*. So nahm Sascha selbst zum Beispiel jeden Abend Lithium, weil er nach vier Krankenhausaufenthalten und mehr als einem Jahrzehnt mit dem Etikett *bipolar* überzeugt war, dass das Medikament einen positiven Bestandteil seiner Behandlung darstellte. Nicht die ganze Lösung, aber einen Teil.

Das alles war sehr ermutigend und weit von den Anschuldigungen und Aburteilungen entfernt, von denen ich befürchtet hatte, dass er sie über mir ausschütten würde. Ich merkte jedoch erst richtig auf und begann, ihm sorgfältig zuzuhören, als er mich mit dem Konzept der Patientenverfügungen vertraut machte. Genau wie die im Voraus ausgestellten Dokumente für Sterbende erlauben diese Verfügungen psychiatrischen Patienten darzulegen, was für eine Behandlung sie sich im Fall einer künftigen gesundheitlichen Krise wünschen. Die Logik bestand darin, festzuhalten, dass ein Mensch, der Gesundheit definieren konnte, solange er gesund war, und zwischen Gesundheit und Krankheit unterscheiden konnte, auch in der Lage war, seine eigene Behandlung zu gestalten. Die Verfügungen waren nicht dazu gedacht, die Psychiatrie abzulehnen, auch wenn das vorkommen kann. Stattdessen sind sie dazu erfunden worden, Patienten dazu zu ermutigen vorauszuplanen – einen Rückschlag als möglich oder sogar als wahrscheinlich zu betrachten –, und ihnen dadurch mehr Kontrolle zu geben und künftige Fehler zu verhindern oder zumindest zu minimieren.

Ich war von dem Konzept begeistert, aber ich hakte noch einmal bei Sascha nach: »Diese Verfügungen hören sich unglaublich nützlich an und Sie müssen bitte entschuldigen, dass ich Sie das frage, aber haben Sie Kinder? Sind Sie verheiratet? Haben Sie Ihre Verfügung mit Ihrer Familie entworfen?«

»Nein«, gab er zu. »Ich habe sie mit meinem besten Freund gemacht.«

»Und das ist mein großes Problem«, erklärte ich ihm. »Giulia mag eine Vorstellung davon haben, wie sie ihre Krankheit behandelt sehen will, aber die unterscheidet sich deutlich von meiner. Und wir leben zusammen. Wir haben gemeinsame Bankkonten. Wir haben einen Sohn. Das macht die Dinge viel, viel komplizierter.«

Sascha schwieg für eine Minute. »Wir sind uns noch nie begegnet, Mark, wir kennen einander gar nicht, aber ich habe wirklich Mitleid mit Ihnen. Sie versuchen, das Richtige zu tun. Etwas Besseres können wir alle nicht machen.«

Im Dezember nahm Marie sich das Leben. Tags zuvor hatte sie Giulia getextet, dass sie einen furchtbaren Tag hatte. Giulia hatte zurückgetextet, Marie sei die stärkste Frau, die sie kenne, und sie wisse, dass alles gut werden würde. Dann hörte Giulia nichts weiter von ihr. Maries Arbeitgeber wusste von ihren gesundheitlichen Problemen und hatte die Anweisung, die Polizei anzurufen, wenn er sie nicht ausfindig machen konnte. Als sie nach der Mittagspause nicht zurückkam, riefen sie an. Die Polizisten brachen Maries Wohnungstür auf und fanden sie tot im Bett.

Wir erfuhren davon auf bizarre Weise. Auf unserem Weltreise-Blog hatte Giulia Jahre zuvor ein Posting über Maries künstlerisches Werk eingestellt, und in der Nacht nach ihrem Selbstmord hinterließ ihr Bruder dort einen Kommentar, in dem es hieß: »Was für ein schöner Tribut für Marie, wir vermissen sie.« Da wir beide Betreiber des Blogs waren, erhielten wir beide eine E-Mail-Benachrichtigung, dass jemand einen Kommentar hinterlassen hatte. Giulia war auf einer Party bei alten Freunden von uns, nur eine Straße von Maries Wohnung entfernt, als sie die Mail erhielt. Sie rief mich an, und alles, was ich hörte, war ihr Weinen. Ich fuhr nach Ocean Beach, um sie abzuholen, und nahm sie in die Arme, aber zu sagen gab es nichts. Giulia hatte ihre wichtigste Gefährtin in ihrem Heilungsprozess verloren, die eine, die sie immer sofort verstand, weil sie dieselben Erfahrungen hatten.

Ich hatte die Ansicht, Selbstmord sei ein feiger Ausweg, lange hinter mir gelassen. Ich dachte mittlerweile, dass jeder Mensch, der Selbstmordgedanken hegt, eine von zwei Arten von Mut aufbringt. Giulia besaß die eine Art von Mut, die darin bestand, die Gedanken jeden Tag zu ertragen, und dennoch das Leben zu wählen. Egal, wie sehr das Leben ihr weh tat, dieser Mut half ihr, jeden Morgen aufzuwachen.

Marie besaß die andere Art von Mut, die, von der ich wünschte, niemand würde sie besitzen. Sie glaubte ihren Gedanken. So tief war ihr Gefühl, die Dinge würden niemals besser werden und es gäbe keinen Ausweg, dass sie ihrer ganzen Welt ein Ende setzte.

Giulia besaß die erste Art von Mut. Aber je länger sie über Marie nachdachte, desto mehr fürchtete sie, dass sie die zweite Art auch noch finden mochte. Sie hatte Angst vor dem, was das für mich und Jonas und den Rest der Menschen, die sie liebte, bedeuten würde.

»Marie hat mir immer erzählt, die zweite Einlieferung ins Krankenhaus ist die schlimmste«, sagte Giulia in der Nacht, nachdem sie die Nachricht erhalten hatte. »Das ist die, wenn einem klarwird, dass es nicht weggehen wird. Ich habe meine zweite Einlieferung hinter mir. Es mag eine dritte geben, eine vierte oder eine fünfte. Ich will nicht, dass mir das passiert, was Marie passiert ist.«

»Ich will das auch nicht, Giulia«, sagte ich.

»Wie verhindere ich es also?«

»Ich weiß es nicht«, sagte ich. »Du hast es bisher verhindert.«

Ich wartete ab, bis Giulias Trauer ein wenig leichter geworden war, ehe wir versuchten, einen solchen Plan aufzusetzen. Sie erzählte mir eine Menge Geschichten von Marie. Sie weinte. Sie hörte sich alte Voice Mails an und las alte Textnachrichten. Doch glücklicherweise bekam sie keinen Rückschlag, etwas, das ich als durchaus möglich gefürchtet hatte. Giulias Trauer aber galt eindeutig nicht Marie allein. So wie sie über Maries Tod sprach, kam es mir vor, als trauere Giulia zugleich um sich selbst. Sie wusste, sie hätte an Maries Stelle sein können.

An einem Abend, nachdem Jonas eingeschlafen war, als wir im Bett lagen und Giulia sich darauf vorbereitete, auf ihrem iPad *Friday Night Lights* zu sehen, brachte ich die Sprache vorsichtig auf eine Patientenverfügung.

»Wegen dieses Plans«, sagte ich, »ich denke, es ist Zeit, dass wir darüber sprechen.«

Giulia sagte nichts.

»Ich denke, wir sollten als Erstes über das Risperdal in deinem Arzneischrank sprechen.«

»Was gibt es darüber zu sprechen? Wir haben Risperdal im Haus. Na und? Hast du Angst, dass ich alle auf einmal nehmen könnte?« Schon jetzt reagierte sie trotzig.

»Nein, darum geht es nicht«, sagte ich. »Ich spreche darüber, das Risperdal wie verschrieben einzunehmen, falls die Psychose wieder auftritt. Ich denke, wir müssen uns überlegen, wie die Lage aussehen muss, damit du es einnimmst. Beim letzten Mal waren es nur vier schlaflose Nächte, bis du im Krankenhaus gelandet bist.«

Giulia schnitt mir das Wort ab. »Ich will darüber nicht sprechen, Mark. Ich werde keine neue psychotische Phase haben. Ich will nicht, dass es noch einmal passiert, also wird es nicht noch einmal passieren. Hab einfach ein bisschen Vertrauen in mich.«

»Ich will auch nicht, dass es noch einmal passiert«, sagte ich. »Aber es könnte passieren. Das hast du selbst gesagt. Wir sollten jetzt, solange du dich gut fühlst, einen Plan dafür machen, statt zu warten, bis die Krise einsetzt und dann wieder ich derjenige bin, der alle Entscheidungen für dich trifft.«

»Wie zum Beispiel meinen Job zu kündigen, meinst du«, sagte Giulia provozierend.

»Ja, das meine ich zum Beispiel«, sagte ich.

»Und dich zu weigern, auf mich zu hören, wenn ich dir sage, dass ich bereit bin, nach Hause zu kommen«, fügte sie mit wachsender Feindseligkeit hinzu.

»Ich nehme an, das ist deine Art, es zu sehen«, sagte ich. »Ich habe nur versucht, auf das zu hören, was die Ärzte gesagt haben.«

»Oder mich zu zwingen, Medikamente zu nehmen, die ich nicht nehmen will.« Sie war jetzt in Fahrt.

»Oder dich am Leben halten, damit du nicht von der verdammten Golden Gate Bridge springst!«

»Das ist eine großartige Idee, Mark«, sagte Giulia und stand aus dem Bett auf. »Vielen Dank dafür, dass du so viel Vertrauen zu mir hast und glaubst, ich werde eine weitere psychotische Phase durchleben.« Sie stürmte ins Badezimmer und knallte die Tür zu.

»Das hat nichts mit Vertrauen zu tun, Giulia«, rief ich.

Als Antwort verschloss Giulia die Tür.

»Es geht darum, dass mir klargeworden ist, dass wir beide gewaltige Fehler dabei gemacht haben, wie wir mit deinen Krankenhausaufenthalten umgegangen sind. Diese Fehler tun uns weh. Natürlich will ich nicht, dass du noch einmal eine psychotische Phase erlebst. Ich bin mir nur nicht sicher, inwieweit wir das kontrollieren können. Und wenn es passiert, will ich definitiv nicht noch einmal dieselben Fehler machen.«

Die Tür blieb verschlossen. Giulia murmelte: »Mir doch egal«, also trat ich von der Tür zurück und ging wieder ins Bett.

Eine Woche später versuchte ich es noch einmal, als Jonas im Bett und wir beide erschöpft waren, die einzige Gelegenheit, die zwei berufstätige Eltern haben, unter vier Augen miteinander zu sprechen.

»Wir müssen wirklich darüber sprechen, wie eine Situation auszusehen hätte, damit du das Risperdal nimmst«, sagte ich.

»Das Risperdal nehme ich, wenn ich psychotisch bin«, sagte sie und blickte kaum von ihrem iPad auf.

»Und woran erkennst du, dass du psychotisch bist? Mir war das nie klar. Irgendwie wird es einfach nur schlimmer mit jedem Tag, an dem du nicht schläfst. Ich frage mich, ob du es nicht nehmen könntest, bevor du anfängst, dich psychotisch zu fühlen«, fragte ich.

Sie stöhnte und legte das iPad beiseite. »Willst du, dass ich gleich jetzt damit anfange?«, fragte sie. »Dann werde ich nie wieder psychotisch! Und ich werde auch nie wieder etwas fühlen.«

»Schatz, ich will mich nicht mit dir streiten«, sagte ich.

Mein Mangel an Widerspruch besänftigte sie. »Ich will mich auch nicht streiten«, sagte sie. »Aber ich will auch kein Risperdal nehmen, solange ich nicht muss.«

»Nun, ich denke, wenn du nicht schlafen kannst, ist das eine Situation, in der du es müsstest. Ich denke, wenn du eine Nacht lang nicht schlafen kannst, solltest du Risperdal nehmen.«

»Das ist lächerlich, Mark«, sagte Giulia. »Eine Nacht macht mir nichts aus. Was hältst du davon: Nach zwei Nächten ohne Schlaf nehme ich ein Milligramm Risperdal.«

»Das ist genauso lächerlich!«, sagte ich. »Das letzte Mal hat es nur vier Nächte gedauert. Und ein Milligramm Risperdal bewirkt überhaupt nichts. Drei Milligramm nach der ersten Nacht, schlage ich vor.«

»Nun, und ich schlage ein Milligramm nach zwei Nächten vor.« Wir wurden uns nicht einig, aber zumindest hatten wir begonnen zu verhandeln.

Wir beschlossen, uns mit dem Problem an ihre Psychiaterin zu wenden. Giulia hatte in den letzten drei Jahren bestimmt ein Dutzend Ärzte konsultiert. Da waren die Ärzte im Krankenhaus gewesen, die im ambulanten Programm, ihr Arzt in der Stadt und nun ihre Ärztin in der East Bay. Ihre neue Psychiaterin, Dr. Stefania, war äußerst scharfsinnig und überzeugend. Sie redete nicht lange um den heißen Brei, genau wie Giulia es nicht tat. Tatsächlich glaubte ich, dass ich sie mochte, weil sie mich an Giulia erinnerte – dickköpfig, ehrgeizig, auf ein Ziel konzentriert.

»Wir brauchen also einen Plan, wann im Fall eines Rückschlags Risperdal eingenommen werden soll«, sagte Dr. Stefania hinter ihrem Schreibtisch. »Ich denke, wenn Sie nicht schlafen können, sollten Sie Ihre Medikamente nehmen und basta.«

»Genau«, sagte ich. Triumphierend lehnte ich mich im Stuhl zurück. »Schlaf ist wichtig für dich.«

»Das weiß ich«, sagte Giulia. »Aber nur weil ich nicht schlafen kann, heißt das nicht, dass ich antipsychotische Mittel einnehmen muss.«

»Nun, wie wäre es denn damit«, schlug Dr. Stefania vor. »Wenn Sie nicht schlafen können, nehmen Sie um Mitternacht ein Milligramm ein. Wenn das Problem damit erledigt ist, ist alles bestens. Sie schlafen, Sie gehen zur Arbeit. Wenn Sie nicht schlafen können, nehmen Sie um zwei Uhr zwei Milligramm, also insgesamt drei. Mit drei Milligramm Risperdal im Blut sollten Sie nicht zur Arbeit gehen, also melden Sie sich an diesem Tag krank. Und rufen Sie mich an, damit ich weiß, dass Sie das Medikament nehmen mussten. Und dann warten wir von Tag zu Tag ab, wie es weitergeht.«

»In Ordnung, das kann ich machen«, sagte Giulia.

»Das hört sich für mich auch gut an«, sagte ich.

»War das alles? Sie sind leicht zufriedenzustellen«, witzelte Dr. Stefania. Wir waren beide schockiert. Nach lediglich ein paar Minuten bei Dr. Stefania war alles erledigt. Wir hatten unseren Plan für das Risperdal. »Und jetzt verschwinden Sie hier und genießen Ihr Leben.«

Natürlich gab es noch viel mehr zu besprechen als das Risperdal, aber zumindest waren wir jetzt zuversichtlich, dass wir die Dinge würden regeln können. Wir wussten, dass wir in beinahe jedem Punkt auf dieser Liste unterschiedlicher Meinung waren, aber es musste trotzdem nicht unmöglich sein, einen Plan zu finden, der funktionierte.

Wir nahmen uns vor, jeden Monat eine weitere Einzelheit zu besprechen. Im Februar einigten wir uns darauf, dass Giulia nie mehr Zyprexa oder Haldol einnehmen würde. Wenn ein Arzt es empfahl, während sie im Krankenhaus war, würde ich es in ihrem Namen ablehnen. Im März bestätigten wir, dass ich nie wieder mit ihrem Arbeitgeber sprechen würde, falls sie noch einmal ins Krankenhaus musste, sondern sämtliche Kommunikation dem ihr zugeteilten Sozialarbeiter überlassen würde. Im April kamen wir überein, dass wir eine Weile lang versuchen würden, die Psychose zu Hause in den Griff zu bekommen, statt sofort in die Notaufnahme zu rasen, da wir ja die Medikamente hier hatten und Giulia bereit war, sie zu nehmen. Hypothetisch betrachtet würde Giulia in diesem Fall ja bereits Risperdal nehmen und in Kontakt mit ihrer Psychiaterin sein, warum sollten wir also nicht abwarten, wie sich die Dinge zu Hause entwickelten. Im Mai, dem Monat, in dem Jonas Geburtstag feierte, legten wir fest, dass er nicht zu Besuch ins Krankenhaus kommen sollte.

Jede Einigung war ein kleiner Sieg, ein aufrichtiger Schritt in die richtige Richtung in einer Welt, in der solche Schritte selten sind. Die Gespräche verliefen meist angespannt, aber wir kämpften uns durch. Wir arbeiteten viele Themen zum ersten Mal richtig auf, doch noch immer gab es Fragen, denen wir uns stellen mussten. Wir mussten uns überlegen, welche Art von Hilfe wir von unseren Eltern annehmen wollten. Und dann war da auch noch die Frage nach weiteren Kindern. Wir beide wünschten uns welche, aber die Vorstellung beschwor eine Reihe von katastrophalen Szenarios herauf.

Aber wir hielten uns an unsere Vereinbarung, einen Plan aufzustellen, auch wenn es sich jedes Mal, wenn wir uns für die Arbeit an diesem Plan Zeit nahmen, anfühlte, als würden wir uns Zeit zum Streiten nehmen. Der Subtext, der unter diesen angespannten Gesprächen spürbar war, besagte, dass wir Fortschritte machten. Wenn wir uns zusammensetzten, um über Medikamentendosen zu sprechen oder über einen Zeitplan, um wieder schwanger zu werden, oder über das Risiko, in der Schwangerschaft Lithium zu nehmen, sagten wir einander im Grunde: »Ich liebe dich.« Meine genauen Worten mochten lauten: »Ich finde, du übereilst die Dinge«, aber der Subtext besagte: »Ich will, dass du gesund und erfüllt bist, und ich will mein Leben mit dir verbringen. Ich will hören, wie weit du mir in einer Frage, die so persönlich wie nur möglich ist, widersprichst, damit wir zusammen sein können.« Und Giulia sagte vielleicht: »Gib mir mehr Raum«, aber in ihrem Herzen hieß das: »Ich weiß zu schätzen, was du für mich getan hast, und bin dankbar, weil du bei deiner Unterstützung offen und flexibel bist, und lass uns dafür sorgen, dass das hier funktioniert.«

ELF

OKTOBER 2014

IN DER MITTE VON alledem war Jonas, der stolz und stetig wuchs und den Anker darstellte, der uns an unserer Absicht festhalten und nach einem Weg suchen ließ, aus dem, was wir hatten, das Beste zu machen. Nach seinen ersten Schritten in unserem Vorgarten stürmte Jonas los und rannte durchs Leben. Kurz darauf schlug er seinen ersten Wiffleball von einem Baseballständer, und mit achtzehn Monaten traf er *underhand pitches*. Football, Fußball, alle Sportarten, bei denen er werfen, treten oder fangen konnte, begeisterten ihn, besonders, wenn er dabei gegen jemanden kämpfen konnte. Ich liebte es zuzusehen, wie er durch seinen Körper seine Welt erforschte, ganz wie ich es beim Laufen und beim Surfen tat.

Ich bewunderte sein Körpergefühl, doch noch weit größer war die schiere Kraft seiner positiven Ausstrahlung. Er lachte und lächelte die ganze Zeit, selbst wenn die Dinge mit Giulia am schwierigsten standen. Er liebte es, uns auf den Schoß zu krabbeln und sich beim Vorlesen anzukuscheln, und nachdem er sein Bett für große Jungs bekommen hatte, fand er noch immer so gut wie jede Nacht zu irgendeinem Zeitpunkt seinen Weg in unser Bett, so dass wir am Morgen alle miteinander verschlungen aufwachten. Unser Man in Motion bekam schon bald einen neuen Spitznamen von uns: »Sweet Sauce«.

In Wahrheit brauchte ich Jonas so sehr, wie er mich brauchte. Mehr als jeder andere wandte ich mich Jonas zu, wenn ich

Freude und Trost nötig hatte, obwohl mir klar war, dass ich den Schultern eines Kleinkindes eine unfaire Bürde auflud. Er war meine Zuflucht, während Giulia sich in ihrer Depression verlor.

Sein Kinderarzt versicherte mir, dass kleine Kinder auch mit großen Herausforderungen, die ihre Eltern betreffen, fertigwerden können, solange ein Elternteil in der Lage ist, ihnen weiter zuverlässig Liebe und Zuneigung zu zeigen. Ich nahm diese Verantwortung sehr ernst. Ich betete ihn an, und um unser beider willen wollte ich, dass er mich auch anbetete.

Als Jonas sprechen lernte, fragte er meistens nach »Daddy«. Ich bemerkte es, und ich weiß, dass auch Giulia es bemerkte. Wir sprachen darüber nicht miteinander, aber ich weiß, dass es auf unangenehme Weise zwischen uns lag. Keiner von uns wusste, wie er damit umgehen sollte. Giulia wünschte sich, für Jonas eine wichtigere Rolle zu spielen, und ich konnte ihr daraus keinen Vorwurf machen. Ich liebte meine besondere Beziehung zu Jonas, aber ich wollte sie nicht zur Schau stellen. Also sprachen wir nicht darüber, hielten den Atem an, wann immer Jonas »Daddy« statt »Mommy« sagte, und hofften auf das Beste.

Eines Tages – er muss etwa zweieinhalb Jahre alt gewesen sein – baten wir ihn, unsere Bulldogge Goose zu beschreiben. »Wie ist Goose, Jonas?«

Jonas warf Goose einen prüfenden Blick zu und antwortete dann stolz: »Hübsch!«

Wir alle lachten.

»Und wie ist Mommy, Jonas?«, fragte Giulia als Nächstes.

Er wandte ihr seine Aufmerksamkeit zu und sah sie sich genau an. Ich wurde nervös, als er eine Zeitlang brauchte. Niemand hatte ihn je zuvor so direkt aufgefordert, Giulia zu beschreiben. »Ganz doll hübsch!« Er strahlte begeistert.

Puh. Wir lachten wieder.

»Und was ist mit mir, Jonas? Wie ist Daddy?«

»Glücklich!«, antwortete Jonas, ohne zu zögern.

Wir lachten ein drittes Mal.

»Wunderbar, Jonas, und hier ist die letzte Frage.« Eifrig blickte er zu mir auf. »Wie ist denn Jonas?«

Er kaute auf seinem Finger, während er über die Antwort nachdachte. Dann leuchtete sein Gesicht auf. »Ich bin auch glücklich. Genau wie Daddy.«

Es war ein wundervoller Herbst. Wir ernteten Kürbisse und diskutierten über Halloween-Kostüme. Jonas wollte entweder ein Baseballspieler oder ein Elefant sein. Die Giants hatten es in die Playoffs geschafft und kämpften um einen völlig unerwarteten dritten Sieg in den World Series innerhalb von nur fünf Jahren. In der Schule lief es großartig. In Giulias Job lief es großartig. Niemand konnte es so richtig glauben.

Und dann, in einer Montagnacht, konnte Giulia nicht schlafen. Sie konnte nicht erklären, warum – sie hatte eigentlich keinen besonderen Grund, der sie wach hielt. Aber trotz der 900 mg Lithium, die seit zwei Jahren solide ihren Dienst getan hatten, konnte sie nicht schlafen.

Ich lag in den langen, stillen Stunden der Nacht mit ihr wach und kämpfte gegen die Schwere meiner Augenlider. Häufig döste ich ein und schreckte wieder auf. Ich lauschte auf ihren Atem und auf raschelnde Geräusche, die mir verrieten, ob sie wach war oder nicht.

Wir hatten unseren Plan, der sich in der Theorie solide anfühlte, aber jetzt, wo es an der Zeit war, ihn in die Tat umzusetzen, hatte ich Angst – Angst, etwas zu sagen, das Giulia wütend machen konnte oder schlimmer, sie aufwecken, falls sie gerade eingeschlafen war. Ich wartete bis drei Uhr früh, ehe ich vorschlug, dass es wohl Zeit war, 1 mg Risperdal zu nehmen. Giulia zögerte. Sie wollte am nächsten Tag zur Arbeit gehen, und wenn sie die Pille jetzt nahm, würde es ihr schwerfallen aufzuwachen, wenn um halb acht ihr Wecker klingelte.

Also blieb sie wach und in der unheimlichen Stille mailte sie ihrer Ärztin und ihrer Therapeutin, um sie zu fragen, was sie tun sollte. Die Mails beruhigten sie, und kurz nachdem sie ihr Handy niedergelegt hatte, schlief sie ein. Ich wachte von dem Wecker, den ich mir für die Arbeit stellte, um Viertel vor sechs auf und hetzte durch meinen morgendlichen Alltag, um mich und Jonas rechtzeitig fertig zu machen. Während alledem schlief Giulia. Ich entschied mich, sie schlafen zu lassen und Jonas selbst zur Kinderkrippe zu bringen, obwohl das für gewöhnlich Giulias liebster Teil des Tages war. Bevor wir aufbrachen, schlichen wir uns auf Zehenspitzen ins Zimmer und gaben ihr einen Abschiedskuss. Ich fragte sie, wie es ihr ging. Sie murmelte eine unverständliche Antwort unter den Decken hervor und war wieder eingeschlafen, noch ehe wir das Zimmer verlassen hatten.

Um halb acht wachte sie von ihrem Wecker auf und hatte bereits per E-Mail Antwort von ihrer Therapeutin und ihrer Ärztin, die beide der Ansicht waren, dass wir uns heute Nacht an den Plan halten sollten: 1 mg Risperdal um Mitternacht, 2 mg um zwei Uhr. Sie machte für den nächsten Tag einen Termin mit ihrer Psychiaterin aus, die sie aufforderte, den Tag über in Kontakt zu bleiben. Dann nahm sie sich irgendwie zusammen und ging zur Arbeit.

Den ganzen Tag über suchte ich auf meinem Handy ständig nach Neuigkeiten von Giulia, aber es trafen keine ein. Ich textete ihr ein paarmal und erhielt nichtssagende Antworten: »Mir geht es gut.« »Ich bin müde.« Am Nachmittag holte ich wie üblich Jonas ab und ging mit ihm und Goose in den nahen Park. Noch immer sah ich alle paar Minuten auf mein Handy und wartete nervös darauf, dass Giulia heimkam.

Zärtlich umarmten wir uns, als sie durch die Tür kam. Sie machte einen guten Eindruck, sah nur müde aus. Ich suchte mit höchster Wachsamkeit nach den Anzeichen der Psychose – auf und ab laufen, Gewichtsverlagerung von einem Fuß auf den anderen, Nervosität, zuckende Augen – aber ich durfte sie nicht merken lassen, dass ich sie beobachtete.

Da wir sonst nichts vorhatten, widmeten wir uns der Baseballausscheidung. Es war eine eigentümliche Kombination – Giulias schlaflose Nacht und die Giants, die in der landesweiten Meisterschaft gegen die Cardinals spielten, wobei der Sieger in den World Series spielen würde – und ich fühlte mich in zwei Richtungen gezerrt. Einerseits wollte ich mich um Giulia kümmern, durch all die Meditationen, Massagen und Entspannungstechniken gehen, die wir uns im Laufe der Jahre angeeignet hatten. Was immer nötig war. Andererseits war ich ein Giants-Fan. Es gab gewisse Rituale der Vaterschaft, die für mich unentbehrlich waren – das Haarzausen, die ernsten Gespräche, der Campingurlaub – und die eigene Mannschaft in der Ausscheidung zu sehen, war eines davon. Ich wollte es für mich selbst so sehr wie für Jonas – eines Tages sollte er sagen können, dass er und sein Vater im Jahr 2014 zusammen die Spiele gesehen hatten, als die Giants alle überraschten und bis weit über die nationale Meisterschaft hinausgekommen waren.

Außerdem hatten Giulia und ich schließlich unseren Plan. Einen Plan, den wir vor allem deshalb aufgestellt hatten, damit er uns erlaubte, unser Leben zu leben und die Psychose daran zu hindern, wie eine Abrissbirne alles zu zerstören. Der Plan gab Giulia die Freiheit, selbst für das, was sie erlebte, zuständig zu sein, ohne dass ich ihr im Nacken saß.

Jonas jubelte, als wir mit dem Abendessen fertig waren und ich ihm sagte, dass wir uns zusammen das Spiel der Giants anschauen würden. Ich schaltete den Fernseher ein und legte die Füße auf die Couch. Jonas liebte die seltenen Gelegenheiten, wenn wir zusammen Baseballspiele sahen. Er kuschelte sich in meinen Schoß und sprudelte über vor Fragen, wollte den Namen eines jeden Spielers wissen und erfahren, was bei jedem Spielzug passierte. Schon bald wurde er ungeduldig in seiner Rolle als bloßer Zuschauer. Es dauerte nur ein paar Outs, dann lief er los und suchte in unserer chaotischen Garage nach seinem eigenen

Handschuh. Wenige Minuten später kam er mit seinem Handschuh und einem Wiffleball zurück, und die folgende Stunde verbrachte er damit, den Ball durch das Zimmer zu schleudern und sich hinterherzuwerfen, wobei er voller Leidenschaft das Spiel kommentierte, das er in seiner Phantasie austrug, voller Punkte an der Homebase, Megahits und superschnellen Pitches.

Giulia saß neben mir, ich massierte ihr den Nacken, kraulte ihr den Kopf und streichelte ihre Ohrläppchen. Anfangs schien sie entspannt, aber als das Spiel fortschritt und der Himmel sich verdunkelte, spürte ich, wie ihr Körper neben meinem sich verspannte.

Als nur noch zwei Innings übrig waren, stand sie abrupt auf. »Ich gehe nach draußen«, sagte sie. Ihr Körper war angespannt. Sie konnte ihre Füße nicht stillhalten und ihren Blick nicht auf einen Gegenstand richten.

»Was willst du denn machen?« Mir gefiel der Gedanke nicht, dass sie draußen alleine herumlief. »Warum kommen wir nicht mit dir?«, bot ich ihr hörbar halbherzig an.

»Nein, ich komme zurecht«, sagte sie. »Du und Jonas, ihr schaut euch das Spiel an. Ich gehe nirgendwohin, wenn es dich nervös macht. Ich laufe nur ein bisschen im Garten herum. Ich gehe nirgendwohin.«

Giulia ging nach draußen und begann, auf unserem bescheidenen Flecken Rasen auf und ab zu laufen. Ich begleitete sie, aber sie versicherte mir, dass es ihr gutgehe und sie nur ein bisschen Raum für sich selbst brauche. Also kehrte ich ins Wohnzimmer zurück, wo Jonas, das Spiel und die Freude auf die World Series auf mich warteten. Zwischen den Innings ging ich nach draußen, um nach Giulia zu sehen. Sie nahm im Gehen tiefe, bewusste Atemzüge, ihre Schultern hoben und senkten sich, während sie ein- und ausatmete. Ihre Hände waren überall – hinter ihrem Rücken, ineinander verschränkt, auf ihrer Brust und auf ihr Gesicht gepresst.

Jedes Mal, wenn ich hinausging, um nach ihr zu sehen, wurde meine Kehle eng. Drinnen im Wohnzimmer setzten Jonas und ich unser Leben fort, als wäre alles normal. Die Giants verloren, aber es war ein großartiges Baseballspiel. Draußen, barfuß in unserem Garten, versuchte Giulia, ruhig zu bleiben, während es Zeit wurde, schlafen zu gehen, und scheiterte.

»Giulia, es wird dunkel und kalt«, sagte ich sanft. »Warum kommst du nicht rein und nimmst ein Bad? Jonas hat auch schon gebadet.«

»Das ist eine gute Idee«, sagte sie und nickte. »Ich nehme ein Bad, und vielleicht kannst du Jonas ins Bett bringen, bis ich so weit bin? Ich komme dann dazu, wenn ich fertig bin.«

»Klingt gut.«

Ich wandte mich wieder dem Spiel zu, das dem Ende zuging. Jonas lächelte mich an und war selig, weil er an einem gewöhnlichen Wochentag abends noch fernsehen durfte. Er weinte, als das Spiel mit einer Niederlage der Giants endete, und ich trug ihn in sein Bett.

Jonas ins Bett zu bringen dauerte grundsätzlich eine Ewigkeit. Er liebte Bücher und kämpfte gegen seine Erschöpfung, um wach zu bleiben, während ich ihm ohne Ende Geschichten vorlas. Aus dem Augenwinkel warf ich ihm Blicke zu, während ich die Seiten umblätterte, um zu sehen, ob seine Lider schwer wurden und flatterten. Wenn ich aber ein paar Sekunden lang mit dem Lesen aufhörte, setzte er sich auf und beharrte: »Lies weiter, Daddy.«

Diesmal wechselte ich absichtlich langsam von einem Buch zum nächsten, damit ich zwischendurch durch den Flur auf das Geräusch von plätscherndem Wasser lauschen und mich versichern konnte, dass Giulia noch in der Wanne war. Ich las weiter, und Giulia blieb in der Wanne. Als Jonas einschlief, badete Giulia noch immer.

Ich steckte meinen Kopf in die Tür. »Er ist eingeschlafen. Tut mir leid, dass du nicht kommen und ihm gute Nacht sagen konntest.«

»Oh, das tut mir auch leid«, sagte sie. Sie war so weit, wie sie konnte, in die Wanne versunken, und die Oberfläche des Wassers bildete einen engen Kreis um ihr Gesicht. Es sah aus, als würde sie sich endlich beruhigen. »Danke, Schatz. Dieses Bad ist so angenehm. Ich glaube, ich warte heute nicht bis Mitternacht. Ich denke, ich nehme das Risperdal einfach ein. Ich will schlafen. Ich bin müde von der schlaflosen Nacht gestern.«

»Das klingt nach einem ausgezeichneten Plan, Giulia. Ich bin stolz darauf, wie gut du auf all dies reagierst.«

Ich stieg über den Haufen Handtücher auf dem Boden und setzte mich auf den Wannenrand. In dem warmen, schaumigen Wasser suchte ich nach ihrer Hand, fand sie und hielt sie fest.

»Danke, Schatz«, sagte sie leise. Wir gingen so liebevoll miteinander um. Wir wussten, dass wir auf einem dünnen Drahtseil tanzten. Jeder falsche Schritt konnte Folgen haben.

Mit etwas Abstand lag ich im Bett, während Giulia im Badezimmer ihr Risperdal nahm. Sie warf mir einen raschen Blick voll gespieltem Optimismus zu und gab mir einen hastigen Gutenachtkuss, ehe wir ihre Lieblings-Playlist einschalteten und das Licht ausknipsten. Wir lagen zusammen im Bett und warteten schweigend auf den Schlaf. So viel in meinem Leben drehte sich inzwischen um die Schwelle zwischen Schlaf und Wachzustand und dem zerbrechlichen Walzer von einem zum andern und wieder zurück.

Giulia schlief nicht. Sie nahm mehr Risperdal. Sie konnte noch immer nicht schlafen.

Am nächsten Morgen sagten wir all unsere beruflichen Verpflichtungen ab und fanden uns zum ersten Termin des Tages in Dr. Stefanias Praxis ein.

»Als Erstes müssen wir bei Ihnen ein Blutbild machen«, sagte die Ärztin. Giulia nahm seit fast zwei Jahren ununterbrochen täglich 900 mg Lithium ein, aber es lag beinahe ein Jahr zurück, dass der Lithiumwert in ihrem Blut zuletzt gemessen wurde. »Es besteht die Möglichkeit, dass Giulias Körper begonnen hat, die Medikamente auf andere Weise zu verarbeiten und sie nicht mehr die Menge bekommt, die therapeutisch notwendig ist.« Sie tippte eine Anweisung in ihren Computer und bestellte das Blutbild.

»Und nun lassen Sie uns über das sprechen, was gerade passiert«, sagte sie.

»Es sind inzwischen zwei Nächte vergangen, in denen ich Probleme mit dem Schlafen hatte«, erklärte Giulia.

»Bekommen Sie überhaupt keinen Schlaf?«

»Doch, ein bisschen«, erwiderte Giulia. »Ich denke, ich schlafe so gegen vier oder fünf Uhr morgens ein. Ein paar Stunden später muss ich aber schon aufstehen und zur Arbeit gehen.«

»Haben Sie irgendwelche Halluzinationen? Irgendwelche von den religiösen Fixierungen, die Sie in der Vergangenheit hatten, wenn Sie nicht schlafen konnten?«

»Nein, nichts davon«, antwortete Giulia.

»Ist bei der Arbeit etwas passiert?«

»Nein.« Giulia hatte vor kurzem ihren ersten Jahrestag an ihrem Arbeitsplatz feiern können, etwas, das ihr in den letzten drei Jahren nicht gelungen war. Ein Jahr war geschafft, vier weitere fehlten, um ihr Ziel zu erreichen.

»Sind Sie sicher, dass Sie Ihre Medikamente genommen haben? Sie haben sie nicht heimlich abgesetzt, oder etwas in der Art?«

»Nein«, sagte Giulia von der Frage verletzt.

»Ich muss danach fragen«, erklärte Dr. Stefania beschwichtigend. »Ich beschuldige Sie nicht, sondern muss einfach auf Nummer Sicher gehen. Weil das hier aus heiterem Himmel auftritt.«

»Das finde ich auch«, mischte ich mich ein. Ich hatte endlich damit aufgehört, mich bei Giulias Terminen als allwissend aufzuspielen, aber ich hatte nicht vor, schweigend dazusitzen. »Sie nimmt ihre neunhundert Milligramm Lithium. Sie macht alles richtig. Was ist also los?«

»Das weiß ich auch nicht«, erwiderte die Ärztin. »Aber ich werde Ihnen zusätzlich zu dem Risperdal ein Schlafmittel verschreiben. Giulia, nehmen Sie weiterhin eine Risperdal und heute Abend zusätzlich eine Schlaftablette. Nehmen Sie beide zusammen zur Schlafenszeit. Wenn Sie nach vier Stunden immer noch nicht eingeschlafen sind, nehmen Sie eine zweite Schlaftablette.«

»Was ist, wenn ich dann immer noch nicht einschlafe?«, fragte Giulia.

»Dann sollten Sie eine zweite Risperdal nehmen.«

Als Antwort weiteten sich Giulias Augen.

»Aber ich bezweifle, dass Sie danach noch wach sein werden«, fügte Dr. Stefania hastig hinzu. »Das sind ja eine ganze Menge Medikamente.«

»Was ist mit meiner Arbeit? Ich möchte wirklich nicht wieder meine Anstellung verlieren. Mark und ich haben einen Plan aufgestellt, und wir haben uns eine Menge Ziele gesetzt, auf die wir uns geeinigt haben. Die beiden wichtigsten sind, dass ich nicht wieder ins Krankenhaus will und dass ich meinen Job nicht verlieren will. Es ist der erste Job, den ich über längere Zeit halten konnte, und ich mache ihn wirklich gern.« Giulia redete sich in Erregung. Ich beugte mich aus dem Stuhl hinüber und nahm ihre Hand.

»Das sind auch meine Ziele«, versicherte ihr die Ärztin. »Aber wenn Sie all diese Präparate nehmen, sollten Sie vermutlich nicht zur Arbeit gehen. Könnten Sie sich eine Zeitlang freinehmen?«

»Ja, ich denke schon. Ich meine, ich habe mir den Vormittag freigenommen, um heute herzukommen, und ich habe mich noch nie krankgemeldet, ich müsste also ein paar Tage angesammelt haben.« Giulia zuckte die Schultern.

»Warum nehmen Sie sich dann nicht morgen frei? Falls Sie einschlafen, haben Sie auf diese Weise die Möglichkeit auszuschlafen, und Sie brauchen sich keine Sorgen um Ihren Wecker zu machen. Und dann, nach einer Nacht mit gutem Schlaf, sollten Sie sich schon besser fühlen. Wenn Sie zwei gute Nächte schaffen, können wir anfangen, die Medikamente zurückzufahren. Heute ist Dienstag, und wir könnten diese Sache hoffentlich bis zum Wochenende hinter uns haben.«

»Ich wollte am Wochenende nach New York fahren. Mein Bruder hat sich gerade verlobt. Ich wollte mit ihm feiern«, sagte Giulia. »Mark und Jonas fahren zelten. Sie haben schon einen Campingplatz gebucht.«

»Warten wir ab, wie Sie sich fühlen. Nach New York zu fahren, ist womöglich keine gute Idee. Lassen Sie uns darüber am Donnerstag nachdenken.«

Hand in Hand verließen wir ihre chromglänzende Praxis. Wir hatten zusammen schon so viele Arzttermine absolviert, aber dieser fühlte sich anders an. Wir hielten die Zügel in der Hand. Nein, Giulia hielt die Zügel in der Hand. Ich unterstützte ihre Entscheidungen, weil wir alles Notwendige bereits im Voraus besprochen hatten. Diesmal würde alles anders laufen. Es würde alles gut werden. Wir gingen wieder zur Arbeit, aßen zu Abend, brachten Jonas ins Bett. Alles machte einen ermutigenden Eindruck.

Nur dass Giulia in dieser Nacht nicht schlafen konnte.

Die Giants setzten ihren Triumphmarsch durch die Ausscheidung fort, und Giulia konnte weiterhin nicht schlafen. Ich sah mir das nächste Spiel im Fernsehen an, während Jonas im Zimmer um mich herum spielte, Giulia wanderte hinten im Garten auf und ab, und ich versuchte zu begreifen, warum uns das passierte.

Ihre beiden früheren psychotischen Episoden hatten einen ähnlichen Ursprung. Ich stellte fest, dass in beiden Fällen die Arbeit die Hauptursache gewesen war, ein neuer Job mit unerwarteten Anforderungen. Jetzt aber gab es keinen Tumult auf Giulias Arbeitsstelle. Tatsächlich war das genaue Gegenteil der Fall, bei der Arbeit lief alles hervorragend. Und sie nahm das Lithium, was sie bei den beiden vorigen Episoden nicht getan hatte. Sie hätte nicht schlaflos werden dürfen. Nichts von alledem hätte passieren sollen. Es störte das Muster. Es ergab keinen Sinn.

Die einzige Konstante war die Jahreszeit. 2009 war sie im September ins Krankenhaus gekommen, 2012 war es November und jetzt, 2014, hatten wir Mitte Oktober.

Das Blutbild ergab, dass ihre Lithiumwerte tatsächlich niedrig waren, und ihre Ärztin mailte Giulia, sie solle die Dosis auf 1500 mg erhöhen, was Giulia sofort und ohne sich zu beklagen, tat. »Wenn Dr. Stefania denkt, dass mehr Lithium hilft, werde ich mehr Lithium nehmen«, sagte sie.

Wir riefen unsere Eltern an und erklärten ihnen, was los war. Beide boten an, zu kommen und uns zu helfen, aber wir baten sie, dies nicht zu tun. Von Giulias Schlaflosigkeit abgesehen war ja alles andere, wie es sein sollte. Ich arbeitete noch, Giulia arbeitete noch, und Jonas ging noch in die Kinderkrippe. Wir waren täglich mit einer Ärztin in Kontakt und hatten sämtliche nötigen Medikamente zur Verfügung.

Am Donnerstag, den 16. Oktober, führten die Giants mit drei zu eins Spielen gegen die Cardinals. Das fünfte Spiel fand in San Francisco im AT&T Park statt, einem grandiosen Stadion, das sich in die San Francisco Bay schmiegte. Sie brauchten nur noch einen Sieg, um an den World Series teilzunehmen, und hier war die Chance, ihn zu Hause zu erringen, vor zweiundvierzigtausend begeisterten Fans.

Unsere Routine hatte sich inzwischen eingespielt: Jonas und ich sahen uns das Spiel an, und Giulia wanderte hinten im Garten auf und ab. Sie ging barfuß durch das kühle Gras. Früh für die Jahreszeit war bereits ein wenig Regen gefallen, und unser totes braunes Gras wuchs neu. Der hartgebackene Boden war zu einem geschmeidigen Schlamm aufgeweicht. Giulia telefonierte häufig mit Freundinnen, zum Beispiel mit Sachi und Leslie, aber genauso häufig wanderte sie schweigend vor sich hin. Zwischen den Innings kam ich regelmäßig nach draußen, um nach ihr zu sehen, und bot ihr an, bei ihr zu bleiben und mit ihr zu reden, aber wir wussten beide, dass ich nach drinnen zu Jonas gehen musste, der auf mich wartete.

Spiel fünf der NLCS von 2014 zwischen den Giants und den Cardinals war ein Spiel von historischer Dramatik. Beim vierten Inning gingen die Cardinals mit 3 zu 2 in Führung und schienen das Spiel zu dominieren. Beim achten Inning setzten die Giants Michael Morse als Reservespieler ein, einen charmanten Chaoten, der Unterarme wie Baumstämme hatte. Morse erzielte an der linken Feldlinie einen majestätischen, erderschütternden Punkt, der das Spiel besiegelte. Mit ausgebreiteten Armen umrundete er die Basen, als wäre er ein Kind, das durch einen Park rannte und spielte, ein Flugzeug zu sein. Jonas und ich sprangen jubelnd auf und ab und rannten ebenfalls wie Flugzeuge durch das Haus. Bei dem begeisterten Lärm kam Giulia herein und blieb bei uns, um das bevorstehende letzte Inning zu sehen.

In der ersten Hälfte des neunten Innings raste uns das Herz, während die Cardinals die Basen beluden, aber sie erzielten keinen Punkt. Es folgte die zweite Hälfte, das Spiel war bereits besiegelt und eine Fahrt zu den World Series stand bevor. Schnell brachten die Giants zwei Männer durch. Der Einwechselwerfer der Cardinals hatte sichtlich Probleme mit seinem Selbstvertrauen. Während er sich auf den nächsten Wurf vorbereitete, sagte ich zu Jonas: »Pass auf, Jonas. Er wird einen Gurkenball genau durch die Mitte werfen, um sich in Erinnerung zu rufen, dass er gut werfen kann.«

Genau das tat der Pitcher auch. Er landete einen Wurf geradewegs über die Base zum Schlagspieler der Giants, Travis Ishikawa, der den Pitch aufnahm. In der Sekunde, in der er den Ball berührte, wusste jeder, dass die Giants gewonnen hatten. Der Ball hob sich aus dem Innenfeld, flog über den Kopf des Außenfeldspielers und stieg noch weiter. Er schlug oben an der rechten Feldmauer auf, und die Giants gewannen den Wimpel mit einem Home Run in der zweiten Hälfte des neunten Innings. Es war ein mythisches Baseballspiel.

In unserem Wohnzimmer brach ein Jubelsturm los, und dasselbe geschah in der gesamten Nachbarschaft. Autos hupten, Leute rannten hinaus auf die Straßen. Jonas sprang auf der Couch auf und nieder und schrie: »Gurkenball, Gurkenball, genau durch die Mitte!«

Inmitten des Jubels verfiel ich einer der größten Illusionen im professionellen Sport: Ich hatte das Gefühl, dieser Sieg gehöre aus irgendwelchen Gründen mir. Ich suchte mir Erfahrungen aus der Baseballwelt und wendete sie auf mein Leben an. Ich wusste, es war idiotisch, so etwas zu tun, aber ich tat es trotzdem. Die Kerle in Orange und Weiß, die da auf dem Innenfeld feierten, wussten nicht, dass meine Frau nicht schlafen konnte und beständig mehr Psychopharmaka schlucken musste, um eine Psychose zu verhindern. Ihr grandioser Sieg hatte mit uns nichts zu tun. Aber ich war glücklich und interpretierte das als ein Zeichen, dass alles gut werden würde.

Und natürlich schlief Giulia auch in dieser Nacht nicht.

Giulia stornierte ihre Reise nach New York. Jonas und ich fuhren nicht zum Zelten. Weder für das Flugticket noch für die Buchung des Campingplatzes bekamen wir unser Geld zurück. Giulia nahm jede Pille, die sie nehmen sollte. Aber sie konnte einfach nicht schlafen.

Nach einer Woche der Schlaflosigkeit einigten wir uns, uns zusammen eine Woche freizunehmen, Sonderurlaub aus gesundheitlichen Gründen, so dass wir zu Hause bleiben konnten und uns über die Anforderungen im Beruf keine Sorgen machen mussten. Wir hofften, wir würden nicht mehr als diese eine Woche brauchen. Wir stellten unsere Wecker aus, damit wir aufwachen konnten, wenn unsere Körper bereit dazu waren und damit vor allem Giulia ausschlafen konnte, falls sie überhaupt schlief. Obwohl eigentlich Giulia Jonas gegen acht in der Krippe ablieferte, fuhren wir nun zusammen, etwas, das wir sonst nie taten, das er aber liebte. Und wir kamen erst nach neun an. Seine Betreuerin betrachtete uns prüfend, als wir zusammen und eine Stunde später als sonst auftauchten, aber sie sagte nichts.

Danach hatten wir den ganzen Tag gemeinsam zu Hause vor uns, um uns mit sinnvollen, beruhigenden Aktivitäten zu beschäftigen. Wir gingen mit Goose auf lange Wanderungen durch die Briones. Wir kauften Vorräte ein und kochten zusammen. Wir machten sauber. Wir verbrachten eine Menge Zeit im Garten. Giulia liebte das Gefühl von Erde in den Händen, und während ich Unkraut jätete, zerrieb sie langsam die Erde zwischen ihren Handflächen. Wir verlebten die Tage, wie wir es vor fünf Jahren getan hatten, doch statt einen Tagesablauf zu schaffen, der eine Reaktion auf ihre Zeit im Krankenhaus darstellte, lebten wir diesmal auf solche Weise, um sie aus dem Krankenhaus fernzuhalten.

Nun wo sie eine Woche lang nicht ins Büro musste, verbrachte Giulia eine Menge Zeit damit, Freunde anzurufen. Ellie, eine Freundin aus unserer Zeit in Ocean Beach, lud Giulia ein, einen Tag mit ihrer Tochter, die gerade ihren ersten Geburtstag gefeiert hatte, in der alten Heimat zu verbringen.

»Es wird alles bestens laufen, Mark«, sagte Giulia und machte im Beifahrersitz einen Plan für den Besuch, während wir fuhren, um Jonas abzuliefern. »Ich kann es nicht erwarten, Ellie und das Baby zu sehen. Du kannst surfen gehen, während ich dort bin. Du hast eine Surf-Session verdient. Lass uns aber Goose nicht mitnehmen. Nur du und ich, so dass du surfen kannst und ich im Haus bei Ellie und dem Baby sein kann. Das wird toll werden. Ich freue mich so, Ellie und das Baby zu sehen. Ich kann es kaum erwarten. Und du musst unbedingt surfen. Das ist eine gute Idee. Es wird toll werden.« Unruhig und energiegeladen wiederholte sie sich wieder und wieder, während wir von der Kinderkrippe nach Hause fuhren.

»Vielleicht sollten wir Ellie sagen, wie es dir geht«, schlug ich vor. »Ich weiß, du hast keine Halluzinationen, aber du bist ziemlich eindeutig nervös und angespannt. Ellie ist allein mit einer Einjährigen zu Hause. Ich denke, da ist es nur fair, wenn wir sie wissen lassen, dass es sich nicht gerade um einen gewöhnlichen Besuch handelt.«

»Mensch, Mark, lässt du bitte mal ein gutes Haar an mir?«, fragte Giulia. »Hast du denn gar kein Vertrauen zu mir? Es geht mir gut. Wir brauchen ihr überhaupt nichts zu erzählen.«

Ich belud das Auto mit meinem Board und meinem Neoprenanzug, hatte aber wenig Hoffnung, überhaupt ins Wasser zu kommen. Keiner unserer Freunde hatte Giulia je erlebt, wenn ihre Psychose eskalierte. Viele hatten sie in der selbstmordgefährdeten Phase erlebt, aber dieses Ausmaß von Nervosität und ruheloser Energie war etwas völlig anderes. Ich rechnete damit, gebeten zu werden dabeizubleiben, statt ein paar Stunden lang aufs Meer zu verschwinden.

Während wir in die Stadt fuhren, schnatterte Giulia die ganze Zeit vor sich hin und sprang wahllos von einem Thema zum andern: ihre Arbeit, das Wiedersehen mit Ellie, die Freundinnen, mit denen sie telefoniert hatte, die Gartenarbeit, das Meer. Nichts davon enthielt Sinnestäuschungen, aber es war völlig uncharakteristisch für sie. Für gewöhnlich war Giulia im Auto still und hörte zufrieden ihre Musik. Nicht so heute. Sie sprach mit verzweifelter Intensität, als würde der rasch fließende Strom der Worte verhindern, dass die Stille uns verschlang.

In Ellies Haus eilte Giulia die Treppen hinauf. Ich folgte ihr langsam, doch innerhalb von ein paar Minuten scheuchte mich Giulia davon: »Geh surfen, Mark. Deshalb bin ich doch hier! Du hast Zeit für dich, um dich zu amüsieren. Lass uns Mädchen ein bisschen Mama-Zeit für uns haben.«

Ellie brachte mich zur Tür. Als ich nach draußen trat, flüsterte sie mir zu: »Ich weiß nicht, wie ich es sagen soll, also sage ich es einfach: bitte geh nicht Surfen. Ich bitte dich, dein Handy griffbereit zu haben, für den Fall, dass ich nicht mehr mit ihr fertigwerde.« Es war ihr sichtlich peinlich, dies auszusprechen, und es fiel ihr schwer, mir in die Augen zu sehen.

»Ich habe versucht, Giulia dazu zu bringen, es dir zu sagen«, antwortete ich. »Ich wollte, dass sie dir erzählt, wie es ihr geht, aber sie wollte nicht.« Beschämt senkte ich den Kopf. Nach all den Jahren war es mir noch immer peinlich, wenn Leute Giulia in Zeiten ihrer Krankheit zu sehen bekamen. Sie war so weit von der Giulia, die wir alle kannten, entfernt. Aus diesem Grund hatte ich vorher anrufen wollen, und manchmal tat ich es einfach und verletzte damit Giulias Privatsphäre, damit unsere Freunde sich darauf vorbereiten konnten, sie so zu erleben, wie es ihr gar nicht ähnlich sah. »Sie hat keine Halluzinationen«, fuhr ich fort. »Sie ist auf keinen Fall gefährlich. Sie ist nur … nervös. Und angespannt, weil sie nicht schlafen kann.«

Ellie nickte und akzeptierte, was ich sagte, aber sie wiederholte ihre Bitte: »Bitte hab dein Handy griffbereit.«

»Klar, natürlich«, antwortete ich. »Viel Glück.«

Ich trottete die Stufen hinunter. Ich wusste nicht, was ich tun sollte. Surfen kam nicht in Frage. Ich hatte keinen Hund bei mir, kein Buch und kein Interesse, einen meiner alten Freunde anzurufen.

Ich fuhr zum Strand, ließ mich in den Sand fallen und sah zu, wie sich Leute in schwarzen Neoprenanzügen johlend und lachend ihren Weg durch mannshohe Wellen bahnten. Ich starrte mein Handy an und wartete darauf, dass entweder Ellie oder Giulia mich anrief. Zwei Stunden später rief Giulia an. Ich holte sie ab, wir fuhren nach Hause, und Giulia schwatzte den ganzen Weg über davon, wie toll es gewesen war, Ellie und das Baby zu sehen, fragte, warum ich nicht surfen gewesen war, und sagte, wir hätten doch Goose mitbringen sollen. Ich konnte nichts dazu sagen, denn ich war zu verlegen, niedergeschlagen und zornig, um einen Laut von mir zu geben.

Eine der besten Methoden, um Giulia zu helfen, Ruhe zu finden, war, Sport zu treiben. Montag und Dienstag konnte ich sie nicht überreden, ins Fitnesscenter zu gehen, aber am Mittwoch gab sie nach. Ich hasse Fitnesscentren so sehr, wie ich Traillaufen liebe. Kurz erwog ich, sie allein zu schicken, so dass ich die Zeit für einen dringend benötigten Lauf in den Hügeln hätte nutzen können, aber ich entschied mich um und begleitete sie.

Giulia schuftete sich auf dem Crosstrainer ab, während ich ein paar schnelle Meilen auf dem Laufband absolvierte. Es war langweilig und monoton, aber Laufen war Laufen, und es tat mir gut, mich in der Bewegung zu verlieren. Giulia war nur ein paar Geräte weit entfernt. Sie las nichts, hörte keine Musik. Sie arbeitete einfach stetig und mit ausdruckslosem Gesicht vor sich hin.

Ich ging nach unten, um ein paar Gewichte zu stemmen, und wir verabredeten, uns um Viertel vor zwei im Empfangsraum zu treffen. Giulia war auf die Minute pünktlich, solange ich sie kannte, also stellte ich sicher, dass ich bereits um ein Uhr dreiundvierzig im Empfangsraum war. Mein Hemd und meine Shorts waren schweißdurchtränkt. Selbst meine Füße trieften in meinen nassen Socken und Schuhen.

Ich stand im Empfangsraum und war mir der Schweißpfütze, die ich auf dem Boden hinterließ, unangenehm bewusst. Wir waren in einem dieser makellosen Fitnesscentren mit fleckenlosen Kacheln, kristallklaren Glastüren und festgefrorenen Lächeln auf den Gesichtern der uniformierten Mitarbeiter. Der riesige

Flachbildschirm eines Fernsehers übertrug ohne Ton ein Tennismatch.

Giulia war nirgends zu sehen. Ich trat von einem verschwitzten Fuß auf den anderen, während die Minuten verrannen – 1.46; 1.49; 1.52.

War sie in der Umkleidekabine eingeschlafen? Ich wusste, dass sie ein bisschen in der Sauna hatte sitzen wollen. Vielleicht war sie eingedöst. Ich wollte gerade jemanden an der Rezeption bitten, in der Umkleidekabine nach ihr zu suchen, als eine Angestellte den Korridor hinuntergerannt kam.

»Jemand muss die Polizei anrufen! In der Umkleidekabine ist eine Frau, die behauptet, wir sind alle tot, sie ist tot, ihr Mann ist tot, ihr Sohn ist tot. Sie braucht Hilfe. Wir müssen die Polizei anrufen.«

Ich wusste, dass sie von Giulia sprach.

Die Mitarbeiter, die hinter der Rezeption herumgelümmelt hatten, erwachten sofort zum Leben. Ihre roten Uniformhemden wischten an mir vorbei, während sie im Empfangsraum ein Knäuel bildeten. Ich sprang praktisch in ihre Mitte.

»Das ist meine Frau«, sagte ich. »Ich bin sicher, sie ist es. Rufen Sie nicht die Polizei an.« Sie sahen mich an, ihre Augen waren weit vor Angst, doch sie beschlossen, mir zu vertrauen.

Alle sprachen auf einmal, während wir den mit Teppich ausgelegten Flur entlanggingen. Die Angestellte, die Giulia gesehen hatte, wiederholte wieder und wieder dasselbe: »Sie hörte nicht auf zu erklären, dass wir alle tot wären, und dann noch etwas darüber, dass wir alle nicht mehr in diesem Leben wären.«

Ich versuchte, sie zu beruhigen: »Das ist in Ordnung, es ist ganz sicher meine Frau, ich kann damit umgehen, rufen Sie keinen Krankenwagen.«

Wir erreichten die Tür zur Umkleidekabine der Frauen, und die Angestellte, die uns alle auf die Situation aufmerksam gemacht hatte, trat als Erste ein. Sofort sah ich Giulia hinter der Tür, zusammengekauert und schluchzend.

Sie wirkte zerbrechlich und so, als hätte sie Schmerzen.

»Oh, Mark, wir sind jetzt alle tot«, sagte sie unter Tränen zu mir. »Wir alle. Sogar Jonas. Wir sind alle tot.«

Ich legte meine verschwitzten Arme um sie. »Es ist alles in Ordnung, Giulia, uns geht es gut, lass uns nach Hause gehen.« Ich stellte sie auf die Füße und führte sie aus der Umkleidekabine. Sie fühlte sich in meinen Armen leblos an. »Alles in Ordnung«, sagte ich zu der kleinen Armee von fassungslosen Mitarbeitern, die uns umringten. »Alles in Ordnung, ich weiß, was vor sich geht, ich kümmere mich um sie.«

Gemeinsam gingen wir den Korridor entlang, Giulia sackte gegen meinen Körper, und ich war überwältigt von einer Jahre zurückliegenden Erinnerung, lange bevor bei Giulia zum ersten Mal eine Psychose ausgebrochen war. An einem der seltenen sonnigen Wochenenden am Ocean Beach saßen wir beide in Liegestühlen und badeten in den Sonnenstrahlen. Ein sorgloses, naives Leben – vor dem Hund, vor dem Kind, vor der Psychose.

Wir beobachteten damals eine Familie, die über die Dünen kam, als die Mutter, eine Frau Mitte sechzig, plötzlich im Sand zusammenbrach und schrie, dass sie lebendig verbrannte. Nervös ging ich hinüber, um ihr Wasser anzubieten – aber sie lehnte ab. Ihre Kinder, die alle erwachsen waren, versuchten, sie zu beruhigen, aber es hatte keine Wirkung. Ich rannte zurück, holte unseren Sonnenschirm und stand schließlich neben der Frau und gab ihr Schatten. Das half ein bisschen, aber sie war noch immer hysterisch.

Eine Ewigkeit schien zu vergehen, bis ihr Ehemann eintraf, der das Auto geparkt hatte. Er fiel in Laufschritt, sobald er die Szene erblickte – eine kleine Menschenmenge und seine Frau, die sich im Sand krümmte, ein Fremder, der einen Sonnenschirm über sie hielt. »Alles in Ordnung«, sagte er zu uns, als er schwer atmend eintraf. »Danke für Ihre Hilfe, aber ich komme jetzt zurecht.«

Ich erinnerte mich, wie erschrocken ich über die Frau war, die kreischte, sie würde in der Sonne bei lebendigem Leibe verbrennen. Wie leid es mir für den Ehemann tat, der erschöpft wirkte, als er neben seiner Frau niedersackte und ihr zuflüsterte, dass alles in Ordnung war. Wie wenig es mich überzeugte, als er immer wieder zu Fremden wie mir sagte, dass alles in Ordnung war und er wusste, was los war.

Jetzt war ich dieser Ehemann. Und die Angestellten des Fitnesscenters waren die, die vor Angst und Verwirrung die Köpfe schüttelten.

Ich trug Giulia praktisch aus dem Fitnesscenter und wiederholte dabei unentwegt die leere Beteuerung, ich hätte die Dinge unter Kontrolle.

Auf dem Heimweg weinte Giulia die meiste Zeit über vor sich hin. Ich wollte sie fragen, ob sie okay war, aber sie war noch in ihren Halluzinationen versponnen, und ich wusste, Schweigen war das Beste, was ich tun konnte.

Allein mit meinen Gedanken geriet ich in Panik. Giulia hatte Halluzinationen. Wir näherten uns dem zehnten Tag mit so gut wie überhaupt keinem Schlaf, sie nahm sämtliche Medikamente, und sie hatte Halluzinationen. Unser Plan, den wir so sorgsam und bedacht aufgestellt hatten, erschien mir auf einmal absurd. Ich hatte erwogen, Giulia allein ins Fitnesscenter zu schicken. Wie hätte ich sie denn allein lassen können? Warum war sie nicht im Krankenhaus? Was war, wenn sie in Gegenwart von Jonas eine Halluzination bekam?

Während Giulia weinte und meine Gedanken rasten, gab ich unseren Plan auf.

Als wir nach Hause kamen, rief Giulia ihre Psychiaterin an. Inzwischen waren die Halluzinationen abgeklungen. Zu meiner Schande hoffte ich, die Psychiaterin würde sagen, genug ist genug, es ist Zeit für die psychiatrische Station. Das wäre mein Ausweg gewesen. Dann hätte ich nicht derjenige sein müssen, der unseren Plan aufgab.

Aber sie sagte es nicht. Giulia war am Telefon ruhig und beherrscht. Ihre Ärztin riet ihr, weiter zu Hause zu bleiben. Die Medikamente würden wirken, und Giulia würde sich besser fühlen. Ich schüttelte fassungslos den Kopf. Vielleicht war ihre Ärztin nicht richtig informiert, vielleicht hatte sie Giulias ständige Anrufe und Mails satt. Sie hatte ja noch andere Patienten. Vielleicht bereute sie es, bei unserem zum Scheitern verurteilten Plan mitgespielt zu haben.

Wir holten Jonas von der Kinderkrippe ab und kehrten zu unserer Routine zurück. An diesem Abend verloren die Giants gegen die Royals im zweiten Spiel der World Series. Nun gab es pro Runde nur noch ein Spiel. Jonas und ich fuhren mit unserer abendlichen Routine fort. Nach dem Spiel sprang Jonas auf unser Bett und jubelte in seinem Buster-Posey-Trikot »Vorwärts, Giants!«, während ich mit meinem Handy filmte. Giulia lag bewegungslos auf dem Bett, ohne etwas zu hören oder etwas zu sehen.

Die Wirklichkeit brach sich Bahn: Giulia war wieder krank. Laing betrachtete es in seinem Buch als ein Geschenk, hier bei uns aber gab es keine Geschenke. Ich hatte versprochen, ihr ihre Autonomie zu gewähren, und ich hatte sie ihr gegeben. Nach zehn Tagen eines autonomen Umgangs mit der Psychose begann ich zu fürchten, was es für mich, für sie und vor allem für Jonas bedeuten mochte. Eine Psychose ist furchterregend, wenn man sie zum ersten Mal erlebt. Wie viel erschreckender muss sie sein, wenn es sich dabei um die eigene Mutter handelt und man noch nicht einmal drei Jahre alt ist?

Giulia schlief auch in dieser Nacht nicht.

»Wo ist Mommy?«, fragte mich Jonas am nächsten Abend. Wir aßen zu Abend. Giulia hatte sich nicht zu uns gesetzt, sondern ging stattdessen hinten im Garten auf und ab.

»Sie ist hinten im Garten, Jonas«, sagte ich beiläufig und versuchte, seine Frage herunterzuspielen.

»Warum?«, fragte er.

»Weil sie gern dort ist«, sagte ich. Es war die beste Antwort, die mir einfiel.

Eine Sekunde lang saß er nur da und kaute sein Essen. »Im Haus sind Monster, Daddy«, sagte er dann. Ich war mir nicht sicher, ob er damit das Thema wechseln wollte oder auf irgendeine Weise mit seinen zuvor gestellten Fragen fortfuhr. »Ich kann sie sehen. Überall sind Monster.«

»Monster?«, fragte ich.

»Ja. Große Monster. Monster, die Angst machen. Aber ich hab keine Angst.« Jonas versuchte immer, größer zu sein, als er war. Es brach mir das Herz.

»Wie gut, dass wir unseren speziellen Monsterbesen haben«, improvisierte ich.

»Monsterbesen?«

»Du kennst doch den Besen, den wir haben? Hast du nicht gewusst, dass der nicht nur dazu da ist, Dreck aufzufegen? Der ist auch dazu da, Monster auszufegen.«

Mit großen Augen sah Jonas mich ungläubig an.

»Ich gehe und hole den Besen, du machst die Tür auf, und wir fegen sie raus.«

Jonas sprang aus seinem Stuhl und rannte nach vorne zur Haustür. Ich beeilte mich, den Besen aus dem Schrank im Flur zu holen, und als ich in die Küche zurückkam, stand Giulia in der Gartentür.

»Was ist los, Leute?«, fragte sie so leise, wie sie hereingekommen war.

Als Giulia in den Raum trat, bewegte sich Jonas ohne etwas zu sagen auf mich zu.

Giulia näherte sich uns, und Jonas hielt sich an meinem Bein fest. »Kannst du Mommy einen Kuss geben, Jonas?«, fragte sie.

Jonas' Hände krallten sich fester in meine Beine, als Giulia sich vorbeugte. Er küsste sie, aber ich konnte die Anspannung in seinem Körper spüren.

»Ich gehe wieder nach draußen. Ich wollte nur mal kurz reinschauen.«

»Danke, dass du reingeschaut hast«, sagte ich. »Wir fegen gerade die Monster aus dem Haus.«

Als Giulia wieder im Garten war, rannte Jonas zur Haustür und stieß sie auf, und ich fegte die Monster raus, jedes einzeln. Ich machte eine mächtige Show daraus, und dann schlossen wir die Tür und atmeten erleichtert auf und hofften, dass alle Monster fort waren.

Am Wochenende erklärte Giulia ihrer Ärztin, dass sie wieder zur Arbeit gehen wollte. Bemerkenswerterweise stimmte ihre Ärztin zu. Giulia hatte seit zwei Wochen nicht geschlafen. Unser Alltag wurde unerträglich. Giulia arbeitete, ich arbeitete, Jonas ging in die Kinderkrippe. Ich war den ganzen Tag über ein nervöses Wrack. Ich konnte mich nicht auf meinen Unterricht konzentrieren. Meine Stunden improvisierte ich, wie sie mir gerade einfielen, und die Hausaufgaben, die ich einsammelte, korrigierte ich nicht. Ich holte Jonas ab und unternahm Wanderungen mit ihm und Goose. Wenn Giulia nach Hause kam, verschwand sie hinten im Garten, um zu telefonieren. Jonas und ich sahen uns die World Series an, aber es kam mir mehr wie eine Pflicht vor als wie ein Vergnügen. Wir beide lebten, als wäre Giulia nicht zu Hause. Nachdem ich eine Stunde gebraucht hatte, um Jonas zum Schlafen zu bringen, ging ich in unser Schlafzimmer, um zu versuchen, dasselbe Ziel bei Giulia zu erreichen. Das dauerte noch länger und hatte nie Erfolg. Unweigerlich schlief ich als Erster ein. In einem verzweifelten Versuch, mit meiner Arbeit für die Schule auf dem Laufenden zu bleiben, stellte ich mir den Wecker auf drei Uhr früh, so dass ich ein paar überfällige Hausarbeiten korrigieren und Unterricht planen konnte. Ich schlief so leicht und nervös, dass ich oft schon wach war, ehe der Wecker klingelte. Ob Giulia wach war oder nicht, sie gab nicht zu erkennen, ob sie meinen Aufbruch bemerkte, wenn ich auf Zehenspitzen in mein Arbeitszimmer schlich. Ich saß vor meinem Computer und kämpfte darum, vor dem blendenden Bildschirm die Augen offen zu halten, bis ich um sechs Uhr Jonas weckte, um ihn für die Kinderkrippe fertig zu machen. Und damit begannen wir einen weiteren Tag.

Es war ein Zeitplan, der sich nicht durchhalten ließ. Ich konnte nicht jede Nacht vier Stunden damit verbringen, meine Familie zum Schlafen zu bringen, und dann wenige Stunden später wieder aufstehen, um Arbeiten zu korrigieren. Sogar meine Schüler bemerkten das. Einmal, nachdem ich meinen Schülern mitten in der Nacht eine Reihe von korrigierten Arbeiten gemailt hatte, sprach einer von ihnen mich an: »Ich habe Ihre E-Mail erhalten. Sie haben sie um vier Uhr nachts geschickt. Warum korrigieren Sie denn Arbeiten um vier Uhr früh? Ist alles in Ordnung?«

Unser Plan hatte mich von einem Ende des Spektrums ans andere geworfen. Bei Giulias früheren Episoden war ich der mächtige Advokat gewesen, der seine Hände in jeder Entscheidung hatte, so klein sie auch sein mochte. Bei diesem neuen Plan fühlte ich mich wie ein passiver Zuschauer, der völlig unbeteiligt mitbekam, wie eine psychotische Episode um ihn herum explodierte.

Unter der Vorwand, dass Jonas' nächtliche Angewohnheit zu uns zu kommen, Giulia stören könnte, begann ich, in Jonas' Zimmer zu schlafen. In Wahrheit aber tat ich es für mich. Ich mochte sein Zimmer mit all den lebensfrohen Kinderbüchern auf dem Boden und den Buchstaben des Alphabets an der Wand so viel mehr als unseres.

Sein Bett war zu klein, als dass ich über längere Zeit bequem darin hätte liegen können, also rollte ich mir unseren Schlafsack in Familiengröße auf dem Boden aus. Wenn Jonas mitten in der Nacht aufwachte, zog ich ihn zu mir, und wir kuschelten uns auf dem Boden aneinander, bis ich aufstehen musste, um weiter Arbeiten zu korrigieren. Diese Augenblicke, die ich mit Jonas auf dem Fußboden verbrachte, waren die einzigen, in denen ich mich entspannt fühlte.

Unser Plan brach in der Nacht vor Halloween zusammen. Die World Series waren inzwischen vorbei. Die Giants hatten Spiel sieben in einer Serie, die viele Kommentatoren als die beste Serie des letzten Jahrzehnts bezeichneten, gewonnen, aber Jonas und ich hatten mehr oder weniger aufgehört, uns die Spiele anzusehen. Ich konnte nicht so tun, als würde ich ein Baseballspiel genießen, während Giulia sich in einem immer dichteren Strom der Psychose verlor.

Nun, da die Saison der Giants vorbei war, versuchten wir, zu unserem ursprünglichen Zeitplan aus Abendessen und Schlafengehen zurückzukehren, aber Giulia verbrachte noch immer die meiste Zeit allein im Garten. Giulia und Jonas verbrachten nicht mehr als ein paar Minuten gemeinsam im selben Raum. Sie war extrem unsicher und nervös, wenn sie mit Jonas allein war, also entschuldigte sie sich meist. Ich badete Jonas und brachte ihn allein ins Bett, dann lag ich über lange Zeit mit Giulia wach. Wenn ich meine Augen nicht länger offen halten konnte, zog ich in den Schlafsack auf Jonas' Fußboden um.

Doch dann, ein paar Minuten, nachdem ich es mir auf dem Boden bequem gemacht hatte, schwang die Tür seines Zimmers auf.

»Komm da raus, Mark. Du darfst Jonas nicht weh tun«, zischte Giulia. »Ich erlaube dir nicht, ihm weh zu tun. Komm sofort aus seinem Zimmer.«

»Ich tue Jonas doch nicht weh, Giulia«, flüsterte ich. »Ich bin nur hier, um dafür zu sorgen, dass er dich nicht weckt, wenn er in unser Bett kommt. Erinnerst du dich nicht? Wir machen es doch schon seit einer Woche so.«

»Mark, ich meine es ernst, komm sofort hier raus.« Sie flüsterte nicht mehr, und ich wollte nicht, dass sie ihn aufweckte. Also kroch ich aus meinem Schlafsack und verließ sein Zimmer.

Im Flur blieben wir stehen. »Du kannst bei mir schlafen, aber nicht bei Jonas«, sagte sie.

In meiner Hilflosigkeit tat ich etwas, an das ich zuvor nie gedacht hatte: Ich rief in der Notaufnahme des Krankenhauses an, wo es eine Beratungsstelle gab. Ein paar Minuten lang wartete Giulia mit mir, dann aber verlor sie das Interesse und ging in unser Schlafzimmer zurück.

Ich war lange in der Warteschleife. Als ich endlich eine Schwester an den Apparat bekam, erklärte ich die Situation so schnell, wie ich konnte – die beiden früheren Krankenhausaufenthalte, die zweieinhalb Wochen ohne Schlaf, die eskalierende Psychose. Giulia hörte, wie ich am Telefon sprach, kam in mein Arbeitszimmer und riss mir das Telefon aus der Hand. Sie erzählte der Schwester ihre eigene Version von dem, was vorgefallen war, aber ihre Erklärung klang verschwommen und war erfüllt von Halluzinationen und Übertreibungen.

Nach Giulias Ausbruch bat die Schwester darum, noch einmal mit mir sprechen zu können, und riet mir, Giulia noch eine Schlaftablette zu geben. Ja, obwohl sie schon zwei davon und außerdem zwei Risperdal genommen hatte, durfte sie noch eine nehmen. Wenn sie in zwei Stunden nicht eingeschlafen war, sollte ich noch einmal anrufen.

Ich legte auf, und Giulia wechselte die Richtung. Jetzt bestand sie darauf, dass ich in Jonas' Bett schlafen musste und in unserem Zimmer nicht bleiben konnte. Sie hatte nicht länger Angst vor dem, was ich Jonas antun könnte, sondern vor dem, was sie mir antun könnte. Ihre leeren Drohungen machten mir keine Angst. Ich wusste, sie würde mir nichts tun. Ich lag in meinem Schlafsack, zog den Reißverschluss bis an mein Kinn und wartete die zwei Stunden ab.

Als ich gegen drei Uhr aufwachte, stand Giulia im Flur. »Es ist Zeit, wieder anzurufen«, sagte sie beinahe triumphierend. »Um herauszufinden, was los ist.«

Wieder war ich lange in der Warteschleife, sprach dann mit einer anderen Krankenschwester und erklärte die Situation von neuem, wobei Giulia mich ständig unterbrach, um ihre eigenen von Halluzinationen geprägten Ansichten beizusteuern. Wie zuvor verlor sie irgendwann das Interesse und ging. Nachdem Giulia fort war, wurde die Schwester auf einen Schlag sehr deutlich: »Sie müssen sofort auflegen und die Polizei anrufen, damit sie Ihre Frau ins Krankenhaus bringt«, sagte sie zu mir.

»Ich rufe nicht die Polizei an, damit sie sie holt«, sagte ich. »Wir sind schon einmal an diesem Punkt gewesen. Sie tut niemandem etwas an.«

»In Ordnung, dann rufen Sie eben nicht die Polizei an, aber Sie müssen sie ins Krankenhaus bringen.«

Dieser Satz – »Sie müssen sie ins Krankenhaus bringen« – aus dem Mund einer Fachfrau, setzte der letzten Phase unseres Plans ein Ende. Ich hatte getan, was ich konnte, wir hatten getan, was wir konnten, um Giulias Autonomie zu respektieren. Wir hatten sie so lange, wie es uns möglich war, aus dem Krankenhaus ferngehalten. Jetzt aber gab uns endlich jemand die Erlaubnis, diesen Kampf nicht länger allein auszufechten. Es geschah nicht, weil wir nicht stark genug waren. Es war keine Niederlage. Wir hatten den Plan nicht aufgegeben. Aber der Plan hatte uns an diesen Punkt gebracht. Die Psychose war zu stark, um allein damit fertigzuwerden.

Giulia kehrte gegen Ende des Gesprächs zurück und schnappte ein paar Einzelheiten darüber auf, dass wir am Morgen ins Krankenhaus fahren würden. Als wir auflegten, dankte sie mir, weil ich nicht die Polizei gerufen hatte, und ging wieder in unser Zimmer. Sie schlief beinahe augenblicklich ein, als wäre das Wissen, dass sie umgehend ins Krankenhaus kommen würde, auch für sie eine Erleichterung.

Es war inzwischen halb vier Uhr morgens. Meine Gedanken waren durch die Erschöpfung der letzten zwei Wochen getrübt, aber ich wusste, dass es in Italien Mittagszeit sein musste. Ich biss die Zähne zusammen und rief meine Schwiegermutter an. Unter Tränen erklärte ich ihr, dass ich Giulia wieder ins Krankenhaus bringen musste. Suoc überraschte mich mit ihrer Antwort: »Ich bin so traurig um Giulias willen, aber noch trauriger bin ich um deinetwillen, Mark. Ich weiß nicht, wie du das alles alleine schaffst, mit Giulia und obendrein mit Jonas. Wir lieben dich so sehr.«

Suoc bot mir erneut an, herzukommen und zu helfen, im Grunde wussten sie und ich, dass damit nicht viel gewonnen wäre. Wir waren uns einig, dass es für Jonas das Beste wäre, in der Kinderkrippe zu bleiben, unter seinen Freunden und in der fröhlichen Umgebung. Und wenn sie keinen Enkel zu hüten hatte, hätte Suoc den ganzen Tag über ja eigentlich nichts zu tun. Endlich betrachteten wir die Dinge auf dieselbe Weise.

Um vier Uhr kroch ich wieder in meinen Schlafsack und stellte den Wecker an meinem Handy auf sechs, so dass ich Jonas für die Kinderkrippe fertig machen konnte. Ich verschickte eine schnelle Mail an die Eltern meiner Schüler, die die Zeitangabe 4.01 trug und somit einen weiteren Beweis für das Chaos in meinem Leben lieferte. Für den folgenden Tag war ein Elternsprechtag anberaumt worden. Ich sagte die Treffen ab, versprach, sie später abzuhalten, und gab dafür keine spezifischen Gründe an.

Es war seltsam beruhigend, um vier Uhr früh in meinem Schlafsack wach zu liegen und zu wissen, dass Giulia am nächsten Tag auf die psychiatrische Station gehen würde. Ich hatte eine vage Vorstellung, wie der Tag aussehen würde. Wir würden die meiste Zeit über warten – zuerst in der Notaufnahme, um einen Termin beim Psychiater zu bekommen, und dann, um herauszufinden, wohin sie überwiesen werden würde. Wenn ich sie hinbrachte, nachdem ich Jonas in der Krippe abgeliefert hatte, würde er dort den ganzen Tag über gut aufgehoben sein, und wenn wir nicht allzu lange warten mussten, würde ich vielleicht sogar in der Lage sein, mit ihr in das Krankenhaus zu fahren, das sie aufnahm, ehe ich ihn abholte. Ich dachte an das Wochenende, das vor uns lag. Ich würde samstags und sonntags für ein paar Stunden einen Babysitter brauchen, damit ich sie besuchen konnte, dann aber würde ich vermutlich am Montag wieder zur Arbeit gehen können, von der Arbeit direkt ins Krankenhaus fahren und Jonas auf dem Heimweg abholen, ehe seine Krippe schloss. Der Plan stellte so etwas wie Ordnung wieder her.

Vor allem dachte ich darüber nach, wie der Tag sich anfühlen würde. Die Notaufnahme würde ein emotionaler Tsunami werden. Aber diesmal wusste ich, was auf mich zukam. Ich konnte mich für die Traurigkeit und die Angst wappnen.

Zumindest glaubte ich das.

Jonas hatte entschieden, dass er sich zu Halloween als Elefant verkleiden wollte. Das *Dschungelbuch* war sein Lieblingsbuch, und besonders liebte er die Szene, in der Mowgli mit den Elefanten marschierte. Wir hatten in der Woche zuvor ein anbetungswürdiges Elefantenkostüm gefunden und ließen es in der Woche vor Halloween in seinem Zimmer hängen, so dass Jonas es sehen und sich darauf freuen konnte, es anzuziehen. Am 31. Oktober wachte er mit seligem Lächeln auf und quiekte: »Daddy, heute kann ich ein Elefant sein!«

Wie immer frühstückten wir zusammen, er aß seine Haferflocken mit Joghurt, ich mein Müsli, und wie immer stahl er sich dabei ein paar Löffel von meinem Müsli. Es schien alles so wunderbar normal, ein Flüstern des Glücks an einem Tag, der herzzerreißend werden würde. Ich sagte nicht viel, da er ohne Unterlass von seinem Elefantenkostüm sprach. Ich murmelte meine Zustimmung, während ich mein Frühstück löffelte, und konnte nicht widerstehen, ihn an meine Brust zu ziehen, ihn auf den Kopf zu küssen und ihm wieder und wieder zu sagen, wie sehr ich ihn liebte.

Giulia wachte auf, während ich mit dem Kostüm herumfummelte, um es ihm anzuziehen, mit dem weichen grauen Anzug und der Mütze mit den großen Ohren und dem Rüssel, nicht sicher, welche Knöpfe ich zuknöpfen und wo ich Knoten machen musste. Er sah, wie sie auf sein Zimmer zukam, und niemand sagte etwas. Giulia blieb in einigem Abstand in der Tür stehen.

Die ganze Woche über hatten Giulia und ich Jonas versprochen, dass wir zum Kindergarten kommen würden, um an der Halloween-Parade teilzunehmen. Ich hatte sogar meine Elterngespräche so geplant, dass ich seine Parade miterleben konnte. Ich knotete die Bänder an seinen Elefantenschuhen zu und fühlte mich wie gelähmt von der Angst, ihm sagen zu müssen, dass wir seine Parade verpassen würden, und dass Mommy auch nicht da sein würde, wenn er nach Hause kam.

Voll kostümiert und mit seinem Rucksack in der Hand war Jonas bereit für die Kinderkrippe. Giulia hatte noch immer kein Wort zu ihm gesagt. Ich kniete nieder, um auf Augenhöhe mit ihm zu sein und sah ihm in seine großen braunen Augen. »Jonas, Mommy muss heute auf eine Geschäftsreise gehen. Sie wird eine Weile lang nicht da sein.«

Skeptisch legte Jonas seinen Kopf schräg. Die paar anderen Male, die Giulia aus beruflichen Gründen verreist war, hatten wir Wochen zuvor über die Reise gesprochen, nicht erst am Morgen ihrer Abfahrt. »Geschäftsreise?«

»Ja, sie geht auf Geschäftsreise, und ich muss sie zum Flughafen bringen, deshalb können wir heute nicht zur Parade kommen. Es tut uns wirklich leid, sie zu verpassen. Aber ich verspreche dir, ich gehe heute Abend trotzdem auf eine Trick-or-Treat-Tour mit dir.«

Jonas schwieg, während er die Informationen verarbeitete, aber er nickte erleichtert, als ich die Tour erwähnte.

Giulia folgte meiner Vorgabe. »Ja, das ist richtig, Jonas, ich fahre auf Geschäftsreise. Ich werde dich so sehr vermissen, während ich weg bin. Kannst du mir einen Abschiedskuss geben?«

Jonas näherte sich ihr vorsichtig. Er war so anbetungswürdig in seinem Elefantenkostüm. Er gab ihr einen schnellen, nervösen Kuss, dann zog er sich zurück und griff hilfesuchend nach meiner Hand. Ich musste zur Seite sehen. Ich hatte erwartet, dass die Wellen der Emotionen diesmal nicht so hoch schlagen würden, aber der Anblick der beiden, wie er sie als Elefant verkleidet küsste, war zu viel für mich. Eine tiefe Traurigkeit überwältigte mich. Meine Augen füllten sich mit Tränen, und meine Lippen zitterten beim Versuch, ein Schluchzen aufzuhalten. Ich dachte, mir würde der Kopf vor Anstrengung platzen, während ich alles in mir vergrub, damit ich meinen Jungen zur Kinderkrippe bringen konnte.

Jonas drehte sich um und eilte zur Tür. Ich flüsterte Giulia zu, sie solle anfangen, für ihre Geschäftsreise zu packen, während ich ihn ablieferte. Ich fragte mich, ob sie versuchen würde, das Haus zu verlassen, während wir weg waren.

Auf dem Weg zum Kindergarten spielte ich das Marschlied von Colonel Hathi aus dem *Dschungelbuch* in Endlosschleife, aber ich konnte nicht wie sonst mitsingen oder die Geschichte erzählen. Ich wusste, wenn ich auch nur einen einzigen Laut von mir gab, würde sich all mein Kummer in den begrenzten Raum unseres Autos ergießen. Ich hatte mich auf die Gefühle vorbereitet, die ich haben würde, wenn ich Giulia ins Krankenhaus brachte, aber ich hatte nicht erwartet, mein Versprechen gegenüber Jonas brechen zu müssen. Ich stellte ihn mir vor, wie er strahlend vor Stolz in seinem Kostüm auf die Schar der Eltern zuging und nach uns suchte, bis ihm wieder einfiel, dass wir nicht da waren. Ich wollte schreien und weglaufen und diesen Monstern, die uns quälten, die Gedärme ausreißen.

In seinem Gruppenraum trug ich meine Sonnenbrille, obwohl es ein regnerischer Morgen war, und beeilte mich beim Abschiednehmen. Noch einmal erklärte ich Jonas mit gedämpfter Stimme, während ich ihn an meine Brust drückte, dass ich

Mommy zum Flughafen bringen musste und deshalb seine Parade verpassen würde. Aber keine Sorge, Kumpel, wir gehen heute Abend auf unsere Tour, du, ich und Goose. Er wandte sich der schwindelerregenden Begeisterung einer Gruppe voller Kinder in Halloween-Kostümen zu und wurde schnell von dem Wirbel aufgesogen. Ich winkte dem Schatten eines grauen Elefanten nach, der im Gruppenraum herumstampfte.

Auf dem Weg zum Parkplatz passte ich die Direktorin des Vorschulbereichs ab, die herumrannte, um all die im Freien angebrachten Halloween-Dekorationen umzuhängen, ehe der Regen sie durchweichte. Ich konnte sie lediglich in einem krächzenden Wispern bitten, ob wir in ihrem Büro kurz miteinander sprechen könnten. Sie betrachtete mich – einen Vater, der normalerweise auf dem Gelände hüpfte und pfiff, und der jetzt vornübergebeugt ging und im Regen eine Sonnenbrille trug – und begriff, dass etwas nicht in Ordnung war.

In der Sekunde, in der die Tür des Büros sich schloss, brachen all die Trauer, das Bedauern und die Unsicherheit, die ich zu beherrschen versucht hatte, aus mir heraus und überfluteten den vollgestopften Raum. Mein Körper ächzte während des Schluchzens, bei dem mir jeder Muskel weh tat.

Verblüfft sah die Direktorin mir zu. Ich hatte keine Ahnung, wie lange ich weinte. Dann nahm ich mich endlich lange genug zusammen, um ihr zu erklären, dass Giulia an einer bipolaren Störung litt und dass sie sich in einer psychotischen Episode befand. Ich musste sie ins Krankenhaus bringen, wo sie voraussichtlich ein paar Wochen lang würde bleiben müssen. Ich erzählte ihr dies, weil der Kindergarten Jonas' Zufluchtsort war. Er verbrachte den größten Teil des Tages mit seinen Betreuern und Freunden, und sie mussten wissen, wie verletzlich er im Augenblick war, damit sie ihn mit mir durch diese Krise hindurchtragen konnten. Sie nickte und umarmte mich, was sich so warm anfühlte, dann brach ich auf, um nach Hause zu fahren.

Unterwegs rief ich kurz meine Mutter an, um ihr zu erklären, was los war, legte aber auf, sobald ich in unsere Einfahrt fuhr, womit die meisten ihrer Fragen ohne Antwort blieben. Ich versprach, sie im Laufe des Tages genauer zu informieren.

Giulia ging in unserem Schlafzimmer auf und ab, als ich nach Hause kam. Sie hatte noch nichts gepackt. Zusammen packten wir eine Tasche mit dem Wissen und der Erfahrung, von denen wir wünschten, wir hätten sie nicht: Toilettenartikel, bequeme Kleidung mit Schnürverschluss, eine von Jonas' Decken, mit der sie schlafen wollte. Wir fuhren in die Notaufnahme, checkten ein und gingen die Schritte durch, die inzwischen fast vertraut wirkten. Anmeldung an der Rezeption. Kurzes Gespräch mit der Aufnahmeschwester. Platzierung in einem Zimmer für Notfälle. Aufgrund meines Anrufs in der vergangenen Nacht erwarteten sie uns bereits.

Giulias Psychiaterin kam aus ihrer Praxis herüber, um uns in der Notaufnahme zu treffen. Sie war die Leiterin der Abteilung, also verfügte sie über Einfluss. »Ich versuche, sie in die beste Einrichtung zu bekommen, die möglich ist«, versprach sie mir. »Dazu eine, die nicht zu weit weg ist.«

Ich saß mit Giulia in dem ihr zugewiesenen Notfallraum, aber sie kam nicht zur Ruhe und bat mich zu gehen. Der Sicherheitsbeamte, der vor ihrem Zimmer stand, betrachtete uns argwöhnisch, nachdem er gehört hatte, wie sie mich aufforderte zu gehen. In der Vergangenheit hätte es mich verletzt, dass Giulia jemandem den Eindruck vermittelte, ich würde sie nicht unterstützen, aber inzwischen war es mir einfach egal. Es gab so viel schlimmere Sorgen als die Frage, was ein Sicherheitsbeamter im Krankenhaus von uns dachte. Ich ging, um etwas zu essen zu besorgen und Anrufe zu tätigen.

Vor dem Krankenhaus verbrachte ich ein paar Stunden am Telefon – ich rief Giulias Eltern an, meine Eltern und Cas und Leslie, die sich das Wochenende freiräumten, um zu kommen und bei Jonas und mir zu bleiben, damit ich den Babysitter hatte, den ich brauchte, um Giulia am Wochenende zu besuchen. Auch den Vater eines Freundes von Jonas aus dem Kindergarten rief ich an, der mich einlud, mich seinen Halloween-Plänen an diesem Abend anzuschließen. Ich hatte nicht gewusst, was ich sagen sollte, also begann ich mit: »Ich rufe in einem Augenblick der Not an.« Ich wusste, ich würde nicht in der Lage sein, an diesem Abend mit Jonas allein von Haus zu Haus zu ziehen.

Ich sah noch einmal nach Giulia, die mich aufforderte, sie in Ruhe zu lassen. Der Sicherheitsbeamte berichtete, sie sei ruhig gewesen, während ich fort war, und hätte mehrere Male betont, sie wolle nicht, dass ich wiederkomme. Als sie mich erneut aufforderte zu gehen, gab ich ihr daher einen raschen Kuss auf die Stirn und ging tatsächlich. Wir wussten noch nicht, in welches Krankenhaus sie kommen würde, aber es erschien sinnlos, mit ihr hierzubleiben.

Ich fuhr nach Hause und sank auf die Couch. Ich schloss die Augen, und sank drei Stunden in tiefen, reglosen Schlaf. Um halb sechs schreckte ich aus dem Schlaf, um Jonas vom Kindergarten abzuholen. Ich nahm Goose mit und wir fuhren geradewegs zum Haus des Vaters, den ich angerufen hatte. Er war zu taktvoll, mir Fragen zu stellen. Es waren auch ein paar weitere Familien dort. Ich stellte mich den Versammelten nur kurz vor und machte mit der Geschichte weiter, meine Frau wäre auf einer Geschäftsreise – »Eine Geschäftsreise an Halloween? Das ist ja brutal!« –, und blieb die meiste Zeit über allein, wobei der langsam laufende Goose mir als Ausrede diente, Abstand zu der Gruppe zu halten.

Jonas war außer sich vor Glück. Er hüpfte mit den anderen Kindern die Straße entlang und bei jedem Haus rannte er über den Gehsteig zur Tür, ohne sich von den größeren Kindern, die ihn aus dem Weg stießen, aufhalten zu lassen. Jedes Mal kehrte er strahlend und atemlos zu mir zurück und umklammerte die

Süßigkeit mit seiner Faust, um sie mir zu zeigen, ehe er sie in seinen orangefarbenen Kürbiseimer fallen ließ.

Gegen acht kehrten wir nach Hause zurück und setzen uns auf die Couch. Ich suchte irgendeine Kindersendung heraus und war innerhalb von Sekunden eingeschlafen. Mehrere Stunden später wachte ich auf. Jonas lag noch in seinem Elefantenkostüm quer über meiner Brust und schlief. Goose hatte sich auf meinen Beinen ausgestreckt, und wir alle waren schweißbedeckt von der Wärme des Kostüms und unserer Körper. Der Fernseher spulte eine Folge von *Rescue Bots* nach der anderen ab, und Jonas musste Gott weiß wie lange aufgeblieben sein, um zuzuschauen.

Ich trug ihn in unser Schlafzimmer, das sich schon jetzt ohne Giulia fremd anfühlte, und kippte das Fenster, um die kühle Brise einzulassen. Die Luft war noch feucht und frisch vom Regen des Morgens.

Ich zog Jonas sein Elefantenkostüm aus, legte mich mit ihm in unser Bett und schloss ihn in die Arme. Während ich in den Schlaf sank, war mein letzter Gedanke der Wunsch, wir könnten diesen Augenblick festhalten und müssten dem Morgen niemals ins Auge sehen.

ZWÖLF

NOVEMBER 2014

ICH ERWACHTE BEI SONNENAUFGANG und fand keinen Grund, aus dem Bett zu steigen, bis mir die Tauschhexe einfiel. Die Tauschhexe, eine entfernte Cousine von Weihnachtsmann und Osterhase kommt in der Nacht von Halloween in die Häuser von Kindern und tauscht ihre Süßigkeiten gegen Spielzeug ein. Wir hatten Jonas zuvor erklärt, er dürfe fünf seiner Lieblingssüßigkeiten behalten, solle den Rest aber an den Kamin stellen, damit die Tauschhexe ihren Zauber vollführen konnte, während er schlief.

Jonas lag zu einem Ball zusammengerollt an mich gekuschelt, wie er es oft tat, wir waren beide an den Rand von Giulias Seite der Matratze gerutscht, und der größte Teil des Bettes war leer und unbenutzt. Ich fühlte mich benebelt: von meiner ersten voll durchgeschlafenen Nacht seit fast drei Wochen; davon, aus der Notaufnahme direkt zu einer Kinderparty gegangen zu sein; davon, dass ich Giulia vermisste. Ich fragte mich, wie ich die Pflichten der Tauschhexe wahrnehmen sollte, ohne Jonas zu wecken. Alles schien verschwommen und schwierig.

Ich schlich mich auf Zehenspitzen durch das Zimmer, um die beiden Spielzeugautos zu holen, die ich im Schrank im Gästezimmer versteckt hatte. Ich hörte, wie Jonas mit dem Laken raschelte, aber er wachte nicht auf. Ich lächelte voller Stolz, als ich das Wohnzimmer erreichte, und sah, dass er seinen Eimer voller Süßigkeiten neben den Kamin auf den Boden gestellt hatte, während die fünf Lieblingsstücke, die er sich ausgewählt hatte, daneben auf dem Teetisch lagen. Diesen kurzen Augenblick lang empfand ich nichts als Liebe zu meinem Sohn, die alle Sorge und alle Furcht auslöschte.

Da Jonas noch schlief, hatte ich Zeit, in der Stille des Morgens allein zu sein. Ich saß auf der Couch und versuchte, nicht nachzudenken, aber wie sollte mir das gelingen? Es gab zu viele logistische Probleme, mit denen ich mich befassen musste. Cas und Leslie würden gegen Mittag ankommen. Ich würde Giulia während Jonas' Mittagsschlaf besuchen. Am Sonntagmorgen, ehe sie abfahren mussten, würde ich Giulia wieder besuchen. Als Nächstes musste ich den Montag mit meiner Arbeit, dem Kindergarten und einem weiteren Besuch im Krankenhaus organisieren. Und dann den Dienstag. Den Mittwoch. Und dann? Wie viel länger würde das alles dauern? Aus dreiundzwanzig Tagen waren das letzte Mal dreiunddreißig Tage geworden. Und was sollte aus Giulias Arbeitsstelle werden?

Als Jonas aufwachte, fand er mich dösend auf der Couch. Ich sprang auf und machte eine große Show aus der Sache mit den Spielzeugautos von der Tauschhexe. Schließlich setzte er sich hin, um mit ihnen zu spielen und erfand Geschichten über die Autos, die gewaltige Sprünge vollführten und zusammenstießen und durch das ganze Zimmer flitzten.

Wir faulenzten den Vormittag über, wobei ich die Uhr im Blick behielt und darauf wartete, dass Cas und Leslie eintrafen. Ich riss mich zusammen, bis sie da waren. Ich wusste, was mir mit Giulia bevorstand. Aber im Augenblick war ich mit Freunden und mit meinem Sohn zusammen und wollte nichts, als verletzlich sein dürfen und mich geliebt fühlen, mit Menschen verbunden und frei von Angst.

Cas und Leslie brachten eine DVD des verträumten japanischen Zeichentrickfilms *Mein Nachbar Totoro* mit, ihre liebste Unterhaltung an traurigen, regnerischen Tagen. Darin geht es um zwei Schwestern, die sich im Wald mit einem freundlichen Monster anfreunden, das sich um sie kümmert und ihnen hilft, als ihre Mutter ins Krankenhaus kommt. Viel passiert nicht, aber mit seinen faszinierenden Farben, der charmanten Filmmusik und dem sanften Dialog fühlte sich die Geschichte tröstlich an. Ich hatte den Film nie zuvor gesehen, obwohl ich doch auf dem Höhepunkt von *Totoros* Beliebtheit in Japan aufgewachsen war, aber ich war gefesselt, und Jonas ging es genauso.

Eicheln spielen in diesem Film eine wichtige Rolle. Die Schwestern und das Monster geben einander Eicheln als Geschenke, manchmal eingewickelt in Blätter. Am Sonntagmorgen gingen wir alle in den Briones wandern, und jetzt, Anfang November, waren die mächtigen Eichen mit Eicheln überfüllt. Jonas war begeistert davon, Eicheln zu sammeln, und wir ließen Berge davon als Geschenke für *Totoro* auf den Wegen zurück. Ein paar Dutzend dieser Eicheln steckte ich mir in die Hosentasche, damit ich sie später in Blätter einwickeln und auf unseren Lieblingswegen verstecken konnte, wo Jonas sie finden sollte. Er hatte es nötig, sich von einem liebenswürdigen Monster wie *Totoro* beschützt zu fühlen.

Ich liebte es, phantasievolle Spiele mit Jonas zu spielen. Als Vater wollte ich für ihn eine Welt aufbauen, in der Logik, Erdanziehungskraft, Zeit und andere Beschränkungen keine Rolle spielten. Das Einzige, was eine Rolle spielte, war, dass Jonas geliebt wurde und gut umsorgt war. Alles andere war veränderlich. Also dachten wir uns Geschichten über *Totoro* in den Briones aus, über freundliche Koyoten, die des Nachts an unsere Hintertür kamen, und über Besen, mit denen sich Monster aus dem Haus fegen ließen. Ich wollte für Jonas einen Kokon schaffen, der ihn vor der Härte der Welt schützte, einen sicheren Zufluchtsort voller Schönheit. Einen solchen hatte ich selbst nötig.

Und die ganze Zeit über war Giulia in der Welt ihrer eigenen Phantasie verloren. So verloren, dass sie einmal mehr ins Krankenhaus hatte eingeliefert werden müssen, benommen von schweren Medikamenten und nicht fähig, in der rationalen Welt zu leben.

Das Krankenhaus war in Oakland, etwa dreißig Minuten von unserem Haus entfernt. Das Wochenende verflog im Nu, und dann war es Montag. Ich war allein mit Jonas. Ich brachte ihn morgens zum Kindergarten, nur wenige Minuten, nachdem dort die Tore sich öffneten. Ich unterrichtete den ganzen Tag. Ich stürmte aus der Schule und fuhr zum Krankenhaus. Ich blieb eine Stunde und kämpfte mich dann durch dichtgestauten Verkehr, um Jonas abzuholen, nur wenige Minuten, ehe dort die Tore des Kindergartens sich wieder schlossen. Er war eines der ersten Kinder, die abgeliefert wurden und eines der letzten, die abgeholt wurden. Als Nächstes musste ich mir überlegen, was noch im Kühlschrank war, was ich daraus kochen konnte, und schließlich folgte die unvermeidliche Erkenntnis, dass dies ein weiterer Abend werden würde, an dem ich uns etwas aus dem Imbiss holen musste. Ich badete Jonas und hüllte ihn in seinen Schlafanzug ein, und dann zogen wir uns ins große Schlafzimmer zurück, um dort gemeinsam zu schlafen. Ich unternahm nicht einmal den Versuch, ihn in seinem eigenen Bett schlafen zu legen. Ich döste nach dem ersten Buch ein, selbst wenn er noch neben mir wach lag. Dann wachte mein Körper gegen Mitternacht wieder auf, ohne dass ein Wecker nötig war, und mir wurde schmerzhaft bewusst, wie viel Arbeit für die Schule ich nicht erledigt hatte. Manchmal fiel ich sofort wieder in Schlaf, aber meistens arbeitete ich ein paar Stunden, und schlief dann noch einmal ein, bis um sechs Uhr früh der Wecker klingelte und das Ganze von vorn begann.

Die psychiatrische Station des Krankenhauses war viel kleiner als die beiden anderen, in denen Giulia vorher gewesen war. Wir verbrachten unsere Besuchszeiten in einem vollgestopften Raum von der Größe eines Schranks, der als »Ruhezimmer« bezeichnet wurde und vom Fernsehzimmer abging. Ich kam nie während der gewöhnlichen Besuchszeiten, also hatte ich keine Ahnung, wohin Besucher sonst gingen.

Giulia war ruhig und schien in dem Krankenhaus gut eingelebt. Sie kam mir nicht vor, als hätte sie Angst. Besessen war sie diesmal nicht vom Teufel oder vom Himmel, sondern davon, anderen Patienten in dem Krankenhaus zu helfen. Sie nahm ihnen gegenüber eine Mutterrolle ein. Jedes Mal, wenn ich zu Besuch kam, tauchten Leute auf, die sich mir vorstellten und mir erklärten, wie hilfreich Giulias Gegenwart für sie war. Sie machten sich auch hinter meinem Rücken über mich lustig und nannten mich Mister Zugeknöpft.

An einigen Tagen kam ich nicht zu Besuch. An einem Nachmittag hatte ich eine Sitzung in der Schule, die länger dauerte, und schaffte es nicht. An einem anderen Tag hatte ich einfach nicht die Energie, zu einem weiteren Besuch nach Oakland zu fahren, von dem ich wusste, dass er mehr oder weniger genauso ablaufen würde wie die anderen – erst dreiundzwanzig Tage, dann dreiunddreißig Tage lang und nun wieder auf ungewisse Zeit. Am wenigsten kam ich mit dem Schuldgefühl klar, dass ich Jonas elf Stunden lang im Kindergarten ließ. Als Giulia das erste Mal ins Krankenhaus eingeliefert worden war, hatte es mich schockiert, durch das Gästebuch zu blättern und festzustellen, wie viele weiße Seiten es gab, wie viele leere Spalten für Angehörige, die nicht zu Besuch kamen. Und wenn sie doch einmal zu Besuch kamen, blieben sie nicht lange. Jetzt wurde ich zu einem von ihnen.

»Kann Jonas kommen und mich besuchen?«, fragte Giulia am Telefon.

»Nein, Schatz, das kann er nicht«, sagte ich. »Erinnerst du dich? Wir haben das zu einem der wichtigsten Punkte in unserem Plan gemacht. Keine Besuche von Jonas.«

»Aber ich vermisse ihn wirklich so sehr«, sagte sie.

»Ich weiß, dass du das tust. Er vermisst dich ja auch. Aber zu Besuch kommen kann er nicht. Wir waren uns darüber einig.«

Jonas war jetzt zweieinhalb. Er hatte Fragen. Er hatte Erinnerungen. Eindrücke würden haften bleiben. Ich wagte nicht, ihn auf die psychiatrische Station mitzunehmen. Ich erkundigte mich nicht einmal im Krankenhaus, ob Jonas zu Besuch kommen dürfte, aber Giulia tat es. Die Hausordnung verbot Besuche von Kindern unter vierzehn. Nichtsdestotrotz fragte Giulia jeden Tag aufs Neue, nicht gewillt, ein Nein als Antwort zu akzeptieren. Gott sei Dank gaben sie nicht nach.

Ich rief Jonas' Kinderärztin an, um mit ihr darüber zu sprechen, welchen Einfluss das alles auf ihn haben würde – die Trennung von Giulia, ihr merkwürdiges Benehmen in den Tagen vor ihrer Einlieferung ins Krankenhaus, die ersten Anzeichen, dass er Angst vor ihr hatte.

Die Ärztin fackelte nicht lange. »Sie müssen Ihren Sohn beschützen, vor allem anderen.«

»Jonas geht es gut. Giulia ist im Krankenhaus. Ich brauche ihn nicht zu beschützen«, sagte ich.

»Ja, aber sie wird nach Hause kommen. Vermutlich wird sie schon sehr bald nach Hause kommen wollen. Möglicherweise werden Sie das ablehnen müssen. Wenn sie noch nicht so weit ist, dass sie mit Jonas zusammen sein kann, dürfen Sie es nicht zulassen.« Mir wurde übel, während ich mir ihren Rat anhörte. »Er ist so klein. Er verfügt noch nicht über die Kapazitäten, das, was er vielleicht empfindet, zu verarbeiten, ganz zu schweigen von den Wörtern, um sich auszudrücken. Ich weiß, es ist schwer, das zu hören, aber Ihre Frau ist erwachsen. Sie ist in der Obhut von Fachleuten. Wenn die Dinge überhaupt für einen von Ihnen unangenehm werden müssen, dann ist sie es, nicht Jonas. Er ist ein kleiner Junge. Er braucht Schutz.«

Ich wusste, dass sie recht hatte, dennoch fiel es mir schwer, ihr zuzustimmen. Nicht, weil ich anderer Meinung war, sondern weil Zustimmung bedeutete, dass ich gezwungen sein würde, eine derart grauenhafte Entscheidung zu treffen.

»Wenn es dazu kommen sollte, dass Sie sich zwischen Giulia und Jonas entscheiden müssen, müssen Sie Jonas wählen. Sie müssen einfach.«

An einem Nachmittag kam ich zu Besuch und traf Giulia und ein paar weitere Patienten im Garten, bei einem Musiktherapiekurs an. Der Sozialarbeiter spielte *Let it be* auf der Gitarre. Die Gruppe hatte zu dem Song ihren eigenen Text geschrieben, um zum Ausdruck zu bringen, was sie fühlten. Der Refrain lautete: *Let me free* … – Lass mich frei. Sogar Giulia, die keine große Sängerin war, sang mit.

Es fiel mir schwer, mich während meiner Besuche bei Giulia wirklich ganz auf sie zu konzentrieren. Von meinem Stuhl in dem sogenannten Ruheraum aus sah ich auf eine gigantische Uhr an der Wand hinter ihr, und ich musste ständig darauf blicken. Ich wusste, je länger ich bleiben würde, desto schlimmer würde die Verkehrslage werden, was zur Folge hatte, dass ich Jonas noch später abholen würde, dass Goose keinen Auslauf bekam und dass ich uns zum Abendessen wieder einmal etwas vom Imbiss holen musste.

Zudem hatten wir das Ganze schon zu oft durchgespielt. Schon während Giulias erstem Krankenhausaufenthalt hatten wir unsere Gesprächsthemen für die psychiatrische Station aufgebraucht, und jetzt waren wir nicht besser dran. Ich erzählte ihr Geschichten von Jonas, und sie erzählte mir von anderen Patienten und der Gruppentherapie, aber diese Gespräche endeten innerhalb von Minuten. Ich wollte dafür sorgen, dass Giulia in Sicherheit und gut versorgt war, was hier der Fall war, aber ich wusste mittlerweile, dass ich das Geheimnis ihrer Psychose nicht lösen konnte. Wir konnten einfach nur abwarten, bis die Wirkung der Medikamente sich bemerkbar machen würde. Eines

Tages wurde unser übliches Gerede durch einen lauten Knall unterbrochen, als wäre jemand gegen die Wand gerannt. Die Tür zu unserem Zimmer besaß ein Glasfenster, aber wir konnten nichts sehen. Wir hörten es nur. Lautes, fluchendes Geschrei: »Fickt euch, ihr Motherfucker! Ich hoffe, dass ihr alle verdammt nochmal krepiert.« Es folgte ein Schwarm von festen, professionell klingenden Stimmen. Giulia und ich saßen einander auf Stühlen gegenüber, aber als sie den ohrenbetäubenden Lärm dieser Auseinandersetzung hörte, stand sie auf und setzte sich mir auf den Schoß. Sie hatte die Stimme als die einer Frau erkannt, die an diesem Morgen eingeliefert worden war. Die neue Patientin wütete weiter und weiter gegen das Personal: »Verdammt nochmal lass mich los. Ich bringe euch verdammt nochmal um. Fickt euch und krepiert!« Die Schwestern, Ärzte und Ordner arbeiteten zusammen, um die Frau festzuhalten. Wir konnten das Geräusch ihrer Arme und Beine, die gegen die Kacheln prallten, hören, während sie weiter Widerstand leistete. »Ist alles in Ordnung mit dir?«, fragte mich Giulia über den Lärm hinweg. Sie wirkte besorgt, nicht um sich selbst, sondern um mich, als ob sie mich beschützen wollte.

»Ja, sicher, mit mir ist alles in Ordnung«, sagte ich. Ich war überrascht, dass sie sich um mich Gedanken machte. »Und mit dir? Auch alles in Ordnung?«

»Ja, mir geht es gut«, sagte sie. »Ich wollte nur sicher sein, dass es dir auch gutgeht. Du verbringst hier ja nicht viel Zeit und bekommst nicht zu sehen, was hier so los ist.«

»Ja, mir geht es gut, Schatz. Danke, dass du fragst.«

Wir warteten und hörten uns die ganze Auseinandersetzung an. Es war verstörend zu hören, wie jemand durch die Gedanken in seinem Kopf zu solchem Hass und solcher Gewalt getrieben wurde, und wie die Ordner ihrerseits Gewalt anwenden mussten, um einen Menschen zu seinem eigenen Schutz und dem Schutz von anderen festzuhalten. Es war noch beklemmender, weil wir nichts sehen konnten, jedoch alles in schillernden Einzelheiten zu hören bekamen.

Aber je länger es sich dahinzog, desto schwieriger wurde es für mich, meine Angst zu unterdrücken. Die Frau hörte nicht auf zu schreien, und bei jedem weiteren Ausbruch sahen Giulia und ich einander an. In ihrem psychotischen Drang, Menschen zu bemuttern, war sie diesmal besorgt um mich.

Aber ich würde nicht hierbleiben müssen. Sobald die Situation sich beruhigt hatte, konnte ich aus diesem Ruheraum und durch die verschlossenen Türen hinausgehen, mein Handy und meine Schlüssel abholen und nach Hause fahren.

Giulia hingegen würde nicht fortgehen können. Dies war ihr Zuhause, zumindest im Moment. Sie würde hier schlafen und durch diese Gänge gehen, zusammen mit dieser Frau. Dieselben Schwestern und Ordner könnten auch Giulia zu Boden drücken, falls sie jemals in ähnlicher Weise explodieren sollte. Giulia hatte wirklich Gründe, Angst zu haben: um ihre eigene Sicherheit und um ihren eigenen Verstand. Irgendwie hatte ich vergessen, wie erschreckend dieser Ort für sie sein musste.

Ich wusste, ich musste Jonas vor einer Welt wie dieser beschützen. Ich brauchte die Kinderärztin eigentlich nicht, um mir das erzählen zu lassen. Aber trotz der Verantwortung, Jonas um jeden Preis zu beschützen, durfte ich nicht vergessen, dass ich auch Giulia vor einer solchen Welt beschützen musste.

Qualvolle dreißig Minuten lang, die sich wie Stunden anfühlten, blieben wir in dem Ruheraum, bis das Personal die Frau überwältigt hatte und sie in einen anderen Bereich des Krankenhauses brachte. Eine Schwester kam, um nachzusehen, ob alles in Ordnung war. Sie erklärte uns, dass die Familie der Patientin zu Besuch gekommen war und dass sie das so aufgeregt hatte.

Die Schwester führte uns durch einen Gang, von dem ich nicht einmal gewusst hatte, dass er existierte, aus dem Ruheraum. »Geht es dir gut?«, fragte Giulia mich noch einmal.

»Ja, alles bestens«, sagte ich. »Danke, dass du mich fragst, aber mit mir ist alles in Ordnung.«

»Ich möchte nicht, dass du dich fürchtest«, sagte sie.

»Mir geht es gut, das verspreche ich dir.«

Wir standen in dem Gang, sie schmiegte ihren Körper an meinen, lehnte ihren Kopf an meine Schulter und schob mir sanft die Arme um die Taille. »Gut, darüber bin ich froh«, sagte sie und ließ einen tiefen Seufzer hören. »Ich will nicht, dass du dich fürchtest«, wiederholte sie noch einmal.

Ich gab ihr einen Kuss auf die Stirn, aber es war Zeit zu gehen, also brach ich auf.

Am sechsten Tag im Krankenhaus, an einem Donnerstag, rief ich auf dem Weg vom Krankenhaus zu Jonas' Kindergarten meine Eltern an. Ich rief sie an, damit ich unterwegs jemanden hatte, mit dem ich sprechen konnte und der mir half, wach zu bleiben.

»Komm am Wochenende nach Delaware, Mark«, schlugen meine Eltern vor. »Du musst mit deiner Familie zusammen sein.«

Ich zögerte. Ich konnte mir im Augenblick nicht vorstellen, quer durchs Land zu fliegen. »Warum sollte ich nach Delaware fliegen? Es ist so weit.«

»Wir haben schon mit deinen Geschwistern gesprochen«, sagte meine Mutter. »Sie wären bereit, übers Wochenende herzukommen, wenn du auch kommst. Du brauchst etwas, das dir Kraft gibt.«

»Wow«, entfuhr es mir. Meine Geschwister waren über die gesamte Ostküste verstreut, aber sie waren bereit, alles stehen und liegen zu lassen und um meinetwillen nach Delaware zu kommen. »Das hört sich wirklich gut an.«

»Wir haben noch einen Vorschlag«, sagte meine Mutter behutsam. »Denk einfach darüber nach – vielleicht solltest du Jonas hier bei uns lassen.«

»Wie bitte?«, fragte ich erschrocken. »Das ergibt doch gar keinen Sinn. Jonas lebt hier, er hat seinen Kindergarten, ich fahre jetzt gerade dorthin, um ihn abzuholen. Das hier ist sein Zuhause. Ich kümmere mich um ihn.«

»Denk einfach mal darüber nach, Mark«, drängte meine Mutter. »Du müsstest nicht mitten in der Nacht arbeiten. Du brauchtest morgens nicht zu hetzen, um ihn fertig zu machen, und dann abends nicht schon wieder zu hetzen, um ihn abzuholen und ins Bett zu bekommen. Du hättest ein bisschen Zeit, um dich um dich selbst zu kümmern.«

»Ich weiß nicht, Mom. Irgendwie brauche ich Jonas auch im Moment.«

»Natürlich brauchst du ihn«, sagte mein Vater. »Aber irgendwie brauchst du ja auch Zeit, um dich um dich selbst zu kümmern.«

»Denk einfach darüber nach«, sagte meine Mutter noch einmal. »Lass uns morgen telefonieren, wenn du zur Arbeit fährst, und sehen, was du dann darüber denkst.«

Den ganzen restlichen Weg über fuhr ich in düsterer, von Schuld geplagter Stimmung weiter. Ich fühlte mich schuldig, weil ich nicht lange genug im Krankenhaus gewesen war, ich fühle mich schuldig, weil ich Jonas nicht früher abholen konnte, weil ich mich nicht gut genug um Goose kümmerte, weil ich meinen Schülern nicht genug Aufmerksamkeit und Geduld zukommen ließ. Keine Musik, keine Telefongespräche, nur Schuldgefühle, die mich zum Wahnsinn trieben, während ich das Steuerrad fester umklammerte und mich durch den dichten Verkehr kämpfte.

Ich war noch nicht einmal bei Jonas' Kindergarten angekommen, als ich meine Eltern zurückrief. Sie hatten recht. Ich konnte das alles nicht mehr schaffen. Aus selbstsüchtigen Gründen wollte ich Jonas bei mir behalten, aber das Leben, das wir im Augenblick führten, war nicht länger das Beste für ihn. Er konnte bei seinen Großeltern sein, die er innig liebte, statt als mein Gefährte in all der Sorge herumgezerrt zu werden. »Einverstanden«, sagte ich. »Lasst es uns so machen.«

In dieser Nacht buchte ich einen Hin- und Rückflug für mich und einen Hinflug für Jonas. Wir würden am Freitag, also am nächsten Abend den Spätflug nehmen, und ich würde am Sonntagmorgen zurückfliegen. Jonas würde dort bleiben. Wie lange wusste ich nicht.

Ich besuchte Giulia am Freitagnachmittag und erklärte ihr den Plan. Sie war angespannt und stellte eine Menge Fragen über ihre Entlassung, also kostete es mich beinahe eine Stunde mit diplomatischen Ausweichmanövern, ehe ich das Thema zur Sprache brachte.

»Das gefällt mir nicht«, sagte Giulia. »Ich will, dass Jonas zu Hause ist.«

»Das will ich auch, Giulia«, erwiderte ich. »Aber es ist so schwierig für mich. Ich bin so müde. Und außerdem liebt er Oma und Opa.«

»Ich will, dass er zu Hause ist, wenn ich nach Hause komme«, sagte sie.

»Das will ich auch«, sagte ich. »Ich werde mein Bestes versuchen.«

Wir flogen um halb elf in der Nacht vom San Francisco International Airport ab und aßen um halb acht Uhr morgens mit schweren Augenlidern im Haus meiner Eltern unser Frühstück. Vierundzwanzig Stunden später würde mein Flug nach Hause starten. Um neun trafen meine Schwester Cat, ihr Mann Alex und ihr Sohn Memphis ein. Jonas und ich standen in der Auffahrt, um sie zu empfangen. Jonas sprang ihnen in die Arme und dann stürmte er sofort davon, um mit dem Spielzeug zu spielen, das Memphis mitgebracht hatte. Cat und Alex wandten sich mir zu und umarmten mich fest. Eine Stunde später kamen mein Bruder Carl und sein Mann Jeff, und wieder standen wir in der Auffahrt und tauschten weitere Begrüßungen und Umarmungen. Ich war so müde, aber es tat so wohl, mit meiner Familie zusammen zu sein.

Nach dem Mittagessen schliefen die Kinder, und wir erwachsene Kinder gingen zum Laufen an den Brandywine River. Wir begannen gemeinsam mit langsamem Joggen und unterhielten uns dabei über Fragen, die Giulia und Jonas und unser schwieriges Leben betrafen. Dort, wo wir wendeten, trennte ich mich von der Gruppe und rannte so schnell durch die Kälte, dass ich meinen Herzschlag in meinen Ohren pulsieren hören konnte und nach Atem schnappen musste, während ich darauf wartete, dass die anderen mich einholten.

Am Sonntagmorgen war ich bereits eine Stunde, bevor um sechs Uhr mein Wecker klingeln und mich aus meinem leichten, nervösen Schlaf reißen sollte, wach. Jonas lag in dem Bett neben meinem, und ich war müder, als ich mich je zuvor gefühlt hatte, aber ich wusste, ich würde nicht mehr schlafen können. Ich lag mit ihm da, hielt liebevoll seine Hand und verbrachte die gesamte Stunde damit, mich daran zu erinnern, dass dies das Beste für ihn sein würde, und das nichts anderes so wichtig war. Ich war bereit, Jonas vor Giulias Krankheit zu beschützen. Nie aber hatte ich erwartet, dass ich ihn vor meiner eigenen Unfähigkeit, mit unseren unmöglichen Lebensumständen zurechtzukommen, würde beschützen müssen. Es war schrecklich. Als würde ich ihn ein weiteres Mal in seinem Elefantenkostüm einfach abliefern.

Ich sagte Jonas auf Wiedersehen, während er noch dabei war aufzuwachen. Meine Mutter kam zu uns ins Zimmer und löste mich ab. Sie spielte mit ihm, während ich mich durch meine Tränen hindurch bemühte, ihm einen Abschiedskuss zu geben. Ich stolperte die beiden Treppen hinunter zum Auto meines Vaters.

Meine Mutter öffnete das Fenster in Jonas' Schlafzimmer und ich hörte, wie er unschuldig fragte: »Wohin geht denn Daddy?«

»Er muss wieder zur Arbeit gehen, aber du siehst ihn bald wieder«, sagte meine Mutter.

In dem Moment brach Jonas in Panik aus. »Ich will mit Daddy mitgehen«, sagte er. Er schrie aus dem Fenster: »Daddy! Daddy! Ich will mit dir mitkommen! Lass mich mit dir mitkommen!«

Ich konnte nicht zu ihm nach oben sehen. Ich saß im Beifahrersitz und weinte bitterlich. Ich rief nach draußen: »Wir sehen uns bald wieder, Jonas, hab ganz viel Spaß mit Oma und Opa.« Mein Vater startete das Auto.

Jonas schrie weiter: »Daddy! Daddy! Ich will mit Daddy mitkommen!« Meine Mutter versuchte, ihn zu beruhigen, aber er hörte nicht auf zu schreien, und ich starb fast, weil ich so gern das Auto anhalten und ihn mitnehmen wollte, doch wir fuhren weiter durch die Leblosigkeit des Winters, und ich hasste mich selbst, weil ich nicht genug Mut hatte, ihn mit mir nach Hause zu nehmen.

Am Montag unterrichtete ich vier volle Unterrichtseinheiten lang und anschließend hatte ich vier Stunden lang Elterngespräche, aber es kam mir vor wie der einfachste Tag des ganzen Monats. Bei diesem Zeitplan, für den ich von acht Uhr früh bis acht Uhr abends in der Schule sein musste, konnte ich Giulia wieder nicht besuchen, was zur Folge hatte, dass ich sie drei Tage lang nicht gesehen hatte. Es war die längste Zeit, die sie je ohne Besuch von mir auf der psychiatrischen Station verbracht hatte. Ich rief sie an, während ich von der Schule nach Hause fuhr.

»Mark, sie sind der Meinung, dass ich schon fast bereit bin, nach Hause zu kommen«, erzählte sie mir.

»Das ist ja toll«, sagte ich, ohne ihr zu glauben. Es ging Giulia jedoch eindeutig besser. Dieser Krankenhausaufenthalt war bisher von allen am besten verlaufen. Innerhalb von einer Woche nach ihrer Einlieferung waren ihre psychotischen Ausbrüche unter Kontrolle. Die zwei Wochen, in denen sie zuvor bereits antipsychotische Medikamente eingenommen hatte, mochten ihr das Krankenhaus nicht erspart haben, aber sie hatten eindeutig für einen kürzeren Aufenthalt gesorgt.

»Du weißt noch, dass Jonas nicht hier ist, nicht wahr?«, fragte ich sie. »Er ist bei meinen Eltern.«

»Ja, das weiß ich«, sagte sie. »Wann kommt er nach Hause?«

»Das weiß ich noch nicht«, gab ich zu. »Es hängt davon ab, wann du nach Hause kommst.«

»Nun, ich denke, ich komme schon sehr bald nach Hause, in den nächsten Tagen oder so. Und ich will, dass Jonas zu Hause ist, wenn ich komme.«

»Wir werden sehen«, sagte ich.

»Nein, wir werden nicht sehen«, blaffte sie zurück. »Wir haben morgen telefonisch eine Angehörigenkonferenz, und ich will nach Hause kommen, und ich will, dass Jonas nach Hause kommt. Wirst du für mich kämpfen, Mark? Ich will nach Hause. Hol mich hier raus. Es hat lange genug gedauert.«

»Ja«, war alles, was ich sagen konnte.

»Mark, wirst du für deine Frau kämpfen?«, fragte sie. »Wirst du für deine Frau kämpfen?«

»Natürlich werde ich das tun, Giulia«, versuchte ich zu unterbrechen, sie aber fuhr fort, sich zu wiederholen.

»Wirst du für deine Frau kämpfen?«, fragte sie mich wieder und wieder und betonte jedes Mal ein anderes Wort. Wirst *du* für deine Frau kämpfen? Wirst du für deine Frau *kämpfen*? Wirst du für deine *Frau* kämpfen? Sie war außer sich vor Wut. Es war kein psychotischer Zorn. Es war das erste Mal, dass sie all die angestaute Erregung darüber, dass sie zum dritten Mal eingesperrt worden war, herausließ. Eine Hälfte von mir nahm ihren Ausbruch nicht persönlich, denn ich konnte mir nur zu gut vorstellen, wie frustriert sie sich gefühlt haben musste. Die andere Hälfte aber war erschüttert von ihren Vorwürfen. Ich hatte unseren Plan bis in seine kleinsten, unvernünftigsten Einzelheiten befolgt, und trotzdem war sie wütend auf mich. Jede Frage raubte mir ein Stück meines bröckelnden Selbstbewusstseins als Ehemann und Vater.

Sie musste mich etwa zwanzigmal so schnell hintereinander gefragt haben, dass ich keine Chance hatte, etwas zur Antwort zu geben. Es war der eine Augenblick, in dem sie sich erlaubte, die böse Patientin zu sein, die, die sagte, was sie dachte, und gegen die Ungerechtigkeit, von ihrer Familie getrennt und eingesperrt zu werden, protestierte. Sie hatte gelernt, dass man schneller wieder herauskam, wenn man Anweisungen mit einem Lächeln befolgte, und sie hatte sich so gut wie möglich benommen, sobald die Psychose weit genug abgeklungen war, um ihr solche Selbstbeherrschung zu erlauben. Jetzt am Telefon aber gab es nur uns beide, und sie erlaubte all der simmernden Wut auf das Krankenhaus zu explodieren, wenn auch nur für ein paar Minuten.

Endlich beruhigte sie sich, und dann fragte sie mich leise noch ein letztes Mal: »Wirst du für deine Frau kämpfen?«

»Ja, Giulia, ich werde für dich kämpfen«, sagte ich. »Ich kämpfe seit fünf Jahren für dich.«

Bei dieser Antwort wurde sie zugänglicher. »Das ist gut«, sagte sie. »Es wird so schön sein, wieder zu Hause sein. Ich kann es gar nicht erwarten, dich zu sehen und nach Hause zu kommen, um mit Jonas zu helfen, du musst zu Hause so viel zu tun gehabt haben, ohne mich …« Und so redete sie noch etwa fünf Minuten lang weiter und legte so viel Freundlichkeit in ihre Worte, wie sie konnte.

Ich aber würde trotz allem auch für Jonas kämpfen. Ich würde *kämpfen.* Für *Jonas.* Selbst wenn das bedeutete, dass ich gegen Giulia und ihre Psychiaterin kämpfen musste. Jonas' Kinderärztin hatte nie genauer ausgeführt, vor was ich Jonas beschützen musste, also blieb mir nur, meinen Instinkten zu vertrauen. Wenn Giulias gutes Benehmen nur gespielt war und sie immer noch unter Schlaflosigkeit und Paranoia und Sinnestäuschungen litt, dann würde ich mein Veto einlegen müssen, ganz egal, was ihre Psychiaterin sagte.

Ich würde für Jonas kämpfen.

Die telefonische Angehörigenkonferenz fand am Dienstag während meiner Mittagspause statt und war kurz und eindeutig. Der Arzt war der Meinung, dass Giulia bereit war, am nächsten Tag nach Hause zu kommen. Er war zuversichtlich, dass sie gut zurechtkommen würde, auch wenn Jonas wieder zu Hause war.

Am Abend zuvor war sie aggressiv gewesen. Jetzt aber war sie sich ihrer selbst bemerkenswert bewusst.

»Ich bin so froh, nach Hause zu kommen, aber du musst bedenken, wie verletzlich diese Krankenhausaufenthalte mich machen«, sagte sie. »Ich habe mir überlegt, vielleicht ist es ganz gut, wenn Jonas noch ein paar Tage bei deinen Eltern bleibt. Ich vermisse ihn so sehr, aber ich weiß, dass es für mich schon überwältigend ist, nach Hause zu kommen, und dass es noch mehr so wäre, wenn Jonas da wäre.«

Ich stieß einen riesigen Seufzer der Erleichterung aus. Es würde gar keinen Kampf geben. Giulia würde allein zu mir nach Hause kommen, und ich konnte ein paar Tage lang sehen, wie das ablief, bevor wir Jonas wieder der Mischung hinzufügten. Ich hatte einen Kampf mit Guilia über dieses Thema befürchtet, stattdessen würde es die ersten paar Tage über aber gar keine Konfrontation geben.

Giulia war freundlich und stabil, als ich sie am Mittwochmorgen abholte. Wir gingen mit Goose wandern, was inzwischen eine Art Tradition für die Zeit nach dem Krankenhaus für uns geworden war. Wir riefen über Skype Jonas und meine Eltern in Delaware an. Er war überglücklich, Giulia nach zwei Wochen wiederzusehen. Zum Abendessen fuhren wir in ihr Lieblingssushirestaurant, um zu feiern. In der Nacht lief alles glatt. Kein Erbrechen von Medikamenten. Kein Aufwachen um zwei Uhr in der Nacht, um sich aus dem Haus zu stehlen. Nur behaglicher, ruhiger Schlaf, zusammen, als Mann und Frau, in unserem Bett, während unsere Bulldogge zwischen uns schnarchte.

Das alles ging bemerkenswert schnell. Ich arbeitete am Dienstag, holte am Mittwoch Giulia ab und war am Donnerstag bereits zurück am Arbeitsplatz. Giulia meldete sich wieder zu einem ambulanten Programm an und entschied sich, den Rest ihrer Zeit mit Reiten und ehrenamtlicher Arbeit zu füllen. Es war eindeutig, dass der Arzt im Krankenhaus recht gehabt hatte: Giulia war bereit, wieder zu Hause zu sein, bei uns allen.

Am Samstagmorgen flogen meine Eltern mit Jonas nach Kalifornien. Er war eine Woche lang weg gewesen. In den drei Tagen, seit sie nach Hause gekommen war, hatte Giulia spürbar Selbstvertrauen aufgebaut. Wir fuhren zusammen zum Flughafen und warteten an der Absperrung. Jonas' Gesicht leuchtete auf, als er uns sah. Er rannte auf mich zu, und ich zog Giulia an meine Seite, damit er, als er in die Höhe sprang, uns beiden in den Schoß fiel und wir uns gleich dort, an der Absperrung auf dem Flughafen, ganz fest und mit einem Lächeln umarmen konnten. Jonas erzählte auf der gesamten Fahrt nach Hause ohne Unterlass von den verschiedenen Ausflügen, die er mit Oma und Opa unternommen hatte. Meine Eltern blieben über Nacht, hielten sich aber höflich im Hintergrund, während wir uns wieder aneinander gewöhnten.

Ich fing wieder an, Jonas zum Kindergarten zu bringen, ehe ich zur Arbeit ging. Giulia beschäftigte sich den Tag über mit ihrem IOP, führte den Hund aus und erledigte den Lebensmitteleinkauf. Es gab keine Anzeichen für die auf die Psychose folgende Depression, die ihr die letzten Male so hart zugesetzt hatte. Am Nachmittag holte ich Jonas vom Kindergarten ab, und wir alle verbrachten den Abend gemeinsam. Nach ein paar Wochen begann Giulia, die antipsychotischen Medikamente auszuschleichen. Ich brauchte sie nicht dabei zu kontrollieren, wie sie die Pillen einnahm, weil ich wusste, sie hatte selbst begriffen, wie wichtig sie für ihre Genesung waren.

Der größte Unterschied nach Giulias drittem Krankenhausaufenthalt aber war, dass sie ihren Job nicht aufgab. Sie nahm sich zwar insgesamt einen ganzen Monat lang frei, kehrte danach aber zurück und arbeitete zunächst zwanzig Stunden pro Woche. Als sich zeigte, dass das gut lief, stockte sie auf dreißig Wochenstunden auf. Es gab ihr unglaublich viel Selbstwertgefühl, zu der Arbeit, die sie so gern tat, zurückzukommen.

Wir hatten uns im Großen und Ganzen an unseren Plan gehalten. Er war beileibe nicht perfekt, und ich hatte bereits Schwachstellen identifiziert, an denen wir nachbessern mussten, aber das konnte warten. Das Wichtigste war, dass wir den Plan, den wir aufgestellt hatten, in die Tat umgesetzt hatten. Und jetzt waren wir hier, einen Monat nach ihrem kürzesten Krankenhausaufenthalt und fühlten uns als Herren der Lage und optimistisch, dass dieses Mal wirklich alles anders laufen würde.

Das beeindruckende Tempo von Giulias Genesung – Entlassung aus dem Krankenhaus nach dreizehn Tagen, Rückkehr an den Arbeitsplatz nach zwei Wochen, wenn auch mit begrenzter Stundenzahl – hielt den Dezember hindurch an. Im Januar kehrte die Depression jedoch mit gnadenloser Intensität zurück. Giulia bestand darauf weiterzuarbeiten, sie kämpfte sich durch ihren Tag, saß an ihrem Computer und schaffte es irgendwie, ihre Arbeit zu erledigen, aber sie hörte den ganzen Tag über die nagende Stimme der Depression.

Im Februar kam Giulia von der Arbeit heim und war erschlagen von der Anstrengung, die es kostete, sich auf ihren Job zu konzentrieren. Für uns hatte sie kaum noch Energie übrig. Über ihre Gefühle sprach sie so gut wie nie. Sie nahm an keiner Selbsthilfegruppe teil und sah ihre Therapeutin nur jedes zweite Wochenende.

Während es anfangs den Eindruck gemacht hatte, als hätten wir herausgefunden, wie wir die bipolare Störung daran hindern konnten, unser Leben zu ruinieren, machte ich mir jetzt Sorgen, dass wir unser normales Leben zu schnell wieder aufgenommen hatten und so taten, als brauchten wir Giulias Depression nur zu ignorieren, damit sie von allein verschwand. Aber sie verschwand nicht, sondern machte mich einmal mehr zum alleinerziehenden Elternteil. Genau wie damals, als Jonas sechs Monate alt gewesen war, war Giulia auch jetzt zu sehr von ihrer Depression vereinnahmt, um sich auf uns einzulassen. Sie nahm keine antipsychotischen Medikamente, also war sie wenigstens nicht schläfrig und schweigsam, aber distanziert war sie nichtsdestotrotz. Abends wollte sie nur in der Badewanne sitzen, während ich mit Jonas spielte, dann wollte sie allein im Bett liegen, während ich ihn zu Bett brachte. Morgens wachte sie nicht mit uns zusammen auf, also erledigte ich das Morgenchaos allein, zog Jonas an, wischte ihm Joghurt aus den Haaren und führte ihn in unser Schlafzimmer, damit er ihr einen Abschiedskuss geben konnte, ehe wir aufbrachen.

Die einzige Ausnahme in Giulias distanziertem Verhalten stellten unsere abendlichen Tanzpartys dar. Wir nahmen das Ritual, das wir uns von Cas, Leslie und ihren Söhnen abgeschaut hatten, wieder auf, und jeden Abend nach dem Abendbrot drehten wir die Musik laut und tanzten durch das Haus.

Ich war der DJ. Wir hatten unsere Lieblingsstücke – *Bright Whites* von Kishi Bashi und *Inside Out* von Spoon – aber unser Nummer-Eins-Hit war *True Believers* von den Bouncing Souls, einer Punkband, die ich zum ersten Mal bei einem Konzert gehört hatte, als ich vierzehn Jahre alt gewesen war. Die Intensität jener Show hatte ich nie vergessen – wie eine Menge von einzelnen Menschen zu einer einzigen lebendigen Einheit zusammenschmolz, die vom Schrammen der Gitarre und dem Hämmern des Schlagzeuges befeuert wurde.

Jonas liebte es, seinem Spiegelbild in der Glastür zuzusehen, während er spielte, er wäre ein Rockstar. Ich lehrte ihn den Unterschied zwischen einer Luftgitarre, die man bei normalen Liedern spielte, und einer Luftgitarre bei Punksongs. Die normale Gitarre wird aus dem Handgelenk gespielt, doch bei den Punk Songs muss man aus dem Ellbogen heraus schrammen. Jonas hatte sein Gesicht mit den aufgeworfenen Lippen und den intensiven Blicken bereits perfektioniert, und als die Musik der Bouncing Souls aus den Lautsprechern dröhnte, tanzte er und schrammte auf seiner imaginären Gitarre und hatte dabei die Augen stets auf sich selbst gerichtet.

Unsere Tanzpartys waren gemeinsame Momente der Zuflucht, wie sie in den Jahren zuvor die Aerobic-Kurse in dem Fitnesscenter mit dem roten Teppich gewesen waren. Wir tanzten, um unsere Sorgen abzuschütteln, wenn auch nur für kurze Zeit. Wir tanzten gemeinsam im selben Raum, aber meist tanzten wir jeder für sich und arbeiteten uns in Schweiß, so dass wir spüren konnten, wie unsere Herzen vor Endorphinen und dem Gefühl der Freiheit rasten.

Eines Abends, nach einer besonders ekstatischen Tanzparty, fragte mich Jonas in der Badewanne, was das eigentlich war, ein *true believer*, jemand, der wirklich glaubt. Er hatte auf den Text des Liedes geachtet: *The kind of faith that doesn't fade away. We are the true believers.* Die Art von Glauben, die nicht verblasst. Wir sind die, die wirklich glauben. Ich dachte darüber nach, wie ich ihm antworten konnte, ohne allzu viele Worte zu machen. Es war eine wichtige Frage.

Aber ehe ich noch meine Gedanken geordnet hatte, lächelte Jonas und sagte: »Ach, jetzt weiß ich's, Daddy. Einer, der wirklich glaubt, das bin ich. Ich bin einer, der wirklich glaubt.«

»Das ist richtig, Jonas, du bist einer, der wirklich glaubt«, sagte ich.

»Und Daddy, du bist auch einer, der wirklich glaubt.«

»Und Goose?«, fragte ich. Während Jonas sein Bad nahm, saß Goose immer mit uns im Badezimmer.

Jonas sah ihn an, lächelte und sagte: »Ja, Goose ist auch einer, der wirklich glaubt.«

Und dann fragte Jonas: »Ist Mommy auch eine, die wirklich glaubt?«

Giulia lag wie immer nach unseren Tanzpartys im Bett, nicht um einzuschlafen, sondern um ihre Gedanken zu sortieren, um die heftigen Glücksgefühle unserer Tanzpartys und das tiefe Leiden ihres restlichen Tages zusammenzufügen.

Ich wollte ihm sagen: Ja, das ist sie, aber ich brauchte es, dass er es stattdessen selbst sagte. Er hatte sich selbst, Goose und mich als Menschen, die wirklich glaubten, identifiziert, und ich wollte, dass er derjenige war, der Giulia in diesen Kreis mit einschloss.

»Glaubst du denn, dass sie eine ist, die wirklich glaubt?«, fragte ich Jonas.

»Ja.« Er nickte ernst. »Mommy ist eine, die wirklich glaubt.«

Damit war es entschieden. Wir waren alle Menschen, die wirklich glaubten. Von nun an hatte Jonas eine neue Frage, die er Fremden als Teil seines kleinen Verhörs stellte, um sie besser kennenzulernen:

»Magst du die Giants?«

»Was ist deine Lieblingsfarbe?«

»Bist du einer, der wirklich glaubt?«

Ich machte einen Termin, um mir die Augen lasern zu lassen, damit ich nie wieder Kontaktlinsen würde tragen müssen. Giulia und ich hatten beide von der fünften Klasse an eine Brille tragen müssen, ein weiterer dieser kleinen Zufälle, die wir gemeinsam hatten. Ich versuchte, sie zu überreden, sich ebenfalls die Augen lasern zu lassen.

»Nie wieder eine Brille, nie wieder Kontaktlinsen, du wachst morgens auf und kannst alles sehen. Was für eine Freiheit!«, sagte ich, um sie zu überzeugen, als wir eines Morgens zusammen im Bett lagen. »Davon abgesehen hat sich die Operation in fünfzehn Jahren ausgezahlt. Man muss nur die ganzen Kosten für die Kontaktlinsen, die neuen Gläser, die Augentropfen und die Besuche beim Optiker zusammenrechnen. In jedem Jahr danach fängst du wirklich an, Geld zu sparen.«

»Ja, aber ich weiß ja nicht, ob ich in fünfzehn Jahren überhaupt noch am Leben bin«, sagte sie.

»Das weiß keiner von uns, Giulia. Aber ich habe vor, in fünfzehn Jahren noch am Leben zu sein, also ist es mir die Sache wert.«

»Ich weiß nicht, ob ich vorhabe, in fünfzehn Jahren noch am Leben zu sein«, sagte sie leise. »Ich weiß ja noch nicht einmal, ob ich es schaffe oder nicht. Ich habe es durch drei Episoden geschafft, Mark, aber das bedeutet ja nicht, dass ich es auch durch vier oder fünf oder sechs schaffe.«

»Oh«, sagte ich, verwirrt von dem abrupten Themenwechsel. Ich wartete ab, um zu hören, was sie noch zu sagen hatte. Ich blieb ruhig und lauschte auf das Summen des Luftbefeuchters, das durch den Flur aus Jonas' Zimmer hallte. Ich spürte, dass sie ihr Handy nehmen und diesen Augenblick vergessen wollte. Es war einer der seltenen Momente, in denen sie mir ihre Gefühle anvertraute.

»So viel kann ich sagen«, brach Giulia schließlich das Schweigen. »Wenn ich wieder krank werde, werde ich mich nicht wieder so sehr davor fürchten.«

Ich sagte nichts.

»Ich meine, natürlich will ich nicht wieder psychotisch werden«, sagte sie. »Aber wenn es passiert, dann weiß ich, es kommt wieder in Ordnung. Ich bin schon in dem Krankenhaus gewesen, ich weiß, was mich erwartet, es ist nicht so furchterregend, wie es das erste Mal gewesen ist. Ich weiß, dass du und Jonas zurechtkommen werdet, während ich Zeit brauche, um mich wieder unter Kontrolle zu bekommen …« Ihre Worte verloren sich im perlenden Geräusch ihrer Tränen und sie unterbrach sich.

»Ich habe diese Sache, solange ich lebe, Mark.« Gefasst und voller Würde sah sie mich unter der Last ihrer Diagnose an. »Nenn es bipolare Störung, nenn es eine Krankheit, nenn es, wie immer du willst, aber das Entscheidende ist, dass es nicht weggehen wird. Es wird immer bei mir sein. Aber zumindest habe ich jetzt nicht mehr so viel Angst davor.«

Ihr Weg aus dem dritten Schub der Depression verlief mühsam und allmählich. Es gab kein Umlegen des Schalters wie die ersten beiden Male. Aber im März waren die Anzeichen so gut wie verschwunden.

»Du machst den Eindruck, als ginge es dir in letzter Zeit gut«, sagte ich eines Abends zu ihr, während wir rund um die Tomatenpflanzen, die wir gerade gepflanzt hatten, Unkraut jäteten. Obwohl die Pflanzen noch nicht viel mehr als Keimlinge waren, erfüllten sie den Garten mit verheißungsvollen Düften, und wir kamen gern hier nach draußen, um einfach Atem zu holen.

»Ja, es sieht so aus«, sagte sie mit dem Blick noch auf die Erde gerichtet.

»Ich meine, es ist ein paar Wochen her, seit du das letzte Mal von Selbstmord geredet hast.«

»Ja, ich nehme an, dass du recht hast.«

»Denkst du noch immer an Selbstmord?«

»Nein, eigentlich nicht«, sagte sie. »Ich habe schon eine Weile lang nicht mehr daran gedacht.«

»Würdest du also sagen, dass wir diese Episode jetzt hinter uns haben?«

Sie setzte sich auf ihre Fersen und blickte einen Augenblick lang hinauf in den Himmel, ehe sie wieder mich ansah. »Ja, ich glaube, das würde ich sagen. Ich fühle mich nicht mehr krank. Ich denke, die dritte Episode liegt hinter uns.«

Im April traf uns ein alles durchweichender Regensturm, und ganz Kalifornien jubelte. Wir hatten vier Jahre der Trockenheit hinter uns, und die Schneedecke sowie das Wasserreservoir hatten einen historischen Tiefstand erreicht. Die Dürreperiode in Kalifornien ging weltweit durch die Nachrichten.

Wir stürmten jedes Mal hinaus in die Briones, um zur Feier des Tages eine Schlammwanderung zu machen, wenn es nass wurde. Wir beluden den Kofferraum des Autos mit Handtüchern und Kleidung zum Wechseln und marschierten los.

Die Tonerde der Hügel in der East Bay wird im Regen unglaublich klebrig, und man braucht nur ein paar Schritte zu gehen, bis der Schlamm einem an den Füßen klebt. Schlamm zieht noch mehr Schlamm an, und wenig später läuft man mit Frisbee-Scheiben aus Schlamm an den Füßen herum, während man die Wege entlangschlittert und -rutscht. Für ein Kleinkind gibt es kaum etwas, das mehr Spaß macht. Jonas liebte unsere Schlammwanderungen. Wir alle wussten, er würde klatschnass und schmutzig werden, aber Giulia und ich ließen es einfach geschehen. Er grinste immer von einem Ohr zum andern.

An diesem Tag wollte ich gern einen Weg erforschen, den ich schon seit einer Weile im Auge hatte, aber noch nie gegangen war. Die persönliche Landkarte unserer Familie erweiterte sich ständig um Orte wie zum Beispiel Mommys Lieblingswanderweg, die Gratwanderung oder Totoros Baum. Noch immer aber suchte ich nach neuen Orten, um sie uns zu eigen zu machen.

Der Weg führte um einen Picknickplatz herum und verschwand dann zwischen dicht stehenden Bäumen. Wir folgten ihm durch den Wald bis auf eine grandiose Lichtung, ein flaches Tal zwischen zwei steilen Hügeln. Die Ebene war voller alter Bäume, die im Winter knorrig und leblos wirkten. Die Hälfte ihrer Zweige waren tot. Sie waren symmetrisch angeordnet, wie ein verlassener Kirschgarten, nur trugen sie keine Früchte.

Ich war etliche Meilen durch diesen Park gerannt und hatte geglaubt, die Geographie ziemlich gut zu kennen, aber hier war ich noch nie gewesen.

Wir platschten durch die Pfützen und den Schlamm und strichen mit den Fingern über die feuchte, moosige Baumrinde. Das Gras zwischen den Bäumen war so leuchtend grün, dass es beinahe pulsierte. Die Wolken hingen tief über den Hügeln.

Vom Klopfen des Regens und den Geräuschen, die wir machten abgesehen, war kein Laut zu hören.

Wir gingen weiter und ich schlug Giulia vor: »Lass uns einen dieser Bäume zu unserem Baum machen. Wir haben schon so viele Orte in diesem Park, lass uns einen weiteren in Besitz nehmen.«

»Das hört sich gut an«, sagte sie. In ihrem Gesicht konnte ich erkennen, dass sie sich quälte, dass meine Unterbrechung sie aus einer tiefen Traurigkeit herausgerissen hatte.

Wir erforschten weiter die Gegend. Zehn Minuten später sagte Giulia: »Das ist er.«

Der Baum war nicht anders als die anderen, aber ich stimmte ihr zu: »Das ist er. Das ist unser Baum.«

»Hast du das gehört, Jonas?«, rief ich hinüber zu ihm. »Das hier ist unser Baum.« Er suchte gerade nach kalifornischen Unken, die aus dem nahe gelegenen Bach herübergewandert sein mochten.

»Wir müssen ihn irgendwie zu unserem machen«, sagte ich zu Giulia. »Warum sammeln wir nicht ein paar Stöcke und machen eine Skulptur daraus?«

»Das hört sich gut an«, sagte sie noch einmal.

Wir sammelten ein paar Dutzend Stöcke verschiedener Länge, doch mich überfiel der plötzliche Drang zu klettern. Wenn dies unser Baum sein sollte, musste ich den Ausblick kennenlernen. Ich überließ es Giulia, aus den Stöcken etwas zu bauen, während ich mich daran machte, den Baum zu erklimmen.

Ich zog mich an einem kräftigen Ast nach oben und arbeitete mich ein paar Meter weit hoch, bevor ich mein Tempo verlangsamte und meinen Weg mit mehr Vorsicht wählte. Sehr hoch kletterte ich nicht, nicht mehr als etwa sechs Meter. Dort entdeckte ich eine Einbuchtung und setzte mich hin.

Giulia hatte begonnen, die Stöcke zum Umriss eines Herzens zu arrangieren. Sie zog dickere Äste heran, um die Basis zu formen, und verstärkte sie mit kleineren Zweigen, die wir gesammelt hatten, und als ihr diese ausgingen, sammelte sie weitere.

Jonas rannte durch Gras und Schlamm und spielte ein Spiel, das nur er allein verstand. Er sprang von einem Flecken zum nächsten, dann zu einem dritten, wo er schließlich seinen Schritt verlangsamte und dasselbe von vorn tat.

Goose beobachtete beide und beschloss, dass ihm einer der Äste gefiel, die Giulia im Innern des wachsenden Herzens niedergelegt hatte. Er begann, darauf herumzukauen.

Ich beobachtete meine Familie von oben. Ich verbrachte einen so großen Teil meines Lebens in ihrer Mitte und neigte dazu, die Gruppe zu dominieren. In diesem Augenblick nahm ich mich jedoch selbst zurück, so dass ich sie allein, unabhängig von mir, betrachten konnte.

Ich beobachtete Giulia, und ich wusste, wie sehr sie gelitten hatte. Auch wenn sie erklärt hatte, die dritte Episode sei vorüber, wusste ich, dass sie sie noch immer belastete. Sie würde sich nie wieder so sorglos fühlen wie damals, ehe sie krank wurde. Ich dachte darüber nach, wie oft sie erwogen hatte, sich das Leben zu nehmen, und wie oft ich selbst an ihren Tod gedacht hatte. Ich hatte bereits mehr um sie getrauert, als in ein Leben passte. Ich wollte, dass sie ihre bipolare Störung überlebte, doch zugleich wusste ich, eines Tages würde es etwas geben, das sie mir nahm. Aber das brachte mich nicht mehr aus der Fassung.

Hier oben in unserem Baum, während der Aprilregen dem durstigen Gras und den Bäumen neues Leben einhauchte, während mein Sohn aufrecht stand, meine Bulldogge sich durch die Lebensmitte schlängelte und meine Frau die Form eines Herzens schuf, konnte ich an nichts anderes denken als den Tod.

Giulia scheuchte Goose aus der Mitte ihres Herzens weg, damit sie mit dem Gestalten fortfahren konnte. Unser Hund war während aller drei Krankenhausaufenthalte bei uns gewesen. Er war jetzt sechs Jahre alt. Ich erinnerte mich an die Zeit, als Giulia schwanger gewesen war, und ich darüber nachgedacht hatte, wie es sein würde, ein Kind zu haben. Aus unerfindlichem Grund waren meine Gedanken damals immer bis zu dem Augenblick vorwärtsgerast, in dem Goose sterben würde. Ich bin nicht sicher, warum, aber die bevorstehende Ankunft eines neuen Lebens zwang mich, an das Leben zu denken, das wir verlieren würden. Ich sah uns vor meinem geistigen Auge, wie wir Goose begraben würden, und stellte mir vor, dass dies das erste Mal sein würde, dass unser Kind uns weinen sah.

Dort draußen, hinter Giulias Herzen, noch immer versunken in sein Spiel, war Jonas, mein Anfang und mein Ende. Auch an seinen Tod hatte ich schon gedacht. Als Elternteil kann man dunkle Gedanken nicht verhindern, während man sein Kind vor allem beschützen will – einem Autounfall, einer schlimmen Krankheit oder einem schlimmen Unfall auf dem Spielplatz. Ich hasste es, mir diese Möglichkeiten vorzustellen, aber es schien mir dennoch wichtig, sie zu bedenken, weil sie jeden Tag, selbst in seinen frustrierendsten Momenten, wie einen Schatz erscheinen ließen.

Der einzige Tod, an den zu denken ich vermied, war mein eigener. Um meiner selbst willen hatte ich keine Angst zu sterben. Ich wusste, dass ich ein vom Glück begünstigtes Leben geführt hatte. Meine Angst vor dem Tod galt nicht mir. Mein Leben bis zu diesem Punkt war gut gewesen. Es wäre schön, wenn es lange dauerte, aber das müsste nicht sein. Bereits jetzt hatte ich mehr geschenkt bekommen, als ich verdiene.

Ich dachte nicht über meinen eigenen Tod nach, weil damit die Furcht einherging, was aus den Geschöpfen werden würde, die ich unter mir sah, den Geschöpfen, die im Schlamm mit den Zweigen spielten. Wer würde für sie sorgen? Würden sie für sich selbst oder für einander sorgen können, ohne mich? Es war eine narzisstische Angst, aber auch eine realistische, wenn man die vergangenen fünf Jahre betrachtete.

Und so saß ich in meiner Ausbuchtung und beobachtete sie beim Alleinsein, wenn auch nur für ein paar Minuten. Jonas entdeckte mich schließlich in dem Baum, wies mit dem Finger auf mich und lachte. Also stieg ich wieder nach unten und stand mit Giulia in dem Herzen. Jonas quetschte sich zwischen uns und blickte zu uns auf.

»Das ist der Liebesbaum«, erklärte Giulia.

»Das ist ein perfekter Name«, erwiderte ich. »Lass uns hierherkommen, wenn die Zeiten schwierig werden, und wir uns auf uns selbst konzentrieren müssen.«

»Die Idee ist auch perfekt.«

Jonas zupfte wieder und wieder an unseren Beinen, also hockten wir uns nieder, um ihm auf Augenhöhe zu begegnen, und legten so schlammbeschmiert, wie wir waren, die Arme umeinander. »Der Liebesbaum«, sagte Giulia noch einmal.

»Der Liebesbaum«, wiederholte Jonas hochzufrieden mit sich selbst.

Wir standen auf, traten aus unserem Herzen aus Stöcken hinaus und trotteten durch das hohe, nasse Gras zurück zu unserem Auto, während die Hoffnung, die unser neuer heiliger Ort uns schenkte, uns die Herzen wärmte.

Während wir uns entfernten, versprach Giulia unserem Baum: »Wir kommen wieder.«

DANKSAGUNG

Ich habe praktisch an diesem Buch gearbeitet, seit Giulia zum ersten Mal ins Krankenhaus eingeliefert wurde. Damals schrieb ich lange Mails an unsere Eltern, um das, was uns geschah, zu begreifen. Seit jenen E-Mails vor sieben Jahren hat es so viele Menschen gegeben, die unser Leben und dieses Buch berührt und es beschützt haben.

Drei Schutzengel ragen auf diesem Weg besonders heraus: Bonnie Solow, Liz Weil und Karen Rinaldi.

Bonnie, ich kann es dir nicht oft genug sagen: Du bist so viel mehr als eine Agentin für mich, und dass das der Fall sein würde, wusste ich von dem Moment an, in dem du zugesagt hast, zu einer Wanderung und einer Back-deine-eigene-Pizza-Session zu uns nach Hause zu kommen. Du hast mir den Schutz, den Rat, das Selbstvertrauen und die Freundschaft gegeben, die ich brauchte, um daran zu glauben, dass dieses Buch es wert war, geschrieben zu werden.

Liz, wir haben nie festgelegt, wie deine genaue Rolle in alledem sich bezeichnen ließ – Lektorin, Script Doctor, Mentorin –, aber das ist in Ordnung für mich, denn keine Bezeichnung würde genug würdigen, wie entscheidend du dieses Buch geformt hast. Du hast aus einem wortreichen, mit Details überladenen Durcheinander etwas gemacht, auf das ich so stolz bin. Ich kann mir nicht vorstellen, etwas zu schreiben, ohne dich an meiner Seite zu haben.

Karen, ich bin so dankbar, dass du es mit mir, einem Hochschullehrer, der nicht mehr als Zeitschriftenartikel vorzuweisen hatte, gewagt und mich durch dieses Buch geleitet hast. Du hast mich in einer Weise herausgefordert, in der ich nie zuvor herausgefordert worden bin, und durch deine Führung bin ich sowohl als Mensch als auch als Autor gewachsen. Ich bin dankbar dafür, dass du an diese Geschichte so sehr geglaubt hast, dass du sie mit der Welt teilen wolltest.

Neben meinen Schutzengeln hatte ich das Glück, eine Reihe von großartigen Autoren kennenzulernen und das einzig und allein durch den Zufall, dass ich in San Francisco zum Surfen ging. Diese Autoren haben mir die Gelegenheit gegeben, als Autor zu wachsen und mich zu entwickeln, vor allem Brian Lam, Jaimal Yogis, Tom Prete, Matt Warshaw, Mat Honan und Zach Slobig. Und neben meinen Freunden vom Strand bin ich den professionellen Kollegen dankbar, die meine Pitches geprüft haben, besonders Dan Jones, Meg Bowles, Amanda Hess und Maria Streshinsky.

Es war phantastisch, mit dem Team von Harper Wave zu arbeiten. Hannah, du bist ein Segen für mich, und mit meiner Ahnungslosigkeit bist du unglaublich geduldig umgegangen. Danke euch allen dafür, dass ihr dies hier zu einer so beglückenden Erfahrung gemacht habt.

Ich würde gern den vielen Menschen danken, die ihr Leben damit verbracht haben, für Menschen mit psychischen Erkrankungen zu sorgen. Sei es als Fachkraft, als Familienmitglied oder als Freund, eure Geduld und euer Mut helfen, uns alle zu inspirieren. Ich hatte das Glück, einige von euch kennenzulernen, aber es gibt viel mehr von uns da draußen, als uns klar ist.

Ich habe so viele Freunde, die mir in diesen Jahren der Pflege die Hände gereicht und mir geholfen haben. Ich habe von so vielen Menschen Weisheit und Kameradschaft, Milchshakes und Umarmungen bekommen, ganz besonders von: Jean, Allison,

Brian, Austin, Nicholai, Jaimal, Jamie, Chris, Paul, Eric, Drew, Adam, Hovey, Molly, Fr. Martin, Scott und Willy, um nur die Spitze des Eisbergs zu nennen. Und dann danke ich den zahlreichen Menschen, die Giulia ihre Liebe gegeben haben: Briana, Jan, Sachi, Nan, Abby, Meghan, Vanessa, Joya, Heidi, Leah, Hanna, Carel, Annie, Nancy, Fio, Sarah, Danielle, Sophie und Cathy.

Cas, Leslie, Bron und Blaize: An dem Tag, als ihr mich zum Abendessen in euer Haus einludet, habt ihr mein Leben verändert. In eure Großzügigkeit habt ihr erst Giulia, dann Goose und dann Jonas einbezogen und uns gezeigt, was Freundschaft wirklich ist. Und was selbstgekochtes veganes Essen wirklich ist. Point Reyes ist unser Zufluchtsort, denn ihr seid unser Zufluchtsort.

Vielen Dank unseren Geschwistern und zugleich unseren besten Freunden: Carl, Jeff, Cat, Alex, Matt, Grace Ann, Pietro und Charlie – ich kann nicht fassen, was für ein Glück wir haben, weil wir alle so viel Spaß zusammen haben. Und unsere Eltern – Mary, CJ, Mariarita, und Romeo – ihr Lieben, ohne euch hätten wir es nicht geschafft. Ihr habt euer eigenes Leben stehen und liegen gelassen, um euch um uns zu kümmern, und wir werden den Rest unseres Lebens damit verbringen, die Liebe und Unterstützung zu verdienen, die ihr uns gegeben habt. Wir steckten in dieser Sache alle zusammen.

Unser Hund Goose ist durch all dies an meiner Seite gewesen. Und auch wenn es lächerlich sein mag, sich bei einem Hund zu bedanken, habe ich den größten Teil dieses Buches geschrieben, während Goose zu meinen Füßen schlief. Ganz im Ernst, Leute, wenn ihr harte Zeiten durchmacht, schafft euch eine Bulldogge an. Besser geht es nicht.

Jonas, du schenkst mir mehr Freude, als ich je für möglich gehalten hätte. Ich kann nicht fassen, was du schon alles kannst. Ich freue mich darauf, dass du dies eines Tages lesen wirst, wenn du alt genug bist.

Und der wichtigste Dank gilt meiner wunderbaren Frau Giulia. Das bedeutet mir viel. Nichts von alledem war leicht – weder die Krankheit noch das Schreiben noch die Veröffentlichung des Buches. Dies ist unsere Geschichte, aber es würde keine Geschichte geben, wenn du dich nicht der Welt in der Weise geöffnet hättest, wie du es getan hast. Danke, dass du mir vertraut hast, dies in einer Weise zu erzählen, die deiner Tapferkeit Ehre erweist. Du sagst immer, dass deine Krankheit uns beide stärker gemacht hat. Ich stimme dir zu, und ich glaube, dieses Buch hat dasselbe getan.

Daniel Meyer / Lars Amend

Dieses bescheuerte Herz

Über den Mut zu träumen

Band 19705

Daniel ist 15 und hat nicht mehr viel Zeit. Sein Herz schlägt immer schwächer, und er weiß, dass er bald sterben wird. Doch er hat noch so viele Wünsche: Mal ohne Aufpasser (Mama, Krankenschwester, Lehrer) sein, mit einem coolen Sportwagen ohne Ziel durch die Gegend cruisen, einen Liebesbrief schreiben (und abschicken) ... und all diese Erlebnisse, Abenteuer und Träume in einem Buch festhalten. Und dann trifft er auf einen, mit dem er sich seine Herzenswünsche erfüllt, und beide erfahren, was wirklich zählt im Leben. Ein Buch über den Mut zu träumen und den Mut zu leben.

Mit einem aktualisiertem Nachwort:
So geht es Daniel heute!

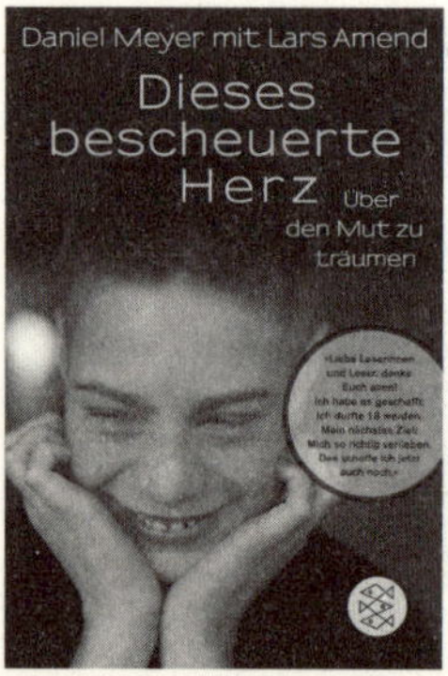

Das gesamte Programm gibt es unter
www.fischerverlage.de

fi 19705 / 1

Nina Zacher / Karl-Heinz Zacher / Dorothea Seitz

»Such dir einen schönen Stern am Himmel«

Krankheit ALS – Die Geschichte eines Abschieds

Das Schicksal trifft Nina Zacher aus heiterem Himmel. Mit Anfang 40 wird bei der vierfachen Mutter ALS diagnostiziert. Doch statt sich zurückzuziehen und auf den Tod zu warten, geht Nina Zacher an die Öffentlichkeit.
Zehntausende folgen der jungen Frau auf Facebook. Ehrlich und direkt schreibt sie über ihr Leben, ihr Leiden und ihr Sterben und beweist dabei ungeheure Stärke und Lebensmut. Ihren größten Traum, ein Buch zu schreiben, kann sie nicht mehr verwirklichen. Doch ihr Mann erfüllt ihr diesen letzten Wunsch und löst damit sein Liebesversprechen ein, den entschlossenen Kampf seiner Frau gegen die heimtückische Krankheit fortzuführen.

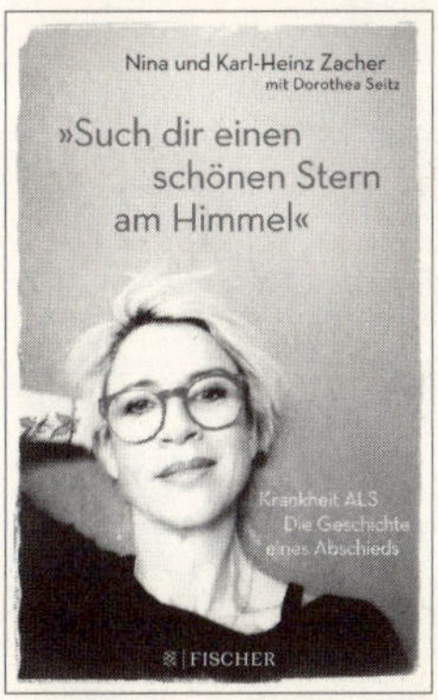

272 Seiten, Klappenbroschur

Weitere Informationen finden Sie auf
www.fischerverlage.de

AZ 596-70131/1